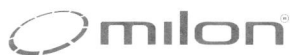

Andreas Bredenkamp/Michael Hamm

ERFOLGREICH TRAINIEREN

für ein gesundes
und vitales Leben!

Übersetzt in 6 Sprachen:
Englisch, Französisch, Holländisch
Italienisch, Portugiesisch, Spanisch

FITNESS CONTUR VERLAG 2013

FITNESS CONTUR VERLAG 2013

10., überarbeitete Auflage 2013

Originalausgabe 1990

Satz, Layout und Grafiken: Katja Radziej, Motion One GmbH; www.motion-one.de

Illustrationen: Katja Radziej nach Frank Felicetti, Bünde

Fotos: Josef Adlt, Pilsen (CZ), istockphoto

Fachliche Beratung bei den Fotoaufnahmen: Thomas Koller, Waldsassen

Druck + Lithos: Gieselmann Druck und Medienhaus GmbH & Co.KG, Bielefeld

Copyright © 1990 by Fitness Contur Verlag, Andreas Bredenkamp,

Ringstraße 82, 32257 Bünde

INHALTSVERZEICHNIS

VORWORTE   13

VORURTEILE UND WAHRHEITEN   17

WARUM MUSKELTRAINING SO WICHTIG IST . . .   18

Zeitoptimiertes Bewegen   18

Muskeltraining ist Körperpflege   22

MUSKELTRAINING –
EINE NOTWENDIGKEIT IN JEDEM ALTER   25

Ist das Ausdauertraining nicht wichtig?   26

WAS SIE MIT DIÄTEN NICHT SCHAFFEN . . .   28

Diäten kosten uns unsere Muskulatur   29

Die Überlebensstrategie des Körpers   30

Dick durch Diät – Diäten sind Trainingsmaßnahmen zum dick werden!   32

Spielt die Ernährung gar keine Rolle?   33

TRAININGSMITTEL UND -ÜBUNGEN   35

Die Muskeln des Menschen   36

„Du machst die Übung falsch"!   38

AUSDAUERÜBUNGEN   41

KRAFTÜBUNGEN   44

Übungen für die Rumpfmuskulatur   44
    Bauchmuskelübungen   44
    Übungen für den Rückenstrecker   51

Eingelenkige Übungen   54
    Die eingelenkigen Übungen für die Brustmuskulatur   54
    Die eingelenkigen Übungen für die Schultermuskulatur   57
    Die eingelenkigen Übungen für den Rücken   61
    Die eingelenkigen Übungen für die Beinmuskulatur   63
    Die eingelenkigen Übungen für die Armmuskulatur   70

Mehrgelenkige Übungen   76
    Bankdrücken   77
    Dips   80
    Schulterdrücken (Military Press)   81
    Überzüge   83
    Front- und Nackenziehen   84
    Klimmzüge   87
    Rudern   88
    Kreuzheben   90
    Kniebeugen   91
    Beinpresse   93

ÜBUNGEN FÜR DIE BEWEGLICHKEIT   95

    Beinmuskulatur und Hüftbeuger   95
    Bauchmuskulatur und Rückenstrecker   99
    Brustmuskulatur   100
    Schultermuskulatur, Armstrecker und Armbeuger   101

SIE HABEN DIE WAHL!   103

Ihre Vorlieben   104
Ihre aktuellen Fähigkeiten   104
Ihre körperlichen Voraussetzungen   104
Ihr Trainingsziel   106
Ihr Trainingsprogramm   108

TRAININGSPRINZIPIEN   109

DAS PRINZIP DER SUPERKOMPENSATION   111

Der Aufbau nach dem Abbau   111
Das richtige Maß   113
Kann man sich ständig verbessern?   114

DAS PRINZIP DER STEIGENDEN BELASTUNG   115

Viele Wege führen nach Rom   116
Die allmähliche und sprunghafte Belastungssteigerung   118
Die variierende Belastungssteigerung   119
Der motorisch-dynamische Bewegungsstereotyp   119

DAS PRINZIP DER KONTINUITÄT   122

DAS SAID-PRINZIP   123

Der Aufbau des Muskels   123
    Die roten und die weißen Fasern   124
    Ein Blick in die Muskelzelle   125
Die Trainingsanpassungen des Muskels   127
    Das Training der Myofibrillen (Muskelaufbautraining)   127
    Das Training der intramuskulären Koordination (Krafttraining)   127
    Das Training der Mitochondrien und des Kapillarsystems   128

Die Trainingsanpassungen des Herz-Kreislaufsystems   129
     Die Trainingsanpassungen des Blutes   130
     Die Trainingsanpassungen des Herzens   130

Das Verhältnis von Intensität und Umfang   131
     Was heißt ,,intensiv" . . .   132
     . . . und was heißt ,,umfangreich"?   132
     Wie würden Sie entscheiden?   132

Das SAID-Prinzip im Überblick   133

DIE PRINZIPIEN DES TRAININGSAUFBAUS   134

Der richtige Aufbau einer Trainingseinheit   134
     Das Aufwärmen   134
     Der Hauptteil (Das eigentliche Training)   140
     Der Schlussteil   142

Der Aufbau einer Trainingswoche   142

Makrozyklen   145
     Die klassische Periodisierung   145
     Das ganzheitliche Training nach Hatfield   146

Der Aufbau eines Trainingsjahres   147
     Das Grundlagentraining   147
     Das Aufbau- und Höchstleistungstraining   147
     Die Jahresperiodisierung für Wettkampfsportler   148

ÜBERLASTUNGSPRINZIPIEN   150

Das Prinzip der aufstockenden Ermüdung   151

Strategien der Überlastung   152

Wann ist Überlastung sinnvoll?   154
     Optimierung vor Maximierung   156

Übertraining   156
     Übertraining – was tun?   157

Regeln für Ihr Training   158

TRAININGSMETHODEN 159

Die Dauermethode 160

Die Wiederholungsmethode 161

Das Intervalltraining 162

TRAININGSPROGRAMME 163

EIN TRAININGSPROGRAMM FÜR EINSTEIGER 165

TRAININGSPROGRAMME FÜR FORTGESCHRITTENE 169

Trainingsprogramme zur Verbesserung der Ausdauer 169
    Fitnessprogramm auf dem Laufband 169
    Zirkeltraining 171
    Fitnessprogramm auf dem Fahrradergometer 172

Trainingsprogramme zum Muskelaufbau 173
    Das Pyramidentraining 173
    Das ganzheitliche Training 174
    Das klassische IK- und Muskelaufbautraining 176

Trainingsprogramme zur Muskelstraffung 177

TRAININGSPROGRAMME ZUR REDUZIERUNG DES KÖRPERFETTES 180

TRAININGSPROGRAMME ZUR BEHEBUNG VON HALTUNGSSCHWÄCHEN 182

Was können Sie unternehmen? 182
    Der Rund- und Totalrundrücken 185
    Der Hohlrundrücken 185
    Der Hohlrücken 185
    Der Flachrücken 186
    Seitliche Haltungsabweichungen 186
    Organleistungsschwächen 186

Berücksichtigen Sie Ihre Haltungsschwächen im Training! 188

DER MILON-ZIRKEL – ZEITOPTIMIERTES BEWEGEN 189

ZEITOPTIMIERTES BEWEGEN 190

Die milon-Trainingsgeräte 192

Der milon-Zirkel 194

Macht milon Bewegen überflüssig? 196

ENTSPANNUNG UND STRESSBEWÄLTIGUNG 197

GLÜCKLICH LEBT GESÜNDER – EINE WISSENSCHAFTLICHE STUDIE 198

Was uns wirklich stresst … 200

Ein Fallbeispiel 201

Die Ursachen für langandauernden Stress 204

DREI LÖSUNGSVORSCHLÄGE ZUR STRESSBEWÄLTIGUNG 206

Lösung Nr. 1: Lösen Sie das Problem! 207

Lösung Nr. 2: Ändern Sie Ihr Denken über das Problem! 207

Sein Denken überdenken … 208

Lösung Nr. 3: Aktivieren Sie Ihr parasympathisches Nervensystem! 211

ERFOLGSDOKUMENTATION   213

WIE ALT WOLLEN SIE WERDEN?   214

DAS SAMMELN VON DATEN   217

DIE VITAL SCORECARD – GESUNDE GEWOHNHEITEN   219

Die harten Vitalkennzahlen   220
    Vitalkennzahl: Körpergewicht und Bauchumfang   220
    Vitalkennzahl: Körperkraft/Körpergewicht-Verhältnis   221
    Vitalkennzahl: Liquidität   222
    Vitalkennzahl: Säure-Basen-Bilanz   222

Die weichen Vitalkennzahlen   223
    Vitalkennzahl: Bewegung   224
    Vitalkennzahl: Ernährung   224
    Vitalkennzahl: Entspannung   226

Bonuspunkte   227

Vitale Tage   228

TRAININGSPROTOKOLLIERUNG   231

DER AUFBAU DES TRAININGSPLANES   232
Das Namensfeld   233
Das Abkürzungsverzeichnis   233
Das Kalendarium   234

DIE ERFOLGSKONTROLLE   235
Erfolgskontrolle: Muskelstraffung und Muskelaufbau   235
Erfolgskontrolle: Gewichtsreduktion   236

LEISTUNGSBESTIMMENDE FAKTOREN 238

Ernährung 238
    Ernährungskontrolle 238
    Die Intervallmethode 239

„Ich esse schon fast gar nichts mehr und nehme trotzdem nicht ab!" 240

Die Tageszeit 241

Schlaf 242

Besondere Bemerkungen 242

FEHLER IM TRAINING AUFDECKEN UND KORRIGIEREN 244

Notieren der Trainingsleistungen 244
    Ausdauertraining 244
    Krafttraining 245

Fehleranalyse 246
    Das Prinzip der steigenden Belastung 246
    Das Prinzip der Superkompensation 247
    Prinzipien des Trainingsaufbaus 248
    Das SAID-Prinzip 249
    Prinzip der Kontinuität und Prinzip der Variation 250
    Überlastungsprinzipien 250

DIE ERNÄHRUNG DES SPORTLERS 251

KLEINE FITNESS-ERNÄHRUNGSLEHRE IM ÜBERBLICK 252

Die Nährstoffe 252
    Kohlenhydrate (Stärke, Zucker und Ballaststoffe) 253
    Dosierte Energie 254
    Im Sport gelten andere Gesetze 254
    Fette (höchste Energiedichte) 254
    Eiweißstoffe (= Proteine) 255

Vitamine – Stoffwechsel-„Katalysatoren" und Schutznährstoffe 256
Mineralstoffe (Mengen- und Spurenelemente) 257
Trinken und Getränke – Wasser ist lebensnotwendig 258

ERNÄHRUNGS- UND LEBENSMITTELLEHRE FÜR FORTGESCHRITTENE 260

Kohlenhydrate – das aktuelle Energiekonzept in der
Sport- und Fitnessernährung 260
Der Gesamtverzehr ist entscheidend! 260
Ballaststoffe – Die zeitgemäße Sättigungssubstanz 261
Essen und Trinken im 3-Stunden-Takt 261

Nahrungsfette – sichtbar und verarbeitet (= „versteckt") 262
Wieviel Fett steckt in welchen Lebensmitteln? 263
Die wichtigen Aufgaben der Nahrungsfette 265

Eiweißstoffe (Proteine) 265
Aminosäuren 266
Biologische Wertigkeit und Ergänzungswirkung 267

Vitamine – Schutzfaktoren und Zündstoffe des Stoffwechsels 268
Haben Sportler einen höheren Vitaminbedarf? 268
Welche Einflüsse hat speziell der Sport? 269

Mineralstoffe – vom Spurenelement zum Körperbaustein 270

FITESSEN: LEBENSMITTELEMPFEHLUNGEN FÜR FITNESS-SPORTLER 272

Ernährungsempfehlungen im Wandel 274

Lebensmittelwarenkunde für Fitnessbewusste 275
Aus welchen Nährstoffen bestehen die Lebensmittel? 275

Küchentipps für Fitnessbewusste 276

DIE DOPPEL-STRATEGIE FÜR FIGUR UND FITNESS 278

Wie entsteht eigentlich Übergewicht? 279

Warum viele Diäten nicht das halten, was sie versprechen 279

SCHÖNHEIT UND FITNESS VON INNEN 285

Die Haut als Spiegel der Seele 285

Schlankheitsdiät = Mangeldiät? 288

ERNÄHRUNG AUF HOHEM (LEISTUNGS-)NIVEAU 289

Stoffwechsel im Mangel und Überfluss 290

Proteinstoffwechsel: Was ist Spekulation? Was ist gesichertes Wissen? 292
Wieviel Eiweiß braucht ein Sportler? 292

Die Nahrung sinnvoll ergänzen 294

Trainings- und Wettkampfernährung 294
    Aufbauphase 295
    Wettkampfvorbereitungs- und Definitionsphase 299
    Die letzte Woche vor dem Wettkampf 300
    Essen und Trinken am Wettkampftag und danach 302

ANHANG 303
LITERATUR 311
DIE AUTOREN 312

EIN SPORTWISSENSCHAFTLICHES VORWORT

Es ist eine altbekannte Tatsache, dass die Erkenntnisse (sport)wissenschaftlicher Forschung den vielfältigen Fragestellungen der (Sport)-Praxis nur selten genüge tun können und der Trainer damit gezwungen ist, eigene Erfahrungen und sportwissenschaftliche Erkenntnisse zu mischen. Die Nutzung sportwissenschaftlicher Erkenntnisse für die Leistungsentwicklung unterschiedlicher Zielgruppen hat sich in den letzten Jahren rasch, aber ungleichmäßig entwickelt. Einige Teilgebiete haben sich schneller entwickelt als andere, so dass das Gesamtgebiet der Sportwissenschaft multidisziplinär, das heißt bestehend aus vielen eigenständigen Disziplinen wie z. B. der Sportmedizin (der Aufbau des Muskels), der Biomechanik (auftretende Kräfte bei der Kniebeuge), geblieben ist und nicht im eigentlichen Sinne interdisziplinär, also disziplin- bzw. fächerübergreifend.

Das vorliegende Buch stellt eine Bestandsaufnahme derzeit in der Sportpraxis akzeptierter (sprich: als praxisrelevant übernommener) wissenschaftlicher Erkenntnisse zu Fragen des Trainings und der Ernährung für Fitnesssportler im Sportstudio dar. Die Grundlagen des Trainings werden stets an sportpraktischen Beispielen veranschaulicht, so dass der Bezug zur Praxis nie verloren geht. Anhand von Trainings- und Ernährungsplänen werden Möglichkeiten der Umsetzung theoretischer Erkenntnisse in den sportpraktischen Trainingsprozess aufgezeigt. Die beiden Autoren wissen um die Probleme in der Praxis und nutzen ihre wissenschaftlichen Kenntnisse, um Vorurteilen auf einer fundierten Basis begegnen zu können und Wahrheiten den Weg ins Studio zu ebnen.

Prof. Dr. med. Elke Zimmermann

EIN SPORTPRAKTISCHES VORWORT

Nicht nur in der „Neuen Welt", sondern auch hier im „Good old Europe" gibt es Sportwissenschaftler, die sich mit der Weiterentwicklung der Trainings- und Ernährungslehre, speziell im Bereich Fitnesstraining befassen. Einen von ihnen, Andreas Bredenkamp, kenne ich nun bereits seit sechs Jahren. Kennen gelernt haben wir uns bei meinem ersten Besuch in Bünde bei einem Freund, Bernd Beiderbeck, in dessen Sportstudio Andreas trainierte. Aufgefallen war er mir, weil er ziemlich abenteuerliche Theorien über Training und Ernährung vertrat (die heute übrigens bereits im Trainingsalltag vieler Topathleten Einzug gehalten haben.) Damals jedoch widersprachen sie der üblichen Praxis.

Nun ja, als Profi-Sportler kommt man viel herum und hört allerlei Seltsames – und vergisst das auch schnell wieder. Als ich Andreas allerdings sechs Monate später wiedertraf, hatte der sich in dieser Zeit enorm verbessert. 1985 war er bereits Deutscher Vizemeister. Seinen Erfolg führte er auf die konsequente Einhaltung wissenschaftlicher Prinzipien zurück. Im Jahr darauf hatte er weitere spektakuläre Fortschritte gemacht. Innerhalb von zwei Jahren war aus einem Sportler regionalen Niveaus ein Athlet internationalen Formats geworden. Mit seinem Deutschen Meistertitel stellte er 1986 die Wirksamkeit seiner Trainingsplanung eindrucksvoll unter Beweis.

Wenn Sie dieses Buch lesen, werden Sie erstaunt sein, wie locker und unterhaltsam ein Fachbuch geschrieben sein kann. Es enthält umfassende Informationen für Anfänger und Fortgeschrittene. Langjährig Aktive können ihm wertvolle Tipps, Anregungen und wichtiges Hintergrundwissen entnehmen. Es wird Ihnen helfen, zu vermeiden, dass Sie trotz großen Engagements nach einiger Zeit in einer Sackgasse enden.

Aber nicht nur für Leistungsorientierte ist dieses Buch interessant, sondern auch für Fitnesssportler, die diesen Sport allein für ihr persönliches Wohlbefinden betreiben. Schließlich müssen Sie die Grundlagen des Autofahrens auch nicht nur beherrschen, wenn Sie Formel-I-Rennen fahren wollen, sondern ebenso für die kurze Fahrt zum Supermarkt. Genauso wichtig ist es für jeden, der im Sportstudio trainiert, gleichgültig, ob er Weltmeister werden will oder nur etwas für seine Figur, Fitness und Gesundheit tun möchte, die Grundlagen des Sportes zu beherrschen, den er betreibt.

Übrigens, Alain Prost fährt nicht nur auf der Rennstrecke, sondern auch zum Einkaufen sicherer. Das heißt, je mehr Sie über Ihr Training wissen, desto besser können Sie Verletzungen und Schädigungen vermeiden, so dass Ihr Training seinen Zweck erfüllen kann: Eine gute Figur, Fitness und Gesundheit.

Tony Pearson
Profi-Weltmeister im Bodybuilding

REZENSION DES DEUTSCHEN BIBLIOTHEKSVERBANDES

„Best of (!) kann man da nur sagen. Bredenkamp, ein ausgewiesener Sportexperte, stellt in dieser 6. Auflage in der Zusammenschau alles dar, was Trainierende in Studios jeweils in Abhängigkeit von den persönlichen Zielen wissen sollten.

Vorbildlich ist nicht nur die verständliche Darstellung auf hohem Niveau, sondern vor allem die Aktualität. Hier wird kein längst veraltetes Wissen zum xten Male wiedergekäut.

Ausgezeichnet ebenfalls die Trainingspläne für verschiedene Zielgruppen (Anfänger, Fitnessbewusste, Bodybuilder); ein umfangreicher Ernährungsratgeber durch den Co-Autor ergänzt diesen Ratgeber, der ohne weiteres zu einem Klassiker des Studiotrainings werden könnte.“

Sachlich unabhängige Rezensenten des DBV
(Deutscher Bibliotheksverband e. V.)

„Erfolgreich Trainieren im Fitness-Studio“ wurde allen Bibliotheken zur Anschaffung empfohlen.

VORURTEILE UND WAHRHEITEN

WARUM MUSKELTRAINING SO WICHTIG IST ...

Wer überleben wollte, der musste in den Anfängen der Menschheit schnell, stark und gesund sein. Je stärker und schneller der Mensch war, desto größer die Überlebenschancen. Über Tausende von Jahren hat sich daran nichts geändert. Selbst zu Beginn des 20. Jahrhunderts noch war die körperliche Leistungsfähigkeit die Voraussetzung, um seinen Lebensunterhalt zu sichern. Dabei lag allein die durchschnittliche Gehstrecke des Menschen zwischen 17 und 20 km am Tag. Zum Vergleich: Heute geht der Mensch im Durchschnitt noch ganze 1000 m.

Legt man für das Gehen eine Geschwindigkeit von 5 bis 6 km/h zugrunde, war der Mensch zu Beginn des 20. Jahrhunderts täglich drei bis vier Stunden zu Fuß unterwegs. Selbst wenn wir es wollten, wer könnte sich einen solchen Luxus heute noch leisten? Bewegung bringt uns nicht mehr vorwärts, Bewegung hält uns auf. War die Produktivität in früheren Zeiten über Bewegung zu steigern, verliert im heutigen Geschäftsleben jeder, der sich bewegt, kostbare Zeit. Wer heute etwas erreichen möchte, für den ist jeder Schritt zu viel. Die Folge daraus ist ein Bewegungsmangel, der inzwischen so groß geworden ist, dass er allein durch Bewegung nicht mehr kompensiert werden kann.

ZEITOPTIMIERTES BEWEGEN

Mit meiner Behauptung, Bewegung könne in unserer modernen Geschäftswelt den Bewegungsmangel nicht mehr kompensieren, möchte ich nicht den Wert eines erholsamen Abendspazierganges in Frage stellen. Bewegung ist im Hinblick auf die körperliche Leistungsfähigkeit und die Gesundheit immer sinnvoller, als den Abend mit einer Tüte Erdnüsse vor dem Fernseher zu verbringen. Unseren derzeitigen Bewegungsmangel allerdings kann ein Abendspaziergang nicht ausgleichen. Zur Begründung ein Beispiel:

Ein Postbote fährt sechs mal die Woche fünf Stunden lang die Post mit dem Fahrrad aus. Wenn tägliches Fahrradfahren die Ausdauer verbessern würde, müsste der Postbote irgendwann in der Lage sein, die Tour de France mitzufahren. Das ist er aber nicht.
Fazit: Fahrrad fahren verbessert nicht die Ausdauer.

Fahrrad fahren verbessert die Ausdauer deshalb nicht, weil der Körper sich innerhalb von wenigen Tagen oder Wochen an die Belastung gewöhnt. Sobald sich der Körper aber an die Belastung gewöhnt hat, kann man 20 Jahre lang sechs Mal die Woche fünf Stunden lang Fahrrad fahren, es wird zu keinen weiteren Verbesserungen der Leistungsfähigkeit mehr führen.

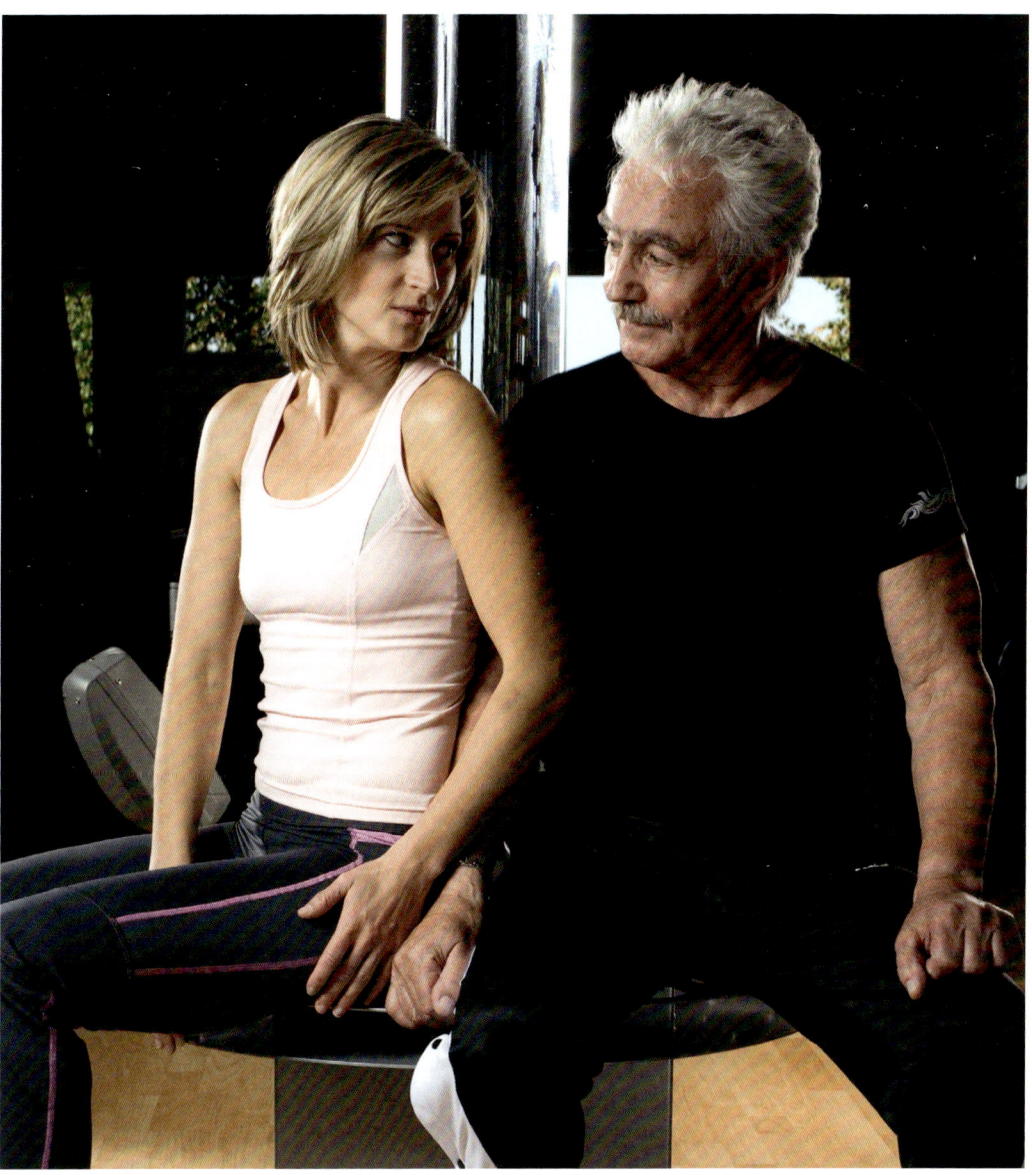

Leistungsverbesserungen waren in der Vergangenheit auch nicht zwingend erforderlich, weil der ganze Tag mit Bewegung ausgefüllt war. Die tägliche Bewegung allein reichte aus, um die Leistungsfähigkeit auf einem ausreichend hohen Niveau zu erhalten. Genau das aber trifft heute nicht mehr zu. Mit unserem heutigen Bewegungsumfang ist die Erhaltung unserer Leistungsfähigkeit auf einem gesunden Niveau nicht mehr möglich.

Der erste entscheidende Einschnitt im Bewegungsverhalten der Menschen erfolgte nach dem zweiten Weltkrieg. Im Jahre 1958 entwickelte sich laut Professor Wildor Hollmann der Herzinfarkt in Deutschland von einem nahezu unbekannten Phänomen zur häufigsten Todesursache. 1958! Das Ende der fünfziger Jahre. Die Wirtschaftswunderzeit! Nach den harten Kriegsjahren waren die Regale wieder voll und für den Weg zur Arbeit nahm man ab jetzt den Wagen. Zwar wurde durch den technischen Fortschritt das Leben erheblich leichter, aber gesundheitliche Folgen wie der Herzinfarkt stellten erstmals auch die Kehrseite der Medaille dar.

Ein weiterer gravierender Einschnitt in das Bewegungsverhalten der Menschen vollzog sich im Jahre 1990. Innerhalb eines Jahres explodierte das Körpergewicht der Deutschen, und zwar ohne dass im Durchschnitt mehr gegessen wurde. Wenn es aber nicht primär die Nahrungszufuhr war, die zur Explosion des Körpergewichtes führte, liegt der Schluss nahe, dass durch die Einführung des Computers die Bewegung noch einmal drastisch reduziert wurde. Mit dem entscheidenden Unterschied allerdings, dass man 1958 zumindest 21 Jahre alt sein und über das nötige Kleingeld verfügen musste, um ein Auto fahren zu können, während es seit 1990 schon die Jüngsten sind, die vor dem Computer hocken.

Seit Menschengedenken spielte sich das Leben zwischen den Polen „Sicherheit" und „Abenteuerlust" ab. Dabei diente die Abenteuerlust der Vorbereitung auf die Jagd. Auch wenn für das Überleben in der zweiten Hälfte des 20. Jahrhunderts Niemand mehr auf die Jagd gehen musste, so lebten die Kinder ihre Abenteuerlust doch in der Regel noch auf dem Spiel- oder Fußballplatz aus. Die Kinder von heute dagegen setzen für ihr Abenteuer häufig keinen Schritt mehr vor die Tür. Sie ziehen sich den Spaß am Abenteuer auf den Joystick und leben ihn virtuell am Bildschirm aus. Für ihre körperliche Widerstands- und Leistungsfähigkeit ist diese Entwicklung eine Katastrophe. Experten warnen bereits jetzt davor, dass die heute Sechsjährigen das erste Mal die Lebenserwartung ihrer Elterngeneration nicht mehr erreichen werden. Zu glauben, die Entwicklung sei umkehrbar, ist unrealistisch. Den Kindern heutzutage Computerspiele zu verbieten, ließe sie den Anschluss an die Zeit verpassen.

Weil die Zeit sich nicht zurückdrehen lässt und weil allein aus zeitlichen Gründen die Bewegung nicht mehr ausreicht, um den Bewegungsmangel zu kompensieren, gibt es für den Ausgleich unseres heutigen Bewegungsmangels nur eine Lösung: Zeitoptimiertes Bewegen.

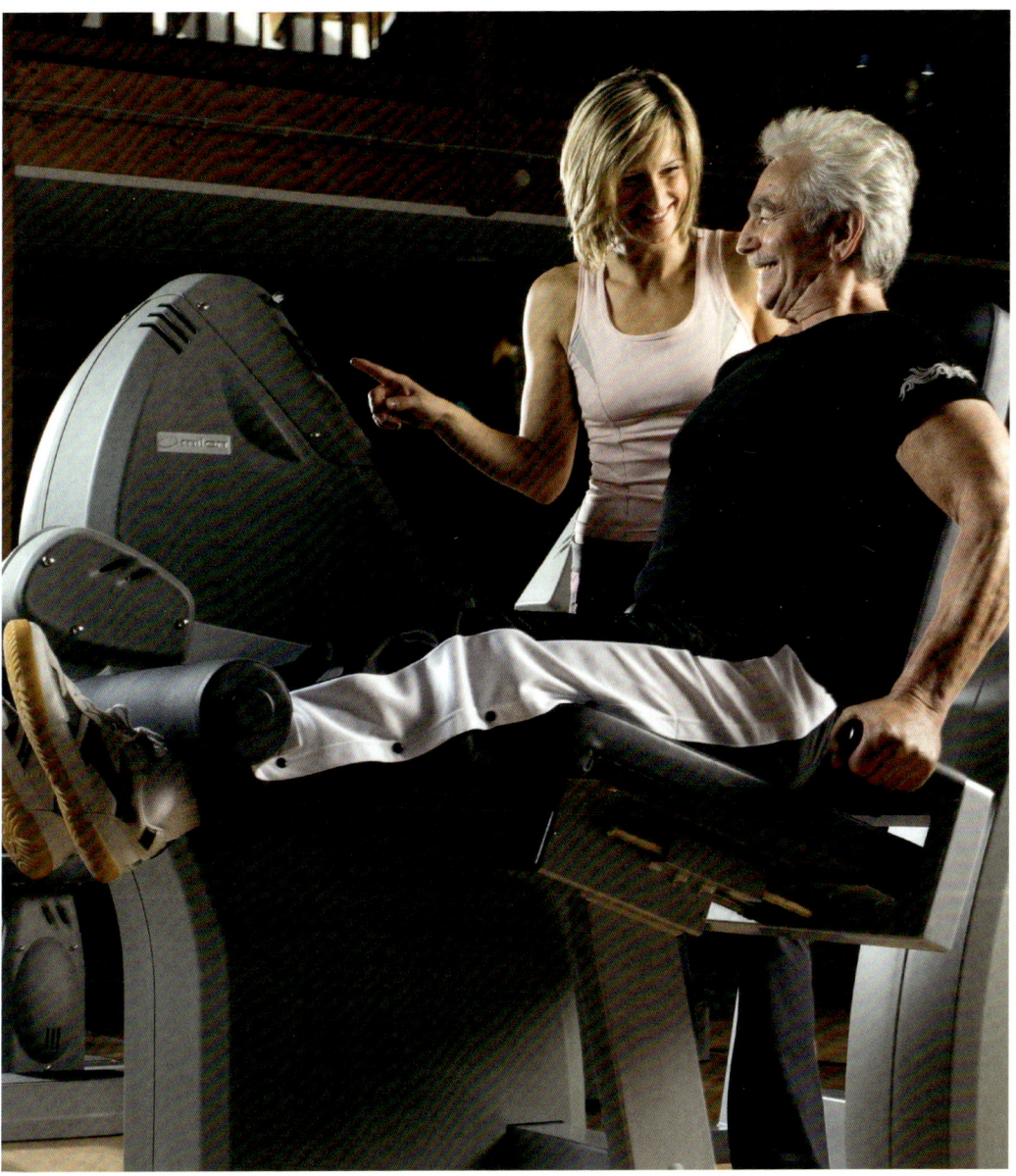

Im Sinne der Erhaltung und der Verbesserung der körperlichen Leistungsfähigkeit meint zeitoptimiertes Bewegen Muskeltaining. Muskeltraining ist längst nicht mehr alleinige Angelegenheit des Sports. In unserer technisierten Zeit ist Muskeltraining vielmehr zu einem unverzichtbaren Bestandteil moderner Körperpflege geworden.

MUSKELTRAINING IST KÖRPERPFLEGE

Für die Gesunderhaltung unserer Zähne haben wir längst akzeptiert, dass die tägliche Zahnpflege unerlässlich ist. Aber auch das war ein langer Lernprozess und Kleinkindern muss das regelmäßige Zähneputzen auch heute noch mühsam anerzogen werden, bis sich daraus eine gesunde Gewohnheit entwickelt. Dabei sind gesunde Zähne geradezu Luxus im Vergleich zur Wichtigkeit starker Muskeln. Schließlich gebrauchen wir unsere Muskeln schon, wenn wir unsere Milchzähne noch nicht haben, und wir werden unsere Muskeln auch noch gebrauchen, wenn wir unsere natürlichen Zähne längst verloren haben. Für Zähne gibt es zudem entsprechenden Ersatz. Den allerdings wird es für unsere Muskeln voraussichtlich auch in den kommenden 1.000 Jahren noch nicht geben.

Leistungsphysiologisch betrachtet ist der Muskel das Erfolgsorgan. Damit ist gemeint, dass die übrigen Organe die Aufgabe haben, den Muskeln zuzuarbeiten. Insofern stellen die Belastungen, die der Muskel an das Organsystem stellt, den Auftrag an die Organe dar, ihre Leistungs- und Widerstandsfähigkeit zu erhöhen. Ein schönes Beispiel dafür ist die Hornhaut. Durch die Belastung, die die Muskelarbeit auf die Haut an den Händen ausübt, stellt der Muskel den Auftrag an den Körper, die Belastbarkeit der Hände zu erhöhen. Über Bildung von Hornhaut führt die Muskelarbeit also zu leistungs- und widerstandsfähigeren Händen. Wer Büroarbeit verrichtet, dem fehlt diese Widerstandsfähigkeit.

Nun mag es dem ein oder anderen durchaus Recht sein, nicht über zu viel Hornhaut an den Händen zu verfügen. Aber im Hinblick auf die Widerstandsfähigkeit anderer wichtiger Organe unseres Körpers verhält es sich nicht anders. So stellt die Zugbelastung des Muskels auch den Auftrag an den Knochen, seine Knochendichte zu erhöhen. Fehlt der Muskelzug, fehlt dem Knochen der Auftrag zur Erhöhung seiner Knochendichte. Die Folge ist, dass der Knochen die notwendige Stabilität nicht mehr erhält, die er benötigt, um ein Leben lang den Belastungen des Lebens standhalten zu können.

In diesem Sinne ist letztendlich auch das Herz – selbst nur ein Muskel – nichts anderes als ein Lieferant für die Muskulatur. Fordert der Muskel keine Energie mehr

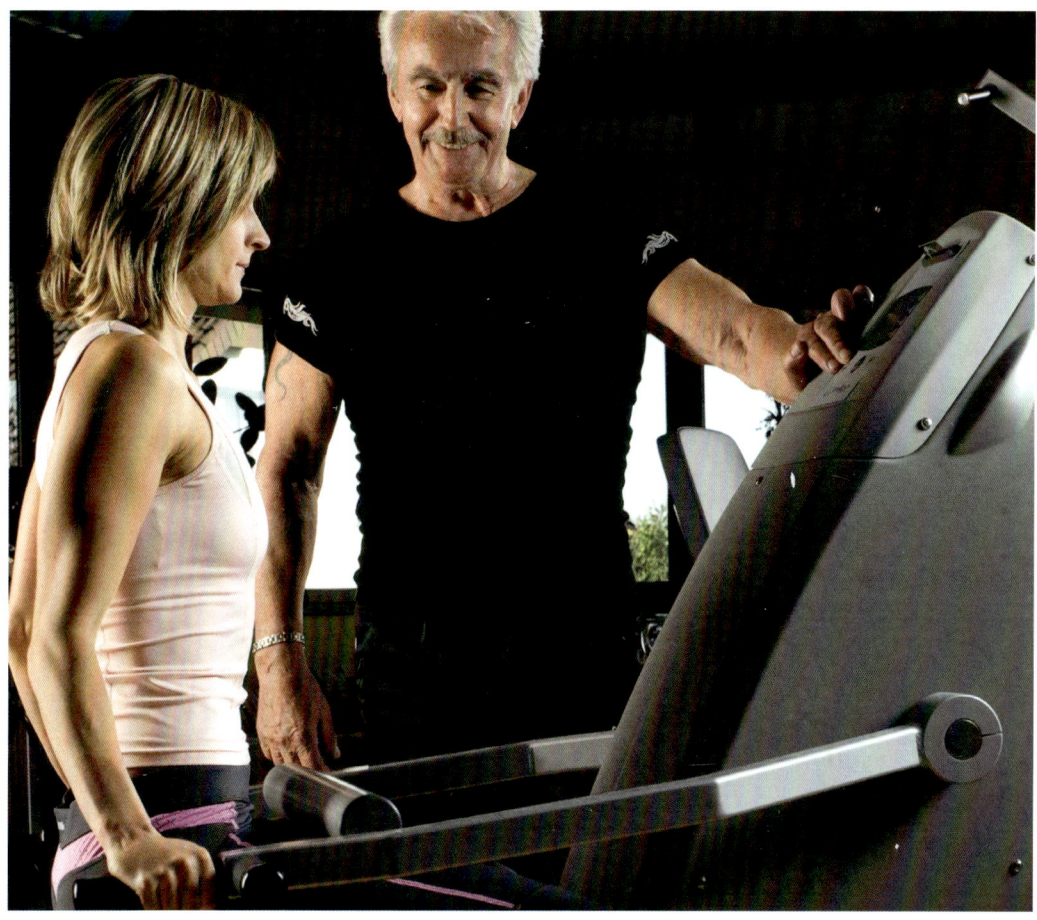

ab, weil er zu schwach geworden ist, muss das Herz keine Energie mehr liefern. Es verliert an Leistungs- und Widerstandsfähigkeit, die es bräuchte, um ein Leben lang seinen lebenswichtigen Dienst leisten zu können.

Um es auf einen einfachen Nenner zu bringen: Wer aufgrund fehlender Kraft aus dem Sessel nicht mehr hoch kommt, der wird nicht nur seine Muskeln, sondern mit ihnen die Leistungs- und Widerstandsfähigkeit seines gesamten Organsystems einbüßen. Jüngste Forschungsergebnisse beweisen, dass der Muskel nicht einfach nur Bewegungen ausführt, sondern über Botenstoffe mit den anderen Organen kommuniziert. Über seine Aktivität nimmt der Muskel Einfluss auf Bluthochdruck, Herzerkrankungen, Diabetes, Krebs, Osteoporose, Depression, Demenz und Alzheimer. Wissenschaftler sehen im Muskel inzwischen das komplexeste Organ nach dem Gehirn.

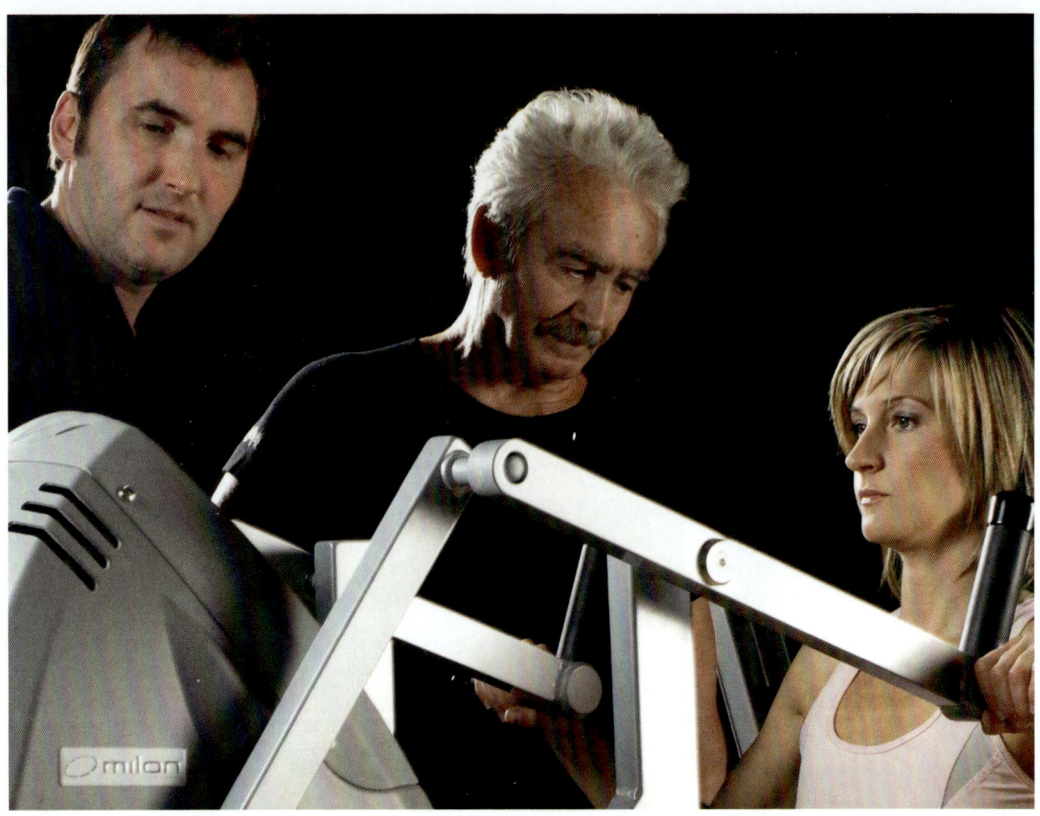

Aber unser Muskel spielt nicht nur als das Erfolgsorgan unseres Organsystems eine wichtige Rolle. Unsere Muskelkraft ist es auch, die unseren Körper aufrecht hält und uns unsere physiologische Haltung verleiht. Bei jeder Haltungsschwäche, die Ursache ist für die Mehrzahl unserer heutigen Rückenprobleme, handelt es sich insofern immer um eine Schwäche der Muskeln. Nur kräftige Muskeln puffern die Stöße auf die Bandscheiben im Alltag ab und stützen die Wirbelsäule in ihrer physiologischen Form. Und so, wie der Muskel die Wirbelsäule stützt, so schützt und schont er auch die Gelenke. Je schwächer der Muskel wird, umso größer wird das Spiel im Gelenk. Hat das Gelenk Spiel, schlägt es bis es ausgeschlagen ist. Nur ein starker Muskel umspannt das Gelenk und hält es fest zusammen. Durch das geringe Spiel im Gelenk wird der Verschleiß vermindert und die Gelenke bleiben gesund. Gesunde und leistungsfähige Gelenke wiederum sind die Voraussetzung für schmerzfreies Bewegen. Sich schmerzfrei bewegen zu können ist wiederum eine der wichtigsten Voraussetzungen für ein ausreichendes Maß an Bewegung.

MUSKELTRAINING –
EINE NOTWENDIGKEIT IN JEDEM ALTER

Dass Muskeltraining inzwischen vielleicht der wichtigste Bestandteil moderner Körperpflege geworden ist, gilt für jedes Alter. Selbst Kinder benötigen heute Krafttraining zum Ausgleich ihrer reduzierten körperlichen Aktivitäten und auch für ältere Menschen ist Muskeltraining durch nichts zu ersetzen. Unter anderem, weil eine ausreichend hohe Muskelkraft die Koordination verbessert. So wird durch kräftige Muskeln die Trittsicherheit im Alter erhöht und damit Unfälle reduziert. Dass Menschen mit einer höheren Beinkraft statistisch gesehen älter werden, ist auf diesen Umstand zurückzuführen. Verletzungen, wie beispielsweise Oberschenkelhalsbrüche, die für ältere Menschen ein ernstes Risiko darstellen, können durch starke Muskeln vermieden werden. Trotzdem haben ältere Menschen ihren Nutzen aus dem Krafttraining häufig noch nicht erkannt. Vielfach herrscht sogar die Meinung vor, Muskeltraining sei etwas für junge Leute. Das ist falsch. Im Apollo-Varietétheater in Düsseldorf trat in den 90er-Jahren ein über 90 Jahre alter Artist auf, der über ein Seil balancierte und nur an seinen Zeigefingern Klimmzüge machte. Natürlich ist eine solche Leistung in diesem hohen Alter die Ausnahme. Wenn im ELAN-Health Club in Berlin-Lichterfelde der über 70 Jahre alte Wladi seine Klimmzüge macht, hält man auch das für eine Ausnahme. „Warte bis ich lache", scherzt er, wenn man ihn dabei fotografieren möchte, „sonst meinen die Leute noch, mich strenge das an."

Es mag sein, dass Menschen, die mit über 70 Jahren noch Klimmzüge schaffen, die Ausnahme sind. Es stellt sich allerdings die Frage, ob sie die Ausnahme sind, weil es in diesem Alter nur wenige gibt, die Klimmzüge aufgrund ihres fortgeschrittenen Alters noch können, oder weil es nur wenige gibt, die es in diesem Alter noch tun? Wer sagt Ihnen, dass Sie keine Klimmzüge mehr könnten, wenn Sie wieder regelmäßig trainieren würden? Haben Sie es schon versucht?

Wer in jungen Jahren schon wissen möchte, wie schwer Alltagsbewegungen fallen, wenn man 80 Jahre alt ist und seine Muskulatur verloren hat, der nehme einfach mal eine andere Person Huckepack und versuche dann, die ganz normalen Dinge des Lebens zu tun. Einfach nur gehen, vielleicht die Treppe steigen oder mal von einer Bank aufstehen. Bei nachlassender Kraft fallen bereits die einfachsten Alltagsbewegungen schwer. Und wenn es aufgrund mangelnder Kraft schwerer fällt, zum Beispiel aus einem Sessel aufzustehen, dann bleibt man häufiger mal sitzen. Damit befindet man sich in einem Teufelskreis, an dessen Ende völlige Kraftlosigkeit steht.

Es gibt kein Alter, in dem man aus biologischer Sicht zu Kraftleistungen wie Klimm-zügen zu alt ist. Wissenschaftliche Studien belegen, dass der Mensch seine Mus-keln auch in hohem Alter noch aufbauen kann. Das gilt nicht nur für die 60-, 70- oder 80-jährigen, sondern auch noch für Menschen mit über 90 Jahren. Die Firma PROXO-MED® führte in Japan eine Studie an Menschen im Alter von 95 bis 100 Jahren durch. Die zumeist bettlägerigen Personen wurden an die Kraftmaschi-nen gehoben, führten ihre Übungen aus und konnten nach Ablauf einer gewissen Trainingsdauer wieder gehen. Eines zeigt die Studie aus Japan überdeutlich: Es ist nie zu spät.

Sollten Sie allerdings im Alter erst mit sportlichem Training beginnen oder das Trai-ning nach langer Pause wieder aufnehmen, werden Sie sicher nicht nahtlos an die Leistungen vergangener Tage anknüpfen können – und sollten das auch gar nicht erst versuchen. Unterziehen Sie sich deshalb vor Aufnahme des Trainings ei-ner sportärztlichen Untersuchung, und überfordern Sie sich nicht! Führen Sie Ihren Körper langsam an die Belastung heran, und stimmen Sie Ihr Training gut auf Ihre körperliche und gesundheitliche Situation ab. Ansonsten aber gilt, dass Krafttraining Körperpflege ist. Es gehört in unseren Alltag wie das tägliche Zähneputzen. Nur wer seine Muskulatur trainiert und aktiv erhält, wird sich bis ins hohe Alter selbstän-dig bewegen können. Ein 94jähriges Mitglied des Drei-Life-Fitnessclubs in Meppen brachte es folgendermaßen auf den Punkt:

„Ich kann kaum noch sehen. Nächstes Jahr werde ich blind sein. Ich kann auch kaum noch hören. Nächstes Jahr werde ich taub sein. Daran kann ich nichts ändern. Aber dass ich auf den Beinen bleibe, dafür kann ich etwas tun."

IST DAS AUSDAUERTRAINING NICHT WICHTIG?

Das Ausdauertraining ist wichtig. Dabei handelt es sich um kein Vorurteil, das ist die Wahrheit. Allerdings ist das Ausdauertraining nicht wichtiger als das Krafttrai-ning. Ausreichende Muskelkraft ist vielmehr die Voraussetzung, um die Ausdauer überhaupt trainieren zu können. Deshalb ging es mir in diesem Kapitel nicht darum, den Wert des Ausdauertrainings zu reduzieren, sondern vielmehr darum, das Kraft-training kräftig aufzuwerten. Schützen Sie also beim Ausdauertraining Ihre Bänder, Sehnen, Gelenke und Wirbelsäule durch ein gezieltes Krafttraining vor den beim Ausdauertraining eventuell auftretenden Erschütterungen, und setzen Sie die Belas-tung erst einmal niedrig an. Dann ist das gesundheitliche Risiko auf jeden Fall gering. Einen Fehler sollten Sie allerdings auf gar keinen Fall begehen. Trainieren Sie nie mit

einem Entzündungsherd im Körper, gleichgültig, ob es sich um Fieber, eine Mandel-
entzündung oder auch nur um einen entzündeten Zahn handelt. Dieser Fehler gehört
zu der Sorte, die man vielleicht nicht wieder gut machen kann. Sie ziehen sich so
einen Herzklappenfehler schneller zu, als Sie glauben, oder sogar den Tod. Betreten
Sie also bitte niemals mit einer Grippe das Laufband. Ansonsten ist, wie auch im
Krafttraining, das Risiko gering im Vergleich zum Nutzen. Ihr Herz passt sich an das
Training mit begrenztem Wachstum und einer Kräftigung des Herzmuskels an. Da-
durch ist es in der Lage, mit weniger Schlägen mehr Blut in den Kreislauf zu pumpen.
Ein ausdauertrainiertes Herz schlägt also, umgerechnet auf die gesamte Lebenszeit
eines Menschen, weniger als ein untrainiertes Herz. In nur einer Nacht spart ein
Sportlerherz bis zu 10.000 Herzschläge ein! Ausdauertraining führt außerdem – mit
Ausnahme eines nierenbedingten Bluthochdrucks, das wäre vorher mit dem Arzt
abzuklären – zu einer Senkung und Stabilisierung des Blutdrucks. Nicht zuletzt ist
Ausdauertraining auch bei erhöhten Blutfetten ein Schutzfaktor vor Arteriosklerose.
Alles Gründe, auch für Kraftsportler, die Ausdauer nicht zu vergessen.

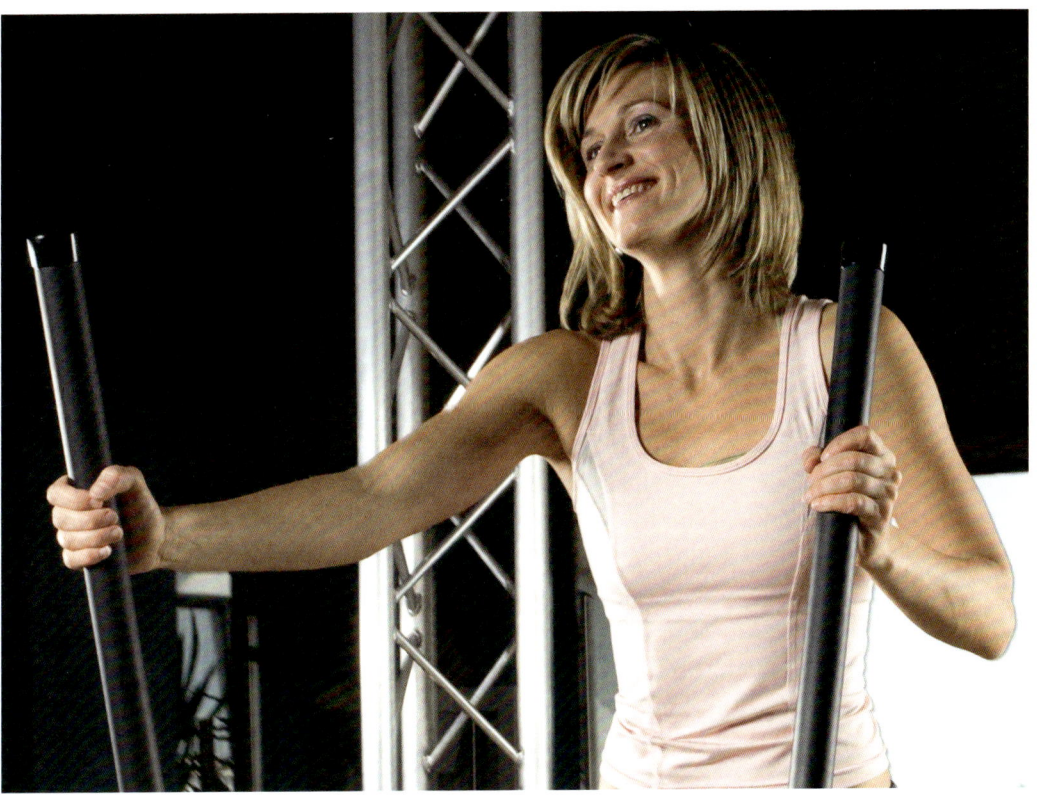

WAS SIE MIT DIÄTEN NICHT SCHAFFEN …

Wenn Sie vor dem Spiegel stehen und feststellen, dass es an den Unterseiten Ihrer Oberarme anfängt zu schwabbeln, dann glauben Sie bitte nicht, Sie seien „fett" geworden. Bei dem Problem, das Sie gerade entdeckt haben, handelt es sich nicht um Fett, sondern um erschlaffte Muskulatur und Bindegewebe. Muskulatur und Bindegewebe ist ein funktionell wichtiges Gewebe, das man nicht wie Fett „abnehmen" kann. Es lässt sich auch nicht wegmassieren oder wegoperieren. Laut Professor Elke Zimmermann helfen an dieser Stelle nur kraftvolle Muskelbeanspruchungen, die das Bindegewebe veranlassen, für eine gute Vernetzung von Haut und Muskulatur zu sorgen. Wird der Muskel kraftvoll gebraucht, hat das Bindegewebe quasi eine „Schnürfunktion", mit der es die Haut an die Muskeln bindet, um die dünnen Nervenfasern und Blutgefäße zu schützen, die durch das Rütteln und Schütteln beim Laufen verletzt werden könnten. Erfüllt das Bindegewebe seine besondere „Schnürfunktion", lassen sich Hautfalten vom Muskel kaum noch abziehen. Allerdings handelt es sich bei der Vernetzung von Muskulatur und Bindegewebe um einen aufwändigen Arbeitsprozess, den das Bindegewebe bei fehlender Muskelbeanspruchung zurückstellt, damit es als Fettspeicher zur Verfügung stehen kann. Übergewichtige Menschen – Menschen also mit einem BMI über 30 – spüren die schlechte Vernetzung von Muskulatur und Bindegewebe als unangenehmes, zum Teil sogar schmerzhaftes Reißen beim Laufen. Vor dem Spiegel sehen wir die schlechte Vernetzung als herunterhängende, schwabbelige Hautfalten, nicht nur an den Oberarmen, sondern überall an unserem Körper. Hier hilft keine Diät, sondern einzig und allein Muskeltraining.

Selbstverständlich aber reagiert auf ein Muskeltraining nicht nur das Bindegewebe, sondern auch der Muskel selbst. Sie können das testen, indem Sie einem trainierten Sportler an seinen angespannten Bizeps fassen. Der ist knochenhart. Nun fassen Sie einmal einen Untrainierten an seinen angespannten Bizeps. Wenn der ebenfalls hart ist wie ein Knochen, dann ist das, was sie da fühlen, wahrscheinlich auch der Knochen. Bei einem Untrainierten können Sie bis auf den Knochen durchdrücken, weil der Untrainierte seinen Muskel gar nicht anspannen kann. Während bei einem Trainierten tatsächlich über 90 Prozent seiner Muskelfasern angespannt sind, bleiben 40 Prozent des Muskels bei einem Untrainierten auch im angespannten Zustand schlaff.

Muskeltraining verbessert die Fähigkeit, mehr Muskelfasern gleichzeitig anspannen zu können. Indem mehr Muskelfasern angespannt werden können, wird der Muskel fühlbar fester und straffer. Und das gilt nicht nur im angespannten Zustand. Muskeltraining führt auch im entspannten Zustand zu einer höheren Grundspannung des Muskels, dem so genannten Muskeltonus. Der Muskeltonus sorgt zum einen für eine straffe Führung der Gelenke und reduziert so den Gelenkverschleiß und zum anderen für straffe und gut geformte Körperpartien, sei es in der Taillen-Hüftregion, an den Armen oder Beinen. Damit leistet das Muskeltraining über eine gute Vernetzung des Muskels mit der Haut und einer Tonusverbesserung der Muskulatur über eine einfache Gewichtsreduzierung hinaus noch einen wichtigen Beitrag zu einem attraktiven Erscheinungsbild, das Sie so mit keiner Diät der Welt erreichen werden. Bevor Sie also an Diät denken, prüfen Sie zuerst einmal, ob das Problem nicht ganz woanders liegt. Gerade schlanken Menschen ist mit einem Fettreduktionsprogramm nicht geholfen, wenn nicht Fett, sondern erschlafftes Gewebe die Ursache ist. Fett reduzieren sollten nur tatsächlich Übergewichtige. Aber auch für die fettleibigen Menschen wurde das Muskeltraining in seinem Wert über Jahrzehnte hinweg verkannt. Inzwischen wird immer deutlicher, dass für Übergewicht nicht in erster Linie eine zu hohe Kalorienzufuhr, sondern zu wenig Muskulatur verantwortlich ist. Ist aber ein Mangel an Muskulatur das Problem, können Diäten nicht helfen. Im Gegenteil: Bei herkömmlichen Diäten, die ohne Muskeltraining ausgeführt werden, wird der über die Jahre sowieso fortschreitende Muskelabbau noch dramatisch beschleunigt. So gesehen schaden Diäten mehr als das sie nützen.

DIÄTEN KOSTEN UNS UNSERE MUSKULATUR

Diäten funktionieren auf die eine oder andere Weise alle über eine Senkung der Kalorienzufuhr. Als Folge der Kalorieneinschränkung verlieren wir an Gewicht. Der Gewichtsverlust kann in 10 Tagen durchaus 5 kg betragen. Aber selbst wenn wir es schaffen, in 10 Tagen 5 kg an Gewicht zu verlieren, handelt es sich dabei nicht um 5 kg Fett, sondern um 5 kg an Gewicht. 5 kg Fett können es nicht sein, denn laut American College of Sportsmedicine ist es biologisch gar nicht möglich, in 10 Tagen mehr als 1 kg an Fett zu verlieren. Wenn aber von den 5 kg Gewichtsverlust nur 1 kg Fett war, kann es sich bei den anderen 4 kg nur um fettfreie Substanz gehandelt haben. Zur fettfreien Substanz zählt Wasser, Glykogen, das ist die Speicherform des Zuckers im Muskel, Mineralien und Eiweiß. Eiweiß, Mineralien, Glykogen und Wasser sind die Hauptbestandteile der Muskulatur. Der Körper verliert also 4 kg Muskulatur und nur 1 kg Fett. Das paradoxe Resultat: Mit einem Gewichtsverlust von 4 kg fettfreier Substanz bei nur 1 kg Fettverlust erreichen wir keine Senkung, sondern eine Erhöhung des prozentualen Körperfettanteils. Mit anderen Worten: Nach einer Diät, die ohne Muskeltraining durchgeführt wurde, wiegen wir 5 kg weniger und sind „fetter" als zuvor.

Den Beweis liefert uns ein Blick in den Spiegel. Haben wir auf der Waage noch erfreut den Gewichtsverlust von 5 kg zur Kenntnis genommen, können wir uns durch einen Blick in den Spiegel davon überzeugen, dass unser Körperfettanteil gestiegen ist. Im Spiegel nämlich sehen wir, dass wir zwar abgenommen haben, aber nicht unbedingt dort, wo wir wollten. Wir wiegen zwar weniger, aber der Ring um die Taille ist immer noch da. Kein Wunder: Schließlich haben wir kaum Fett verloren, sondern in erster Linie Muskulatur.

Verantwortlich für den Muskelverlust ist der einfache Umstand, dass der Körper nicht weiß, was eine Diät ist. Mit anderen Worten: Der Körper versteht nicht, warum jemand nichts mehr isst, obwohl doch reichlich auf dem Tisch steht. Wenn es nichts mehr zu essen gibt, heißt das für den Körper, dass auch nichts mehr da ist. Anscheinend besteht ein Nahrungsmangel auf der Welt, den es zu überleben gilt. Der Körper befindet sich also in einer Überlebensnotsituation, auf die er mit einer Überlebensstrategie reagiert. Und diese Überlebensstrategie veranlasst ihn, das zu sparen, was er für das Überleben am notwendigsten braucht – und in Zeiten von Nahrungsmangel benötigt der Körper keine Muskeln, sondern vor allem seine Überlebens-, sprich: Fettreserven.

Warum der Körper bei Nahrungsmangel eher bereit ist, seine Muskulatur zu opfern als seine Fettreserven, leuchtet ein, wenn man sich bewusst macht, dass der Mensch mit dem Problem „Nahrungsüberschuss" erst in den letzten 50 Jahren konfrontiert wurde und erst in den letzten 20 Jahren begleitet von einem extremen Bewegungsmangel. 50.000 Jahre lang war das Problem ausschließlich Nahrungsknappheit – und auf diese hat sich der Organismus bestens eingestellt.

DIE ÜBERLEBENSSTRATEGIE DES KÖRPERS

Das Ziel des Lebens ist zu überleben. In der Urzeit war das für den Menschen nur möglich, wenn er sich an die unterschiedlichen Anforderungen anpasste, die zum Beispiel durch die Jahreszeiten an ihn gestellt wurden. Im Winter beispielsweise gab es wenig zu essen. Es ist anzunehmen, dass sich der Mensch im Winter auch weniger bewegte. Wenig Nahrung und wenig Bewegung bedeutete für den Körper also Winter, und damit einen längeren Zeitraum der Nahrungsknappheit, in dem die Jagd und die Suche nach Nahrung selbst bei hohem Energieaufwand wenig Erfolg versprechend war. Wäre es in dieser Situation – es galt den Winter zu überleben – für den Körper eine gute Lösung gewesen, seine Überlebensreserven frühzeitig aufzubrauchen? Warum sollte er das tun? Es stand doch ausreichend Muskelgewebe zur Verfügung, das im Winter nicht benötigt wurde und zu allem Überfluss pro Kilogramm auch noch – nur als Faustregel – ca. 100 kcal pro Tag verbrauchte. In Zeiten einer Nahrungsknappheit war Muskulatur also nicht nur wenig hilfreich, sondern geradezu überlebensbedrohlich. Muskulatur verbrauchte zu viel Energie. Indem der Körper Muskeln zur Energiegewinnung heranzog, schlug das Leben – um zu überleben – gleich zwei Fliegen mit einer Klappe. Es nutzte die Muskeln zur Energiegewinnung und mit dem Verlust von Muskulatur senkte es auch gleichzeitig noch den Energieverbrauch. Auf diese Weise stellte sich der Organismus in optimaler Weise auf die Energieknappheit ein.

Und wie sah es im Sommer aus? Was war für den Urmenschen im Sommer notwendig, um zu überleben? Waren es seine Fettdepots oder war es seine Muskulatur? Wenn Nahrung vorhanden war, dann musste der Urmensch jagen. Dabei konnte aus dem Jäger auch schnell mal der Gejagte werden. Für die Jagd und auf der Flucht brauchte der Urmensch also Muskeln. In dieser Situation wäre nicht die Muskulatur, sondern zu viel Fett überlebensbedrohlich gewesen.

Die bildliche Vorstellung der Überlebensstrategien des Urmenschen wird Ihnen helfen, sich auch bei der nächsten lockenden Diät immer wieder vor Augen zu führen, was das American College of Sportsmedicine wissenschaftlich nachweisen konnte:

„Anhaltendes Fasten und Diätprogramme, die die Kalorienzufuhr strikt einschränken, bewirken einen hohen Verlust an Wasser, Elektrolyten (Mineralien), Glykogen und anderem fettfreien Gewebe einschließlich Muskeleiweiß bei minimalem Fettverlust. Sie sind vom wissenschaftlichen Standpunkt her nicht empfehlenswert und können der Gesundheit schaden."

Neueste Untersuchungen zeigen, dass der Muskel über Botenstoffe mit anderen Organen kommuniziert und sich in Zeiten von Bewegungsmangel und Energieknappheit sinnvoll reduziert und bei Bedarf wieder aufbaut. Laut Professor Michael Hamm reagiert der Körper mit der beschriebenen Überlebensstrategie bereits bei einer Reduzierung der Kalorien auf unter 1.500 kcal. Wer also nicht einfach Gewicht verlieren, sondern ganz gezielt Fett abnehmen möchte, der sollte 1.500 kcal nicht unterschreiten. Wer über 1.500 kcal isst und es vorzieht, statt einer Diät seine Muskeln zu trainieren, der verliert nicht nur an Gewicht, sondern mit dem Gewichtsverlust auch zugleich noch den „Ring um die Taille". Und als besonderen Bonuspunkt erhält er einen straffen, festen Körper dazu. Sind das nicht alles Gründe, es bei Übergewicht statt mit Diäten einmal mit Muskeltraining zu versuchen?

DICK DURCH DIÄT –
DIÄTEN SIND TRAININGSMASSNAHMEN ZUM DICK WERDEN!

Es gibt einen zweiten, triftigen Grund, bei einer Gewichtsreduzierung nicht auf Diäten zu setzen, sondern auf Muskeltraining: Den Jo-Jo-Effekt. Wie wird der Jo-Jo-Effekt ausgelöst?

Die erste Reaktion des Körpers auf eine Diät ist Hunger. Am ersten Tag ist er erträglich, am zweiten Tag wird er schon bohrender, am dritten Tag ist es kaum noch auszuhalten. Das ist nachvollziehbar. Schließlich nimmt der Nahrungsmangel über die Tage der Diät beständig zu. Stutzig sollten wir aber werden, wenn wir über drei Tage hinweg unsere Diät durchhalten und der Hunger häufig schon ab dem 4. Tag der Diät nachlässt, bis er völlig verschwunden ist. Warum lässt der Hunger nach? Der Nahrungsmangel besteht doch immer noch. Für dieses Phänomen gibt es nur eine sinnvolle Antwort: Der Körper hat sich an die geringe Nahrungszufuhr gewöhnt. Er hat sich darauf eingestellt, dass es kaum noch etwas zu essen gibt. Aber was bedeutet das für den weiteren Erfolg unserer Diät? Was passiert noch, wenn sich der Körper an die geringe Nahrungszufuhr gewöhnt hat? Richtig: Es passiert gar nichts mehr. Wir können jetzt über Jahre hinweg weniger als 1.500 kcal essen, ohne weiter abzunehmen. Der Grund ist bekannt. Der Körper hat – unter anderem durch den Verlust an Muskulatur – den Stoffwechsel reduziert, sodass er in der Lage ist, bei wesentlich reduzierter Nahrungszufuhr zu überleben.

Wenn der Hunger ausbleibt, sollten bei uns alle Alarmglocken läuten. Leider ist zumeist das Gegenteil der Fall. Viele Diätenden, die die ersten Tage Hunger glücklich überstanden haben, atmen auf, wenn der Hunger nachlässt. Sie sind der Meinung, sich jetzt im Griff zu haben. Häufig schränken sie sich noch mehr ein, um ihr Ziel, ihre Traumfigur, noch schneller zu erreichen. Dabei sollte eigentlich hinreichend bekannt sein, dass sich der ausbleibende Hunger während einer Diät durch wahre Heißhungerattacken rächen wird, sobald man wieder beginnt, etwas mehr zu essen. Jetzt nämlich möchte der Körper den Mangel ausgleichen und die Chance – es gibt wieder Nahrung – nutzen. Was folgt ist der bekannte Jo-Jo-Effekt.

Bei dem allseits bekannten Jo-Jo-Effekt wird ein wesentlicher Umstand zumeist übersehen. Wer nämlich während der Diät Muskeln verloren hat – bleiben wir bei den 4 kg aus unserem Beispiel von oben –, baut der auch diese Muskeln wieder auf, wenn er nach der Diät wieder zunimmt? Nein. Er baut statt der Muskeln Fett auf. Wer also von 5 kg Gewichtsverlust nur 1 kg Fett, dafür aber 4 kg an Muskula-

tur verloren hat, der nimmt anschließend 5 kg Fett wieder zu. Zumeist sogar noch
etwas mehr. Denn während der Steinzeitmensch, durch den Winter stark ge-
schwächt, im Frühjahr wieder jagen musste, um etwas zu essen zu bekommen,
beendet der moderne Mensch seine Diät vor dem Kühlschrank. Diese körperliche
Anstrengung reicht bei weitem nicht aus, um die verlorene Muskelsubstanz wieder
aufzubauen. Deshalb dienen die zugeführten Kalorien allein dem Aufbau von Fettdepots. Mit diesem Teufelkreis beschleunigen Diäten einen Prozess, der uns spätestens ab dem 25. Lebensjahr sowieso widerfährt: Wir verlieren – wenn wir kein
Krafttraining durchführen – in jedem Lebensjahrzehnt ca. 10 Prozent unserer Muskulatur. Unser Körpergewicht sinkt nur deswegen nicht, weil wir den Muskelverlust
durch Fett kompensieren. Mit dem Alter bekommen wir so völlig neue Proportionen,
die weniger mit dem Alter zusammenhängen als vielmehr mit unserem Lebensstil.
Einem Lebensstil, bei dem der Erhaltung der Muskulatur viel zu wenig Beachtung
geschenkt wird. Der Jo-Jo-Falle entgeht nur, wer sein Übergewicht statt mit Diäten
zu bekämpfen, ähnlich wie der Urmensch durch intensives Krafttraining seine Muskeln aktiviert und die Nahrungszufuhr an der Kraftzunahme orientiert. Muskeltraining
statt Diäten ist eine Forderung, die auch Unterstützung findet in der Stellungnahme
des American College of Sportsmedicine:

„Dynamisches Training großer Muskelgruppen hilft, das fettfreie Gewebe einschließlich Muskelmasse und Knochenfestigkeit (!) zu erhalten, und bewirkt eine Gewichtsreduzierung. Gewichtsverluste, die durch die Erhöhung des Energieverbrauchs erreicht werden, sind in erster Linie auf eine Reduzierung des Körperfettes zurückzuführen.“

SPIELT DIE ERNÄHRUNG GAR KEINE ROLLE?

Selbstverständlich spielt die Ernährung eine große Rolle. Wie im Verhältnis von
Kraft- und Ausdauertraining ging es mir in diesem einleitenden Kapitel „Vorurteile
und Wahrheiten“ nicht darum, die wichtige Rolle, die die Ernährung spielt, abzu-
werten. Mir geht es vielmehr darum, das Muskeltraining in seiner Bedeutung kräftig
aufzuwerten. Kraft- und Ausdauertraining in Kombination mit einer sinnvollen Ernährung sind in unserer technisierten Welt keine bloße Angelegenheit des Sportes
mehr, sondern gehören als gesunde Lebensgewohnheiten für Jedermann zur Körperpflege. Insofern ist das vorliegende Buch nicht etwa nur für Sportler geschrieben,
sondern für jeden Menschen, der durch eine zeitoptimierte Form des Bewegens
seine Leistungsfähigkeit auf einem gesunden Niveau erhalten möchte. Für diese

Zielgruppe liefert das vorliegende Buch eine Auswahl geeigneter Trainingsübungen, die Erläuterung der wichtigsten Trainingsregeln, die Vorstellung beispielhafter Trainingsprogramme und die Möglichkeiten einer sinnvollen Trainingsdokumentation. Professor Dr. troph. Michael Hamm ergänzt diesen Ratgeber durch einen Ernährungsteil, in dem begleitend zu den notwendigen Trainingsmaßnahmen eine sinnvolle und zeitgemäße Form der Ernährung vorgestellt wird.

TRAININGSMITTEL UND -ÜBUNGEN

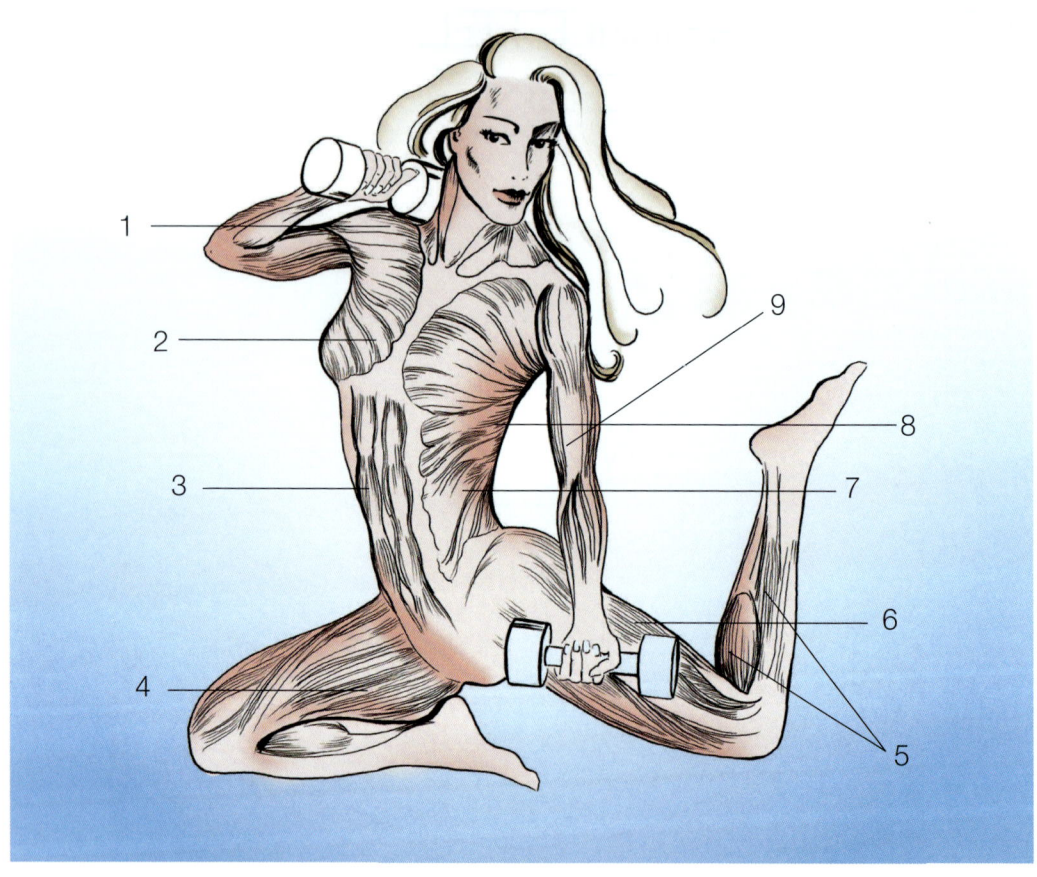

1. m. deltoideus   Deltamuskel (Schultermuskel)
2. m. pectoralis major   großer Brustmuskel
3. m. rectus abdominis   gerader Bauchmuskel
4. Adduktoren
    m. adductor magnus   großer Schenkelanzieher
5. m. triceps surae   dreiköpfiger Wadenmuskel
    m. soleus   Schollenmuskel
    m. gastrocnemius   Zwillingswadenmuskel
6. mm. ischiocrurales   Sitzbeinunterschenkelmuskeln
    m. semimembranosus   Plattsehnenmuskel
    m. semitendinosus   Halbsehnenmuskel
7. m. obliquus externus abdominis   äußerer schräger Bauchmuskel

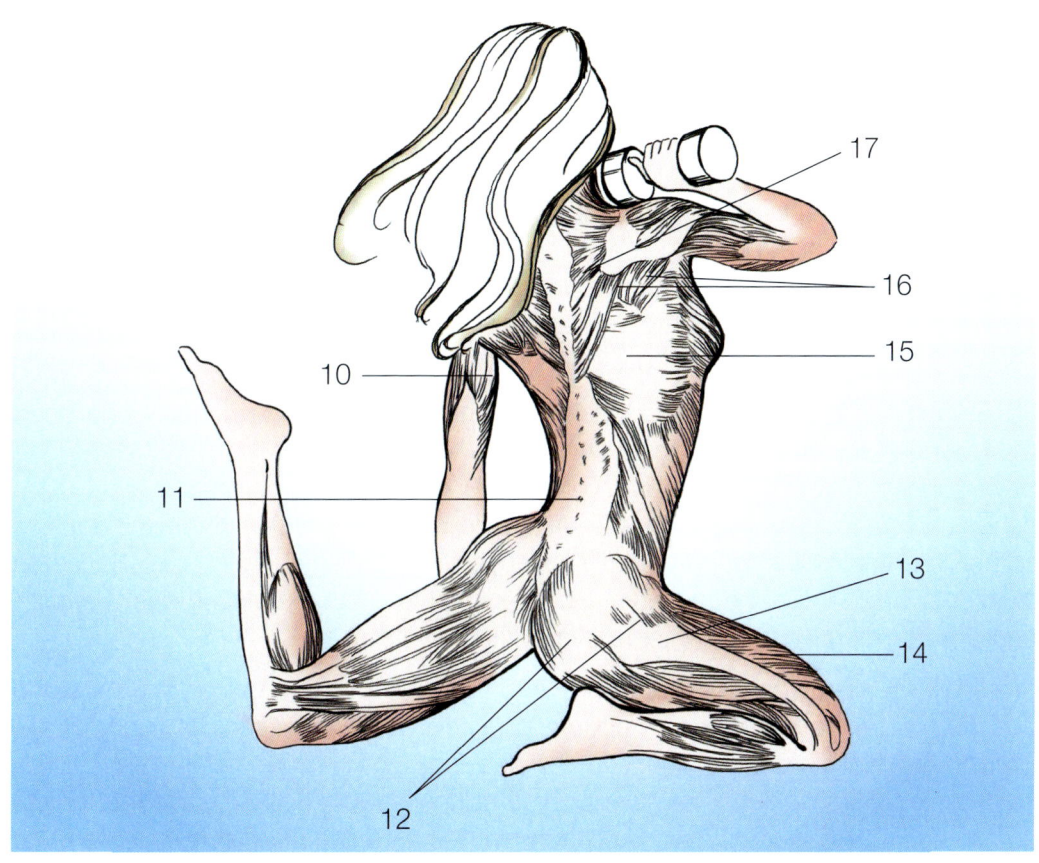

8.	m. serratus anterior	vorderer Sägemuskel
9.	m. biceps brachii	zweiköpfiger Armmuskel
	(darunter) m. brachialis	Armbeuger
	m. coracobrachialis	Hakenarmmuskel
10.	m. triceps brachii	dreiköpfiger Armmuskel (Armstrecker)
11.	m. erector spinae (Rumpfaufrichter)	Rückenstrecker
12.	mm. glutaeus maximus et medius	großer u. mittlerer Gesäßmuskel
13.	m. tensor fasicae latae	Oberschenkelbindenspanner
14.	m. quadriceps femoris	vierköpfiger Schenkelstrecker
15.	m. latissimus dorsi	breiter Rückenmuskel
16.	mm. teres major et minor	großer u. kleiner Rundmuskel
17.	m. trapezius	Kapuzenmuskel

Bei Ihrem ersten Besuch in einem Fitnessstudio standen Sie wahrscheinlich etwas verwirrt vor der Vielzahl der Geräte. Keine Sorge, so schwierig die Geräte aussehen, so einfach sind die Übungen, die Sie daran ausführen. Einfach deshalb, weil es sich bei allen Übungen, gleichgültig ob Kraft- oder Ausdauerübungen, um ganz alltägliche Bewegungen handelt.

Für das Ausdauertraining gibt es Laufbänder, auf denen Sie laufen, Standräder, auf denen Sie Fahrrad fahren und Stepper, auf denen Sie Treppe laufen können. Weder das Laufen, noch das Fahrrad fahren, noch das Treppen steigen sind Übungen, die ich Ihnen in diesem Buch erklären muss. Selbst das Rudern auf dem Rudergerät ist nach einer kurzen Bewegungsanweisung einfach auszuführen.

So einfach wie die Übungen für das Ausdauertraining sind, so einfach sind auch die Übungen für das Krafttraining. Auch hier handelt es sich um ganz alltägliche Bewegungen. Selbst die anspruchsvollsten Übungen, als die gemeinhin das Kreuzheben und die Kniebeuge gelten, sind Alltagsbewegungen. Worin unterscheidet sich schließlich das In-die-Hocke-gehen zu Hause oder die Kniebeuge eines Patienten beim Arzt von der Kniebeuge eines Sportlers im Fitnesscenter, worin das Kreuzheben des Sportlers vom Heben einer Kiste Bier im Alltag?

Eines gilt es allerdings zu beachten: Führen Sie die Übungen nicht mit Schwung aus. Gewichte, die Sie mit der Kraft Ihrer Muskeln heben, müssen Sie auch mit der Kraft Ihrer Muskeln senken. Lassen Sie das Gewicht niemals der Kontrolle Ihres Muskels entgleiten. Ansonsten aber sind sämtliche Übungen, die Sie im Sportstudio ausführen, im Vergleich zu den Bewegungen des Alltags einfach, und ihre korrekte Bewegungsausführung ist leicht und schnell erlernt. Im Prinzip ist jeder, der es sich zutraut, eine Kiste Bier aus dem Kofferraum seines Autos zu heben, in der Lage, jede der Kraftübungen in einem Fitnesscenter durchzuführen.

„DU MACHST DIE ÜBUNG FALSCH!"

Aber auch wenn die Übungen einfach sind, werden sie im Fitnessclub gern diskutiert. Diese Diskussionen um Korrektheit und Wirksamkeit bestimmter Bewegungsabläufe sind auch auf jeden Fall hilfreich. Sie dienen der Sache und fördern eine angenehme Atmosphäre auf der Trainingsfläche. Vermeiden Sie aber die Aussage: „Du machst die Übung falsch!" Zum einen ist eine solch niederschmetternde Aussage der guten Atmosphäre eher abträglich und zum anderen begibt man sich mit derartig absoluten Darstellungen sehr schnell auf Glatteis.

Stellen Sie sich vor, Sie hätten sich vorgenommen, eine Liste aller korrekten und unkorrekten Bewegungen für Alltag, Freizeit und Sport zu erstellen. – Nehmen Sie es sich besser nicht vor. Sie würden an dieser Aufgabe verzweifeln! Immer wieder träfen Sie auf Leute, für die Bewegungen, die Sie auf die Seite der „falschen Bewegungen" gestellt haben, keinerlei Problem darstellen, und auf andere, die mit Bewegungen, die Sie auf die Seite „richtige Bewegungen" geschrieben haben, sehr wohl ein Problem haben.

Nehmen wir ein Beispiel: Das Aufheben eines Stiftes. Sie schreiben „mit gestreckten Beinen und rundem Rücken" auf die Seite „falsche Bewegungen" und „mit geradem Rücken in die Knie gehen" unter „richtige Bewegungen". Und schon entbrennt die Diskussion. Da haben Sie den einen, der Rückenmuskeln hat wie Drahtseile und der behauptet, für das Heben eines Bleistiftes brauche er keine Bewegungsanweisung. Und dann haben Sie da den anderen, dem vom In-die-Knie-gehen allein schon die Knie schmerzen. Soll der denn nun in die Knie gehen? Und: Muss der andere in die Knie gehen?

Schauen Sie Ihre Auflistung einmal kritisch an. Ist nicht jede einzelne Bewegung im Hinblick auf die Person und auf deren konditionelle Fähigkeiten hin diskutierbar?

Wir könnten diese unfruchtbaren Diskussionen unentwegt fortsetzen. Wir können uns aber auch einfach von unserer Liste der falschen und richtigen Bewegungen trennen. Jede Bewegung und jede spezielle Form der Ausführung kann nur unter Berücksichtigung der aktuellen Fähigkeiten dessen beurteilt werden, der diese Bewegung ausführt. Entscheidend ist also viel weniger die Bewegung als vielmehr die Belastung, die bei einer bestimmten Bewegung auf den Organismus einwirkt.

Nehmen wir als Beispiel die Kniebeuge. In seiner leichtesten Form bedeutet eine Kniebeuge nichts anderes, als sich auf einen Stuhl abzusetzen und wieder aufzustehen. In einer seiner schwersten Formen finden wir die Kniebeuge beim Umsetzen im Gewichtheben. Dabei wird das nach oben beschleunigte Gewicht bis in die Tiefkniebeuge hinein wieder abgebremst. (Zur Information: Die Gewichtheber stehen in der Statistik der Gelenkverschleißerkrankungen ganz unten und nicht ganz oben.)

Auf der anderen Seite gibt es (zum Beispiel ältere) Menschen, für die das Aufstehen von einem Stuhl schon eine große Belastung darstellt.

Die Kniebeuge ist völlig unabhängig von der Art und Weise ihrer Ausführung nicht das Problem. Das Problem liegt vielmehr in den bei einer Kniebeuge auftretenden Belastungen, die auf einen mehr oder weniger vorbereiteten Organismus treffen.

Die Forderung muss also heißen:

1. Egal, wie eine Bewegung ausgeführt wird, das verwendete Gewicht muss in einem angemessenen Verhältnis stehen zu den konditionellen Fähigkeiten dessen, der diese Bewegung in genau dieser Ausführung durchführt.

2. Egal, wie eine Bewegung ausgeführt wird, bei wiederkehrenden Bewegungen (zum Beispiel vielen Trainingseinheiten Kniebeuge) muss die Erholungsphase zwischen den Trainingseinheiten ausreichend sein, damit sich der Körper von der Belastung, die bei dieser Form der Bewegungsausführung auftritt, vollständig erholen und durch Steigerung seiner konditionellen Fähigkeiten auf die folgende Belastung vorbereiten kann.

Wenn Sie, lieber Leser, sich dieser Argumentation anschließen können, werden Sie verstehen, warum ich mich im nachfolgenden Übungsteil dieses Buches bei den Bewegungsanweisungen eher zurückhalte. Ich gebe Tipps für eine saubere Bewegungsausführung, (zum Beispiel bei der Kniebeuge und beim Kreuzheben), ich stelle Bewegungsausführungen in Bezug auf ihre Trainingseffektivität zur Diskussion, (zum Beispiel bei den Antibizepsvarianten und beim Kreuzheben mit rundem Rücken), aber ich vermeide, einer „unkorrekten Bewegungsausführung" eine „korrekte Bewegung" gegenüberzustellen. Machen Sie es doch ähnlich. Diskutieren Sie, wie man Übungen wirksamer ausführen kann und fragen Sie sofort nach, wenn Ihnen eine Übung unangenehm ist oder sogar Schmerzen bereitet. Ziehen Sie aber nicht den Schluss, dass diese Übung falsch ist. Die Übung ist in Ordnung, nur Sie sind noch nicht genügend darauf vorbereitet. Ein Trainingskamerad kann diese Übung vielleicht problemlos ausführen.

AUSDAUERÜBUNGEN

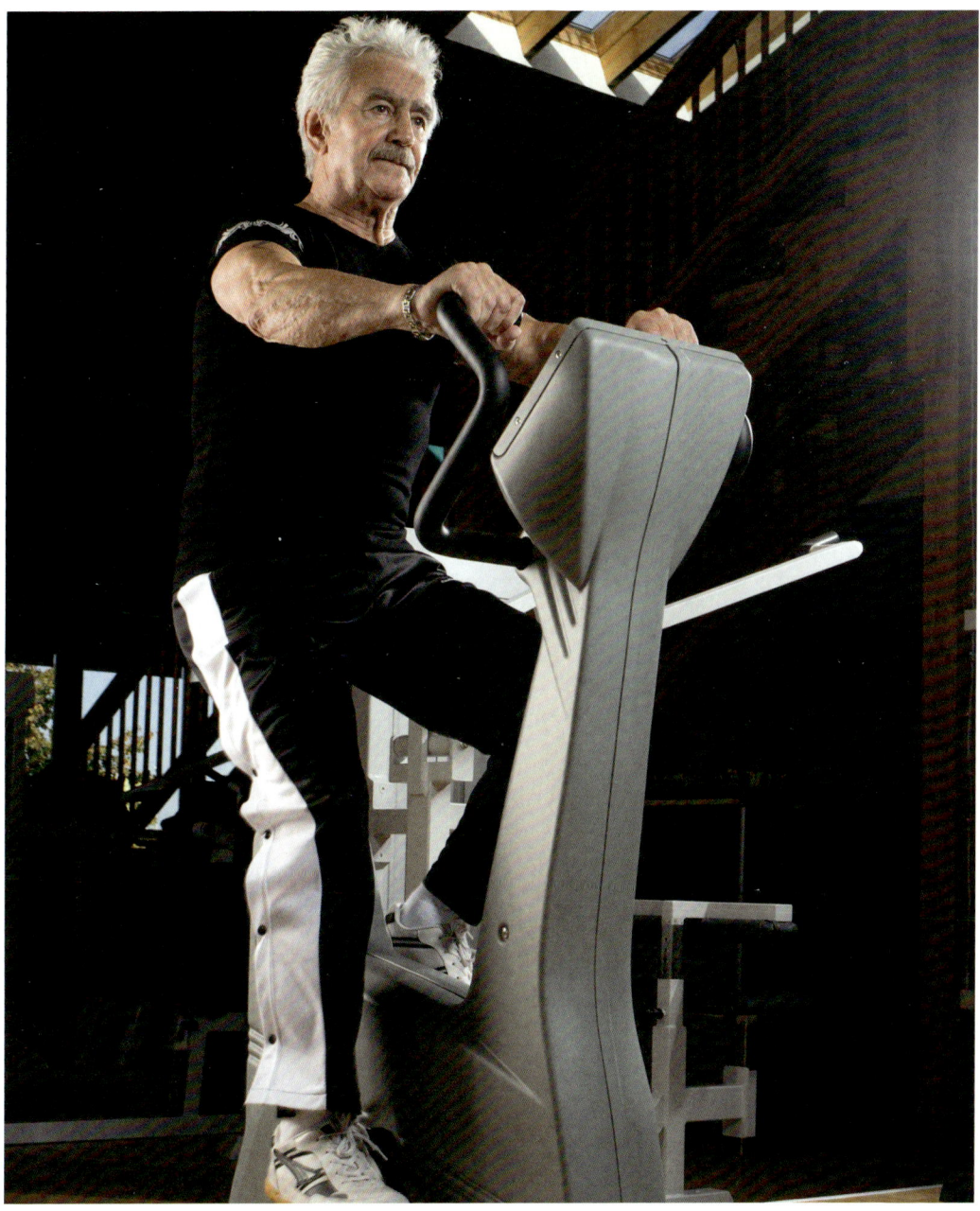

Bild 1: Fahrrad fahren auf dem Fahrradergometer

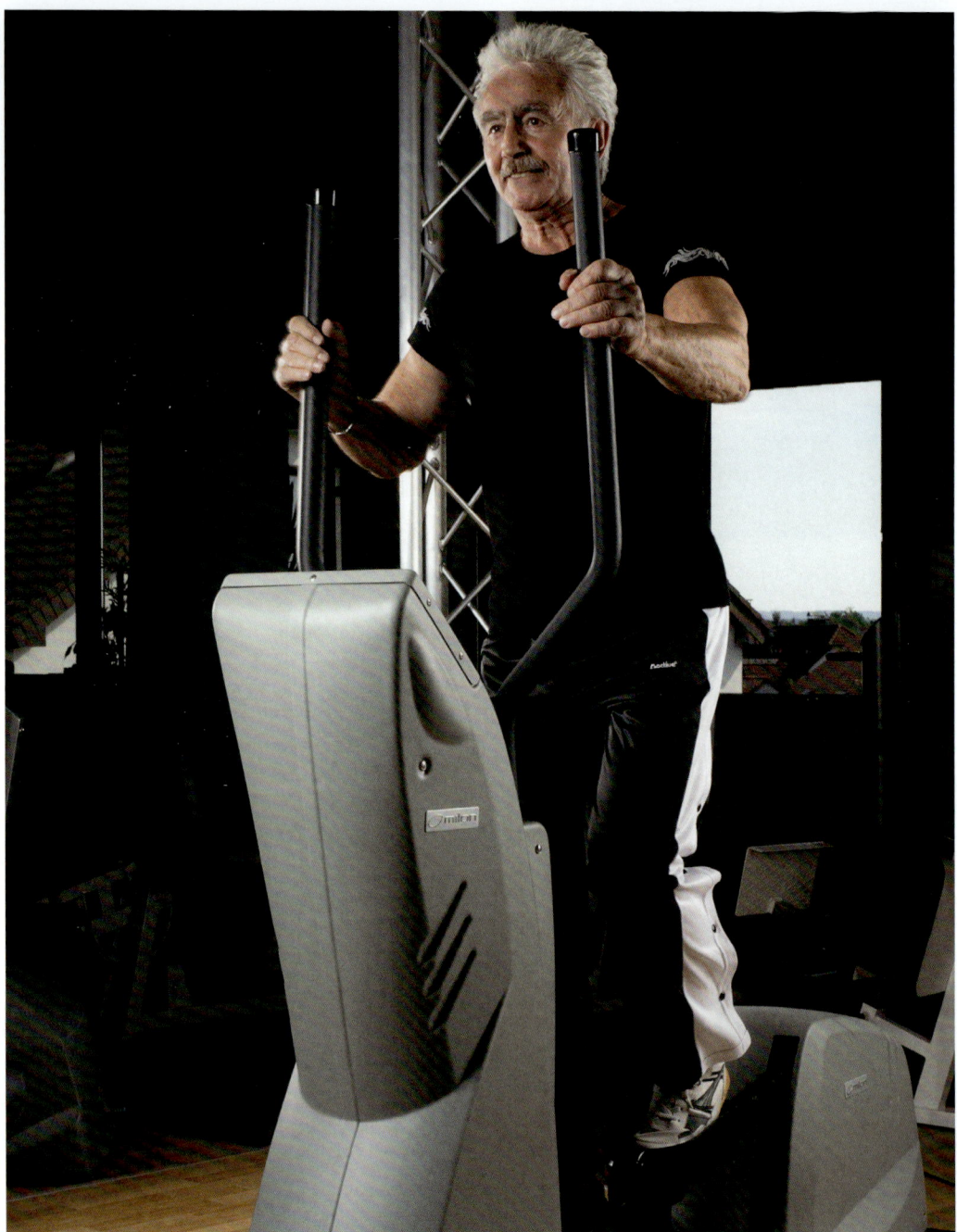

Bild 2: Gehen auf dem Crosstrainer

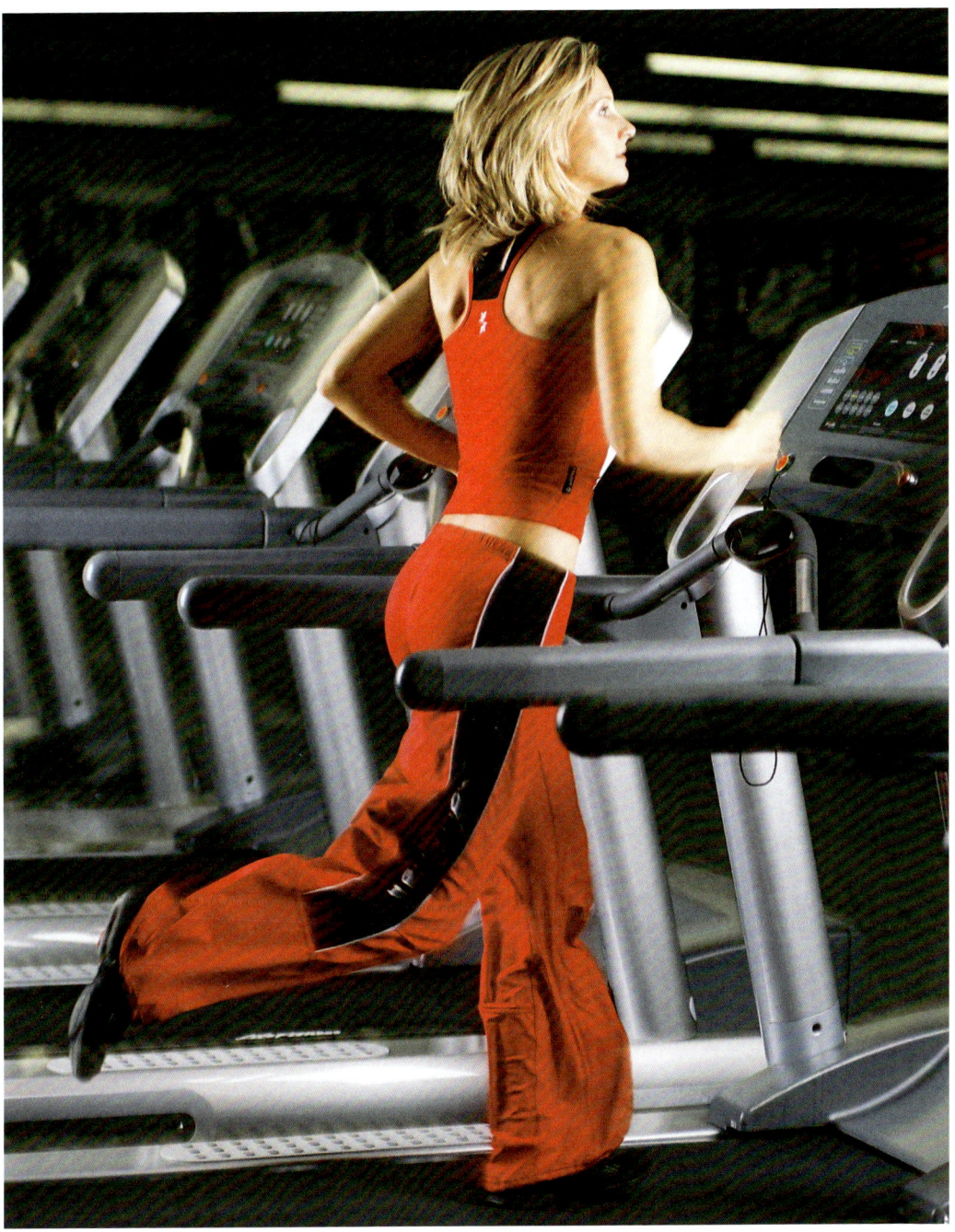

Bild 3: Laufen auf dem Laufband

KRAFTÜBUNGEN

ÜBUNGEN FÜR DIE RUMPFMUSKULATUR

Unter dem Begriff „Rumpfmuskulatur" fassen wir alle die Muskeln zusammen, mit denen wir den Rumpf bewegen. Das erforderliche Gelenksystem für die Bewegungen des Rumpfes ist die Wirbelsäule. Die Wirbelsäule können wir im wesentlichen beugen und strecken. Das Beugen erfolgt mittels der Bauchmuskulatur, das Strecken vollzieht der Muskel, der auch nach seiner Funktion benannt ist: der Rückenstrecker. Schauen wir uns also nachfolgend die Übungen an, mit denen wir unsere Rumpfmuskeln kräftigen können.

BAUCHMUSKELÜBUNGEN

Bauchpressen (Crunches)

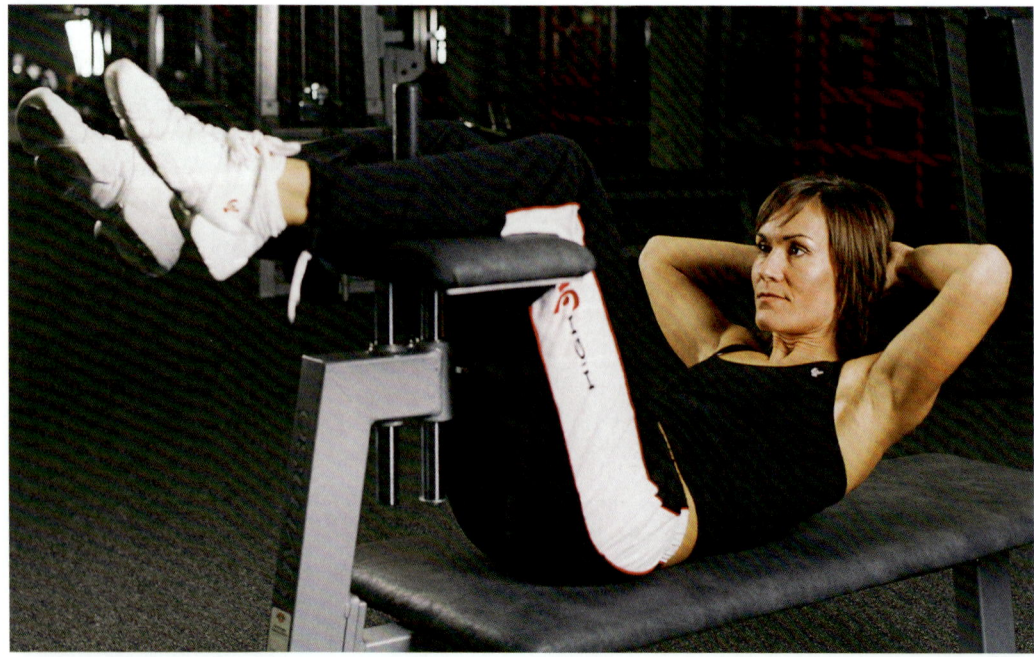

Bild 4: Bauchpressen (Crunches)

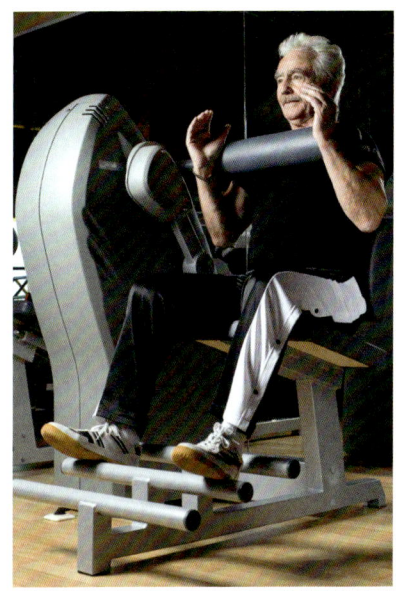

Bild 5a: Bauchpressen an der
Maschine (Anfangsposition)

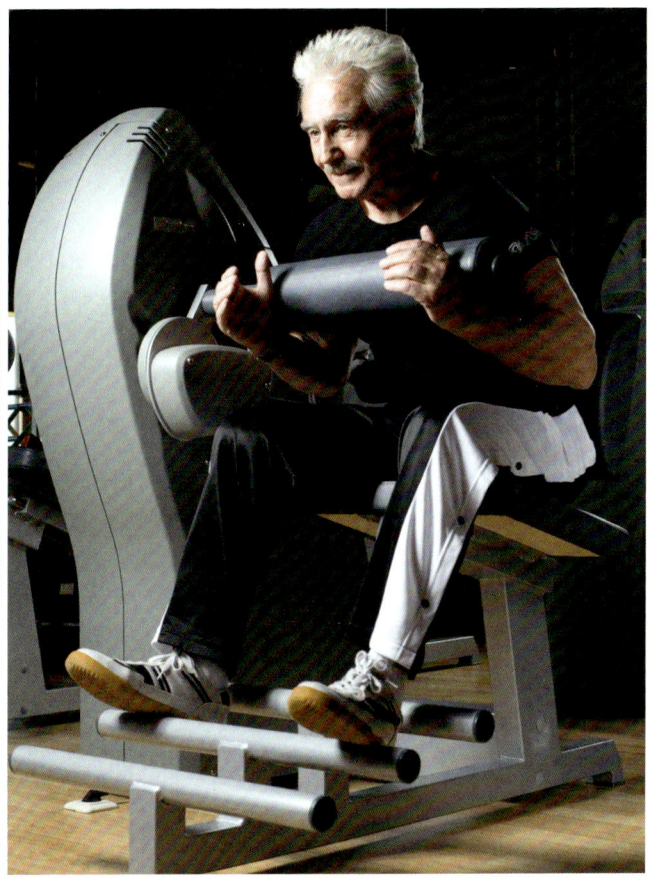

Bild 5b: Bauchpressen an der Maschine
(Endposition)

Das Bauchpressen (siehe Bild 4) stand schon immer im Schatten der beliebten „Situps". Völlig zu Unrecht, denn das Bauchpressen ist die wohl effektivste Übung für die Bauchmuskulatur überhaupt – und dazu unkompliziert in der Durchführung. Legen Sie sich auf den Rücken und Ihre Unterschenkel auf eine Bank. Dort liegen sie frei auf. Kein Festklemmen der Beine und auch kein Festhalten durch einen Partner! Es ist bei den „Crunches" nicht erforderlich, den gesamten Oberkörper aufzurichten. Damit würde der Hüftbeuger in die Bewegung einbezogen und insbesondere der untere Anteil der Bauchmuskulatur entlastet. Heben Sie lediglich den Schultergürtel vom Boden ab, und bewegen Sie Ihren Kopf zum Becken. Auf diese Weise trainieren Sie Ihren Bauchmuskel völlig isoliert.

Oberkörper aufrichten (Situps)

Das „Oberkörper aufrichten an der Schrägbank", auch „Situps" genannt, ist wohl die
populärste Bauchmuskelübung im Fitnesscenter, aber deshalb nicht auch unbedingt
die beste. Die vornehmliche Bewegungsfunktion der Bauchmuskulatur ist die Beugung der Wirbelsäule. Im Stand unterstützt sie außerdem die hintere Beinmuskulatur
und die Gesäßmuskulatur bei der aufrechten Haltung des Beckens. Das bedeutet andererseits natürlich auch, dass eine zu schlaffe Bauchmuskulatur das Becken
nach vorne abkippen lässt (siehe Abb.1). Die Folge wäre ein Hohlkreuz. Demnach
ist ein sinnvoll aufgebautes Bauchmuskeltraining ganz sicher ein geeignetes Mittel,
der Entstehung eines Hohlkreuzes vorzubeugen beziehungsweise ein bereits be-
stehendes Hohlkreuz zu beseitigen. Dummerweise ist jedoch das Aufrichten des
Oberkörpers mit fixierten Beinen (Situps) eine Bewegung, die vorwiegend im Hüftgelenk stattfindet. Der dabei hauptsächlich arbeitende Muskel ist der Hüftbeuger, auch
Iliopsoas genannt, der bei Personen mit einem Hohlkreuz bereits verkürzt ist. Ein
zusätzliches Training dieses starken Muskels wäre für Personen mit einem Hohlkreuz
nicht sonderlich nützlich. Sollte bei Ihnen also bereits ein Hohlkreuz vorliegen, wäre
das Bauchpressen die geeignetere Alternative.

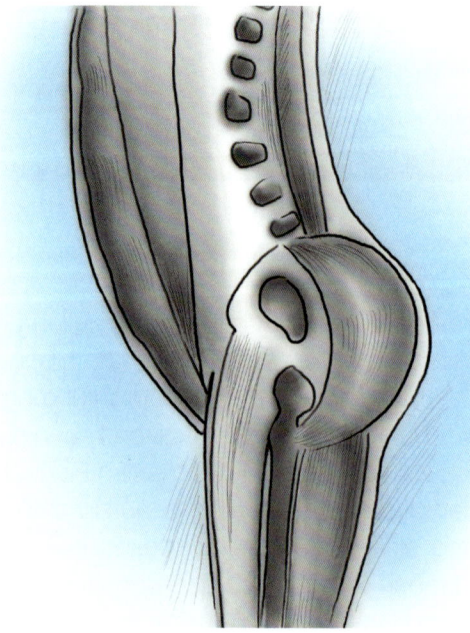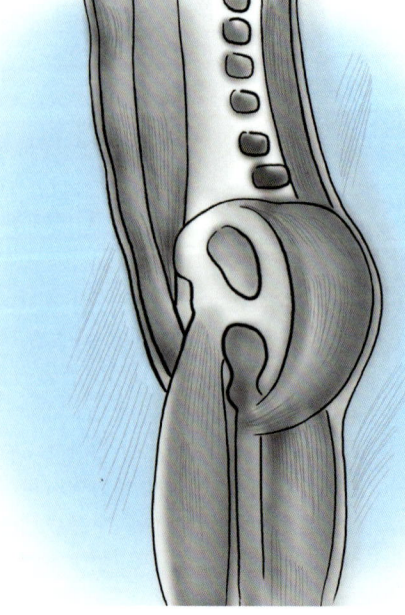

Abb. 1: Hüftbeuger und Bauchmuskulatur

Ungeübte Personen gehen darüber hinaus in der Einleitung der Aufwärtsbewegung häufig ruckartig ins Hohlkreuz, um durch die dabei auftretende Vordehnung der Bauchmuskeln Kraft zu gewinnen. Diese Bewegung stellt ein Verletzungsrisiko dar. „Situps" sind deshalb aufgrund ihrer relativ hohen Einstiegsbelastung durch das eigene Körpergewicht eher eine Übung für Fortgeschrittene.

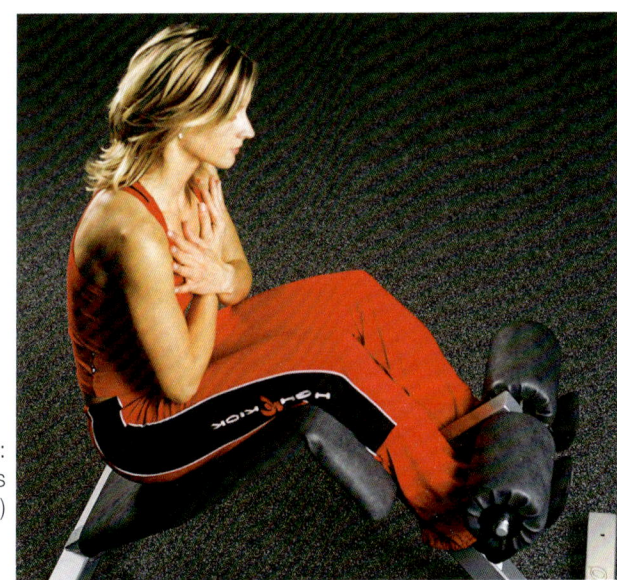

Bild 6b:
Situps
(Endposition)

Bild 6a: Situps (Anfangsposition)

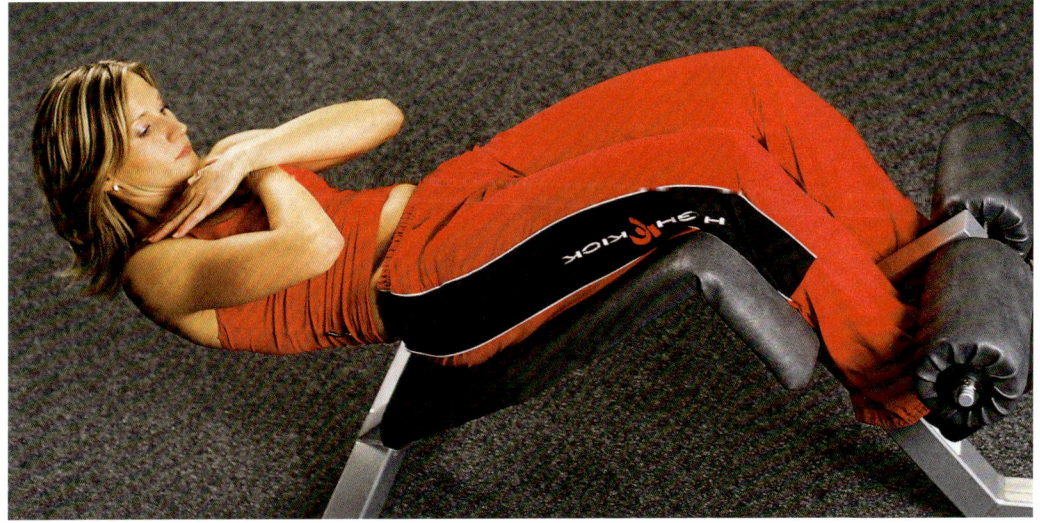

Beineheben

Das Beineheben belastet noch intensiver den unteren Anteil Ihrer Bauchmuskulatur. Gerade bei dieser Übung muss noch einmal betont werden, dass es sich nicht um eine Schwungübung, sondern um eine Kraftübung handelt. Die Bewegung erfolgt deshalb langsam und gleichmäßig. Trainiertere Sportler können auch die gestreckten Beine heben und senken.

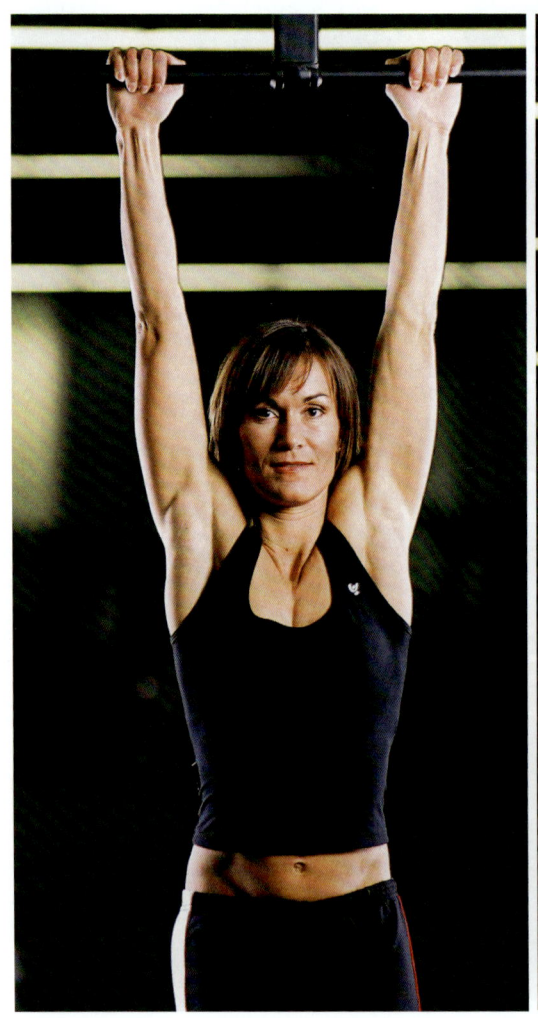 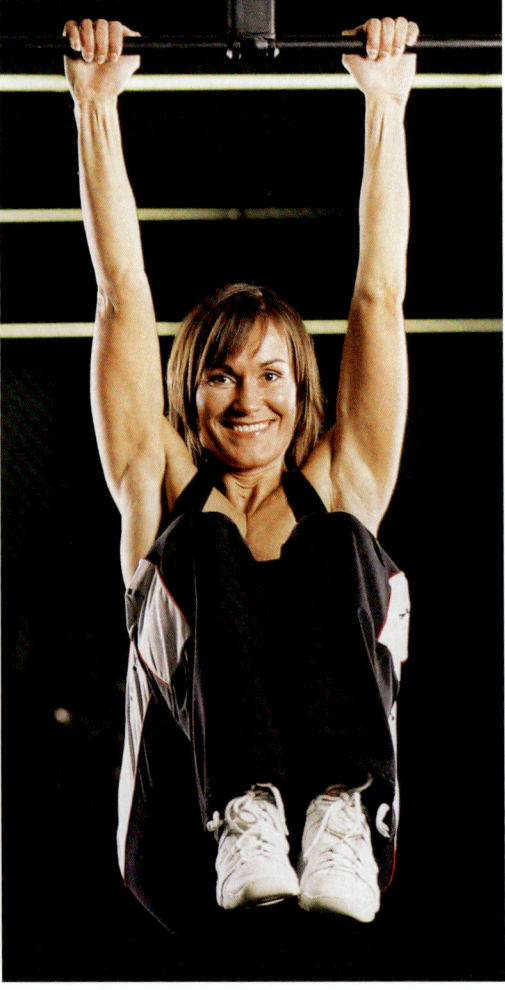

Bild 7a: Beineheben (Anfangsposition)   Bild 7b: Beineheben (Endposition)

Seitbeugen

Das „Seitbeugen" dient der Kräftigung der seitlichen Bauchmuskulatur. Der Bewegungsspielraum ist dabei gering. Ein Seitbeugen über 30 Grad hinaus ist nich erforderlich. Zur Entwicklung einer starken Rumpfmuskulatur sollten Sie auf das „Seitbeugen" nicht verzichten. Sie werden durch die Kräftigung dieses Muskels übrigens nicht breiter in der Taille, wie häufig befürchtet wird, sondern aufgrund des Gürteleffektes der seitlichen Bauchmuskulatur sogar eher schlanker.

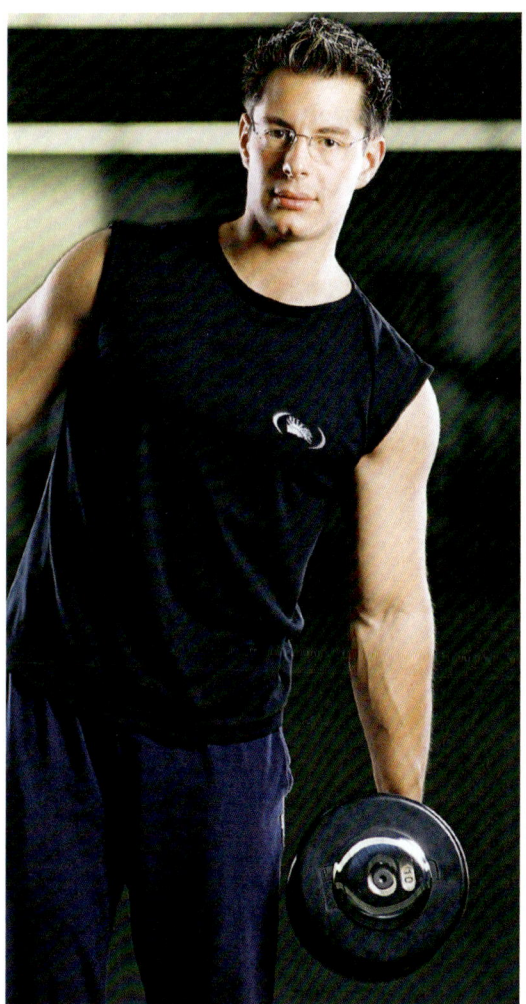 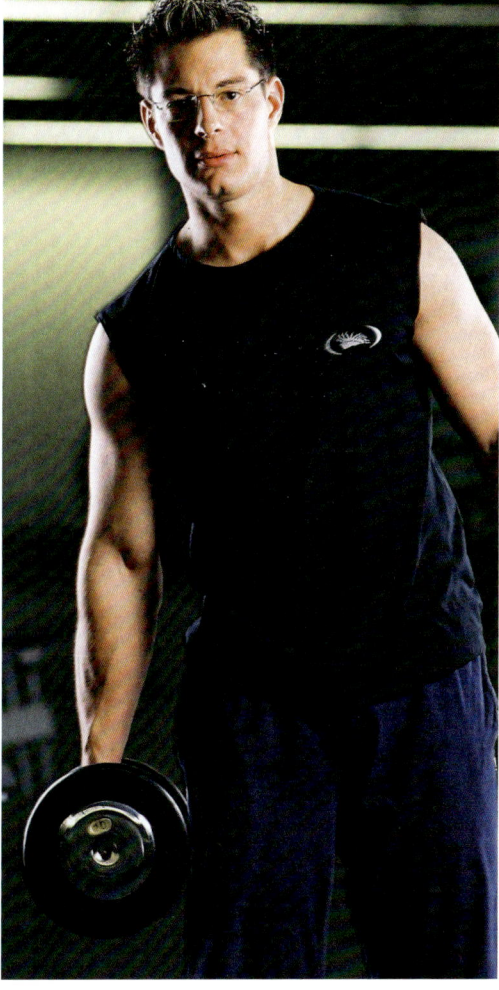

Bild 8a + b: Seitbeugen

Rumpfdrehen

Die Übung „Rumpfdrehen" wird wie das Beineheben häufig mit Schwung ausgeführt. Das ist nicht ungefährlich. Sie sollten wissen, dass kleine Wirbelgelenke die seitliche Verwringung Ihrer Wirbelsäule begrenzen. Diese Gelenke sind recht empfindlich und sollten durch ein gar zu schwungvolles „Rumpfdrehen" nicht überstrapaziert werden. Der Trainingseffekt ist dagegen zu vernachlässigen. Die Übung „Bauchpressen" mit einer leichten Rotationsbewegung ausgeführt, erfüllt diese Aufgabe sicher besser. Sehr wirkungsvoll ist auch das Rumpfdrehen an der Maschine.

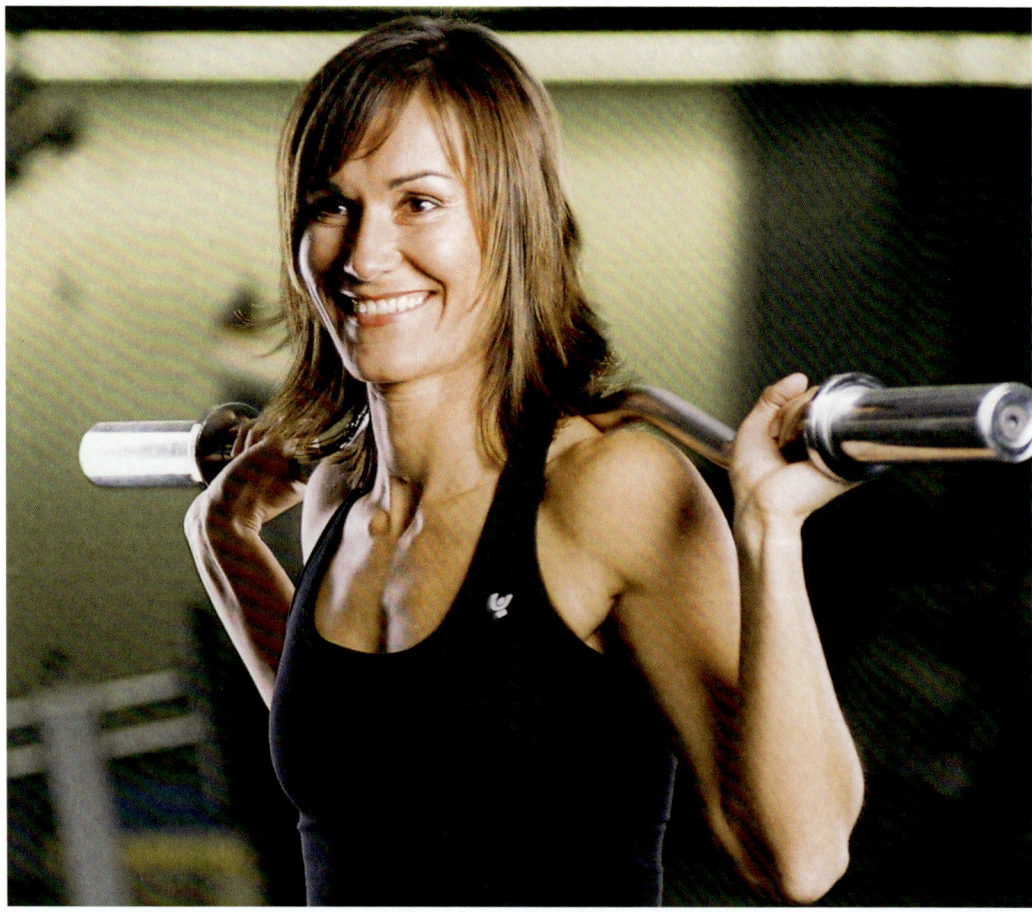

Bild 9: Rumpfdrehen

ÜBUNGEN FÜR DEN RÜCKENSTRECKER

Rückenstrecken (Backextensions)

Für die Kräftigung des unteren Rückens sollte der gesamte Beckengürtel auf der Unterstützungsfläche aufliegen, da sonst der Gesäßmuskel und die hintere Beinmuskulatur in die Bewegung einbezogen werden. Für eine Entwicklung nicht nur des Rückenstreckers, sondern auch der tieferliegenden Muskeln, die die einzelnen Wirbel umspannen und zusammenhalten, können Sie die Bewegung auch mit einem „Katzenbuckel" beginnen. Rollen Sie dann den Oberkörper langsam und gleichmäßig auf bis in die Streckung.

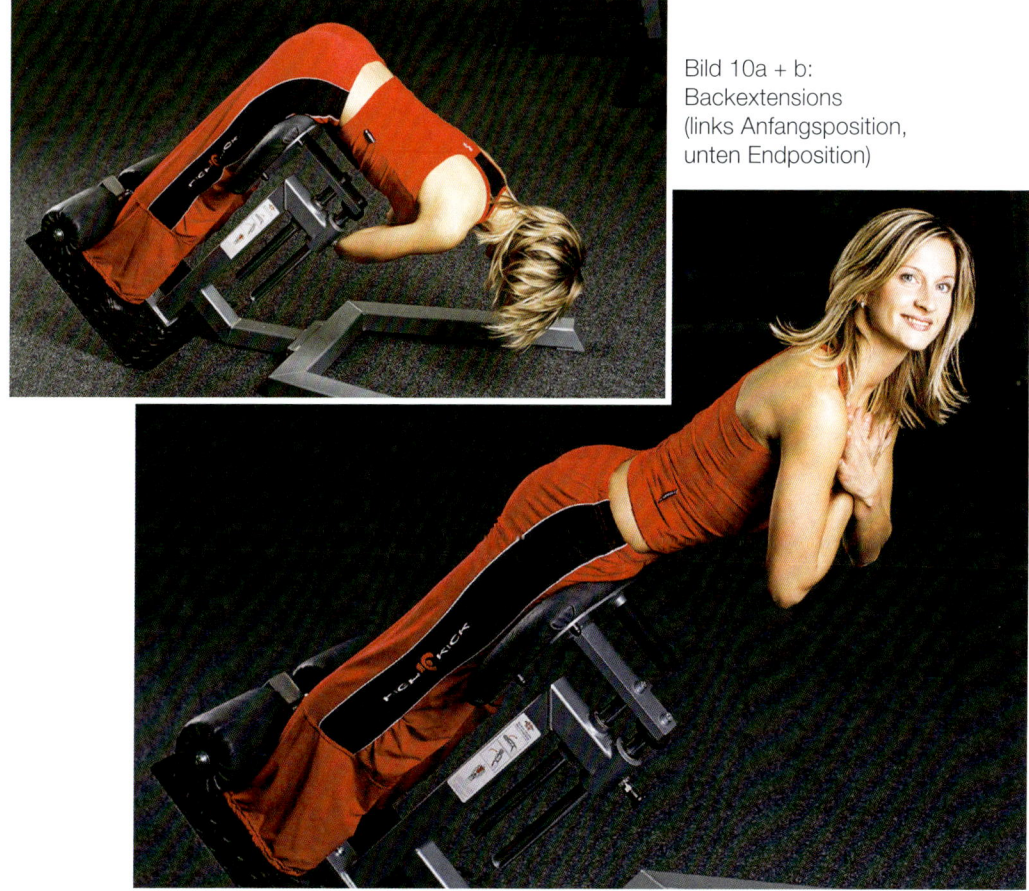

Bild 10a + b:
Backextensions
(links Anfangsposition,
unten Endposition)

Zur Diskussion gestellt:
Kreuzheben mit rundem Rücken

Das Kreuzheben mit rundem Rücken ist eine riskante Übung. Jede Selbstüberschätzung kann zu Verletzungen führen. Trotzdem möchte ich sie hier zur Diskussion stellen, da es nicht zuletzt gerade die gefährlichsten Übungen sind, die, richtig dosiert eingesetzt, die Schwachstellen des Körpers kräftigen und schützen, vergleichbar mit einer Schutzimpfung. Auch hier werden gefährliche Erreger in kleinen Dosen verabreicht, so dass der Organismus über die Entwicklung seines Abwehrsystems der Gefahr vorbeugen kann. Ähnlich sollte die Kräftigung der Rückenmuskulatur als Anpassung an das „Kreuzheben mit rundem Rücken" verstanden werden. Sie heben bei dieser Übung ein Gewicht genau so, wie Sie es eigentlich nicht tun sollten: mit rundem Rücken. Damit entwickeln Sie insbesondere die Muskulatur, die Sie bei unerwarteten Belastungen im Alltag vor Verletzungen schützen soll. Führen Sie das „Kreuzheben mit rundem Rücken" jedoch niemals bis zur völligen Ermüdung durch, und wählen Sie ein Gewicht, wenn überhaupt eins nötig sein sollte, das Ihren Kraftfähigkeiten angemessen ist. Erfühlen Sie, wie Ihnen diese Übung bekommt.

Bei der Übung „Kreuzheben mit rundem Rücken" gehen die Meinungen in der Sportwissenschaft und der Medizin auseinander. Viele Sportwissenschaftler und Orthopäden lehnen ein Heben mit rundem Rücken generell ab. Hin und wieder hat es den Anschein, als solle im Training möglichst jede Beugung der Wirbelsäule vermieden werden. Im Alltag jedoch sind unphysiologische Haltungen und Bewegungen häufig unvermeidlich, denn wer hebt Ihnen schon die Kiste Bier aus dem Auto, wenn Sie es nicht selbst tun? – Die Beugung des Rückens im Training unterbinden zu wollen hieße, dem Fitnesssportler die letzte Möglichkeit zu nehmen, seinen Körper auf die zumeist unvermeidlichen Belastungen des Alltags vorzubereiten. Häufig empfohlene Übungen, die bei geradem Rücken eine Kräftigung der entsprechenden Muskulatur versprechen, stellen ausnahmslos statische Belastungsformen dar, die zwar im krankengymnastischen Bereich durchaus sinnvoll sind, deren Effekt auf höherem Trainingsniveau jedoch zu vernachlässigen ist. Hier müssen für weitere Anpassungen dynamische Bewegungen folgen. Aber wie, ohne den Rücken zu beugen?

Noch vor gar nicht so langer Zeit wurde Herzinfarktpatienten Ruhe zur Schonung ihres Herzens empfohlen. Heute wissen wir, dass diese Empfehlung falsch war. Nur richtig dosierte Belastungen führen zur Kräftigung und damit zur Schonung des Herzens. Wird von einigen Sportwissenschaftlern und Medizinern nun mit dem Versuch, die Wirbelsäule zu entlasten, der gleiche Fehler begangen?

Sicher ist, dass die Empfehlung „Halten Sie den Rücken gerade!" – kurzfristig gesehen – nur schwer angreifbar ist. „Beugen Sie Ihren Rücken" dagegen heißt Mut
zum Risiko. Ebenso, wie jegliche Ausdauerbelastung eines Herzinfarktpatienten des
Mutes bedarf. In diesem Zusammenhang stellt sich auch die Frage, ob es im Hinblick auf die Belastung der Wirbelsäule vertretbar ist, Joggen zu empfehlen – von
anderen Sportarten wie Turnen, Turmspringen und vielen Ballspielen ganz abgese-
hen –, „Kreuzheben mit rundem Rücken" als Kräftigungsübung jedoch abzulehnen.
Ist das eine richtige Einschätzung von Belastung und Überlastung? In der Wissenschaft sollte dieses Thema noch diskutiert werden. Vertrauen Sie derweil darauf,
dass sie eine zweistündige Autofahrt, acht Stunden Haareschneiden oder einen Tag
am Computer – denn das ist Überlastung – mit einer gut trainierten Rumpfmuskulatur besser überstehen.

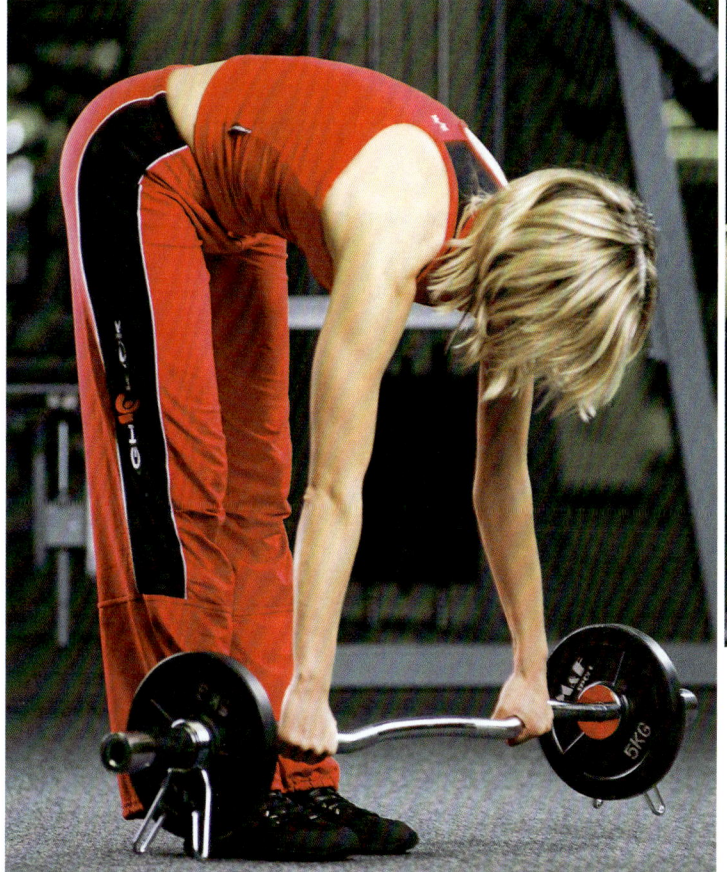
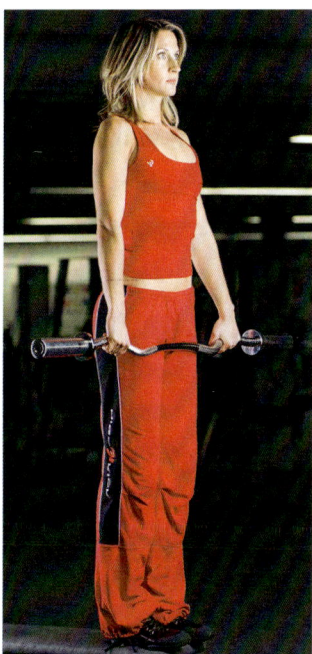

Bild 11a + b:
Kreuzheben mit rundem
Rücken
(links Anfangsposition,
oben Endposition)

EINGELENKIGE ÜBUNGEN

Aufgrund ihrer stabilisierenden Funktion kommt der Rumpfmuskulatur eine besondere Bedeutung zu. Deshalb werden beim Erlernen im Sportstudio die entsprechenden Rumpfmuskelübungen zumeist vorangestellt. Dem Prinzip „Vom Einfachen zum
Komplexen" folgend, ist es sinnvoll, im Anschluss an die Rumpfmuskelübungen die
einfachen eingelenkigen Übungen zu erlernen. Die eingelenkigen Übungen sind deshalb so einfach zu erlernen, weil man bei ihrer Ausführung nur ein Gelenk (eventuell
Paarweise) bewegt.

DIE EINGELENKIGEN ÜBUNGEN FÜR DIE BRUSTMUSKULATUR

Die Brustmuskulatur bewegt die Arme im Schultergelenk nach vorn. Die entsprechenden Übungen lassen sich an Maschinen und freien Hanteln durchführen. Die
„Butterfly"-Maschine beispielsweise (siehe Bild 12a+12b) erfreut sich überall großer
Beliebtheit, weil sie besonders einfach und sicher zu handhaben ist. Darüber hinaus
gestattet sie ein intensives und isoliertes Training des Brustmuskels.

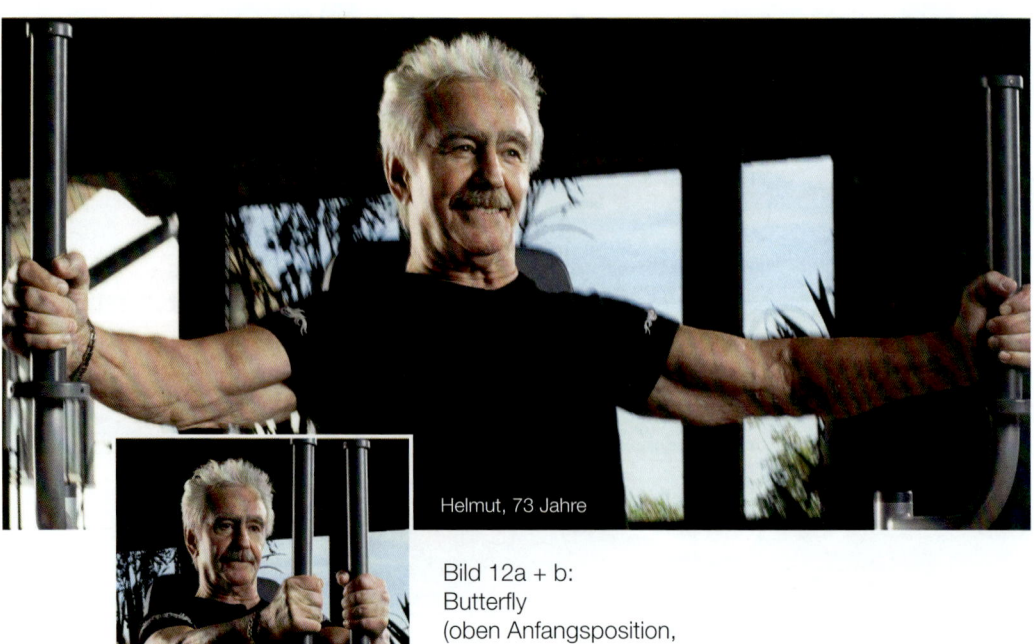

Helmut, 73 Jahre

Bild 12a + b:
Butterfly
(oben Anfangsposition,
Endposition)

Seitheben liegend

Die Übung „Seitheben liegend" wird auch „Fliegende Bewegungen" oder „Flyes" genannt. Sie ist die Alternative zur Butterfly an der freien Hantel. Allerdings fehlt in der Endposition die Belastung, da das Gewicht hier von den Knochen der Arme getragen wird. Sollten Sie jedoch nach dem Prinzip der Vorermüdung (siehe Kapitel „Trainingsprinzipien") trainieren, ist das Seitheben als vorgeschaltete Übung zum Bankdrücken besonders interessant, weil Sie den Brustmuskel trainieren können, ohne den Armstrecker zu ermüden. Auf diese Weise kehren Sie das Kräfteverhältnis innerhalb der Muskelkette Brust, Schultern, Trizeps um und ermöglichen mit Hilfe des frischen Armstreckers im Anschluss an das Seitheben ein noch intensiveres Brustmuskeltraining. Führen Sie die Übung dabei mit einer leichten Beuge in den Ellbogengelenken aus.

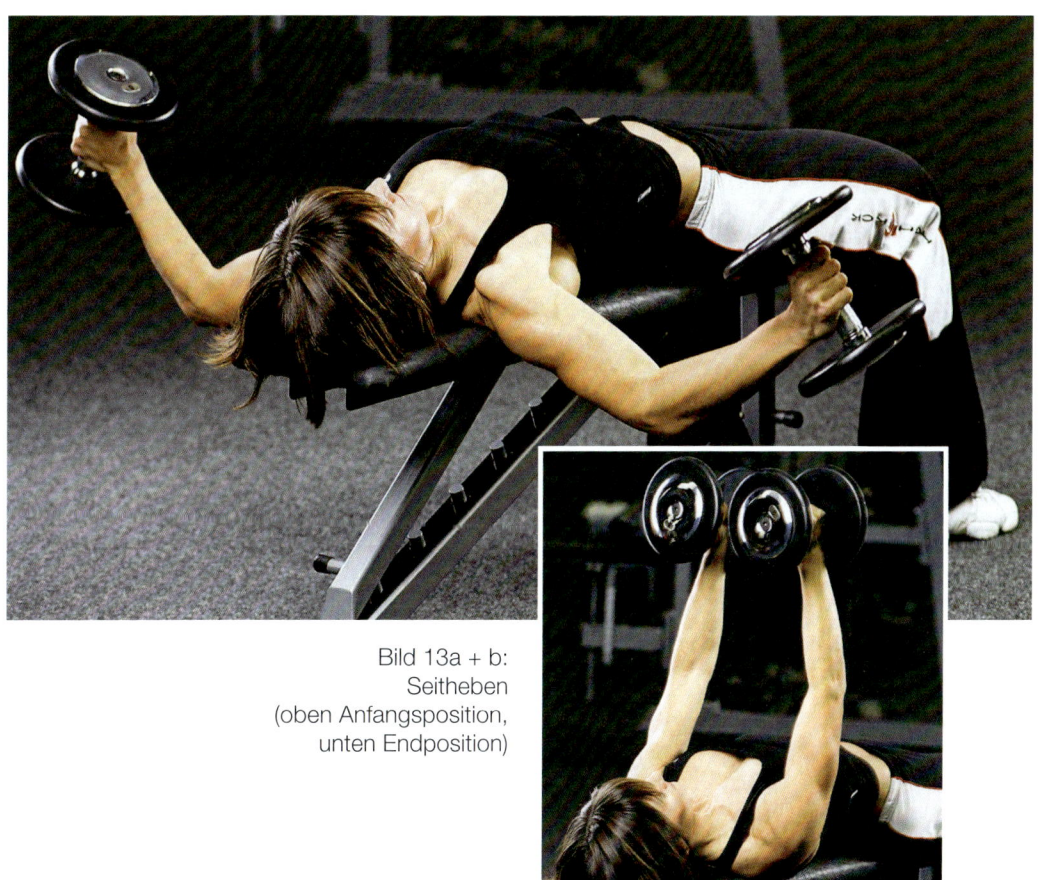

Bild 13a + b:
Seitheben
(oben Anfangsposition,
unten Endposition)

Kabelziehen

Das „Kabelziehen" bietet dem Seitheben liegend gegenüber den Vorteil, dass der Brustmuskel auch in der Endphase der Bewegung angespannt ist, während die freien Hanteln in dieser Position hauptsächlich von den Knochen der Arme getragen werden und deshalb die Belastung fehlt.

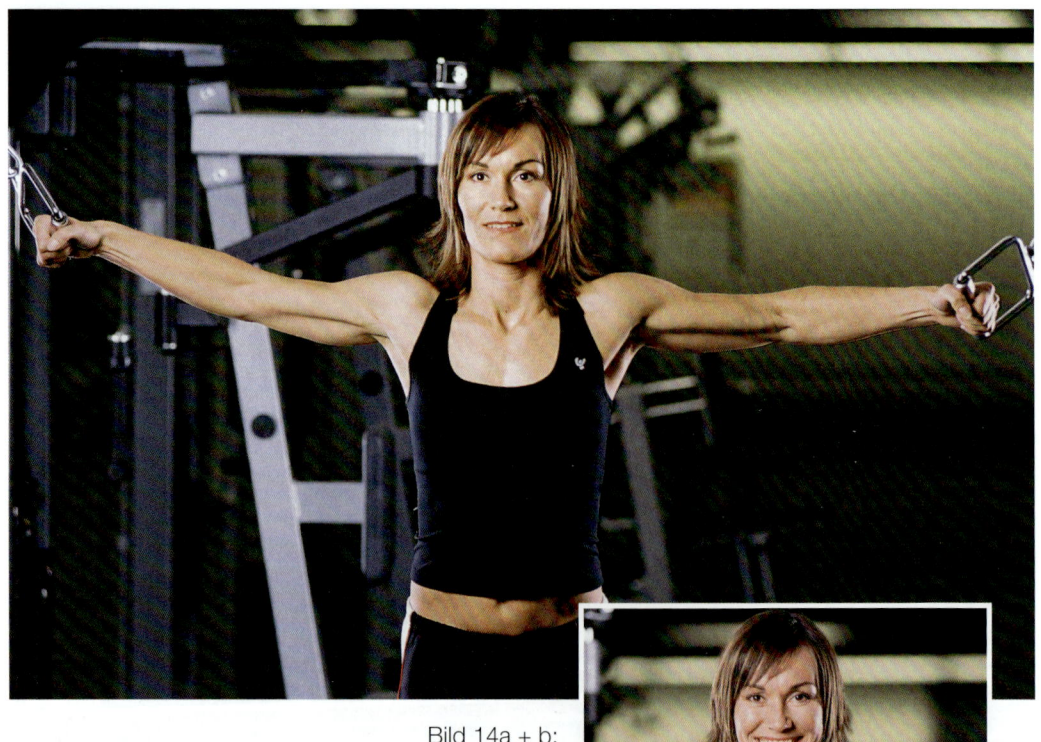

Bild 14a + b:
Kabelziehen
(oben Anfangsposition,
unten Endposition)

DIE EINGELENKIGEN ÜBUNGEN FÜR DIE SCHULTERMUSKULATUR

Mit der Schultermuskulatur heben wir die Arme im Schultergelenk. Auch hierfür finden Sie im Sportstudio Möglichkeiten an freien Hanteln und Maschinen. Die folgende Abbildung zeigt das Kabelziehen. Dabei ist die volle Kontraktion erreicht, wenn sich die Arme in der Waagrechten befinden.

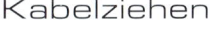

Kabelziehen

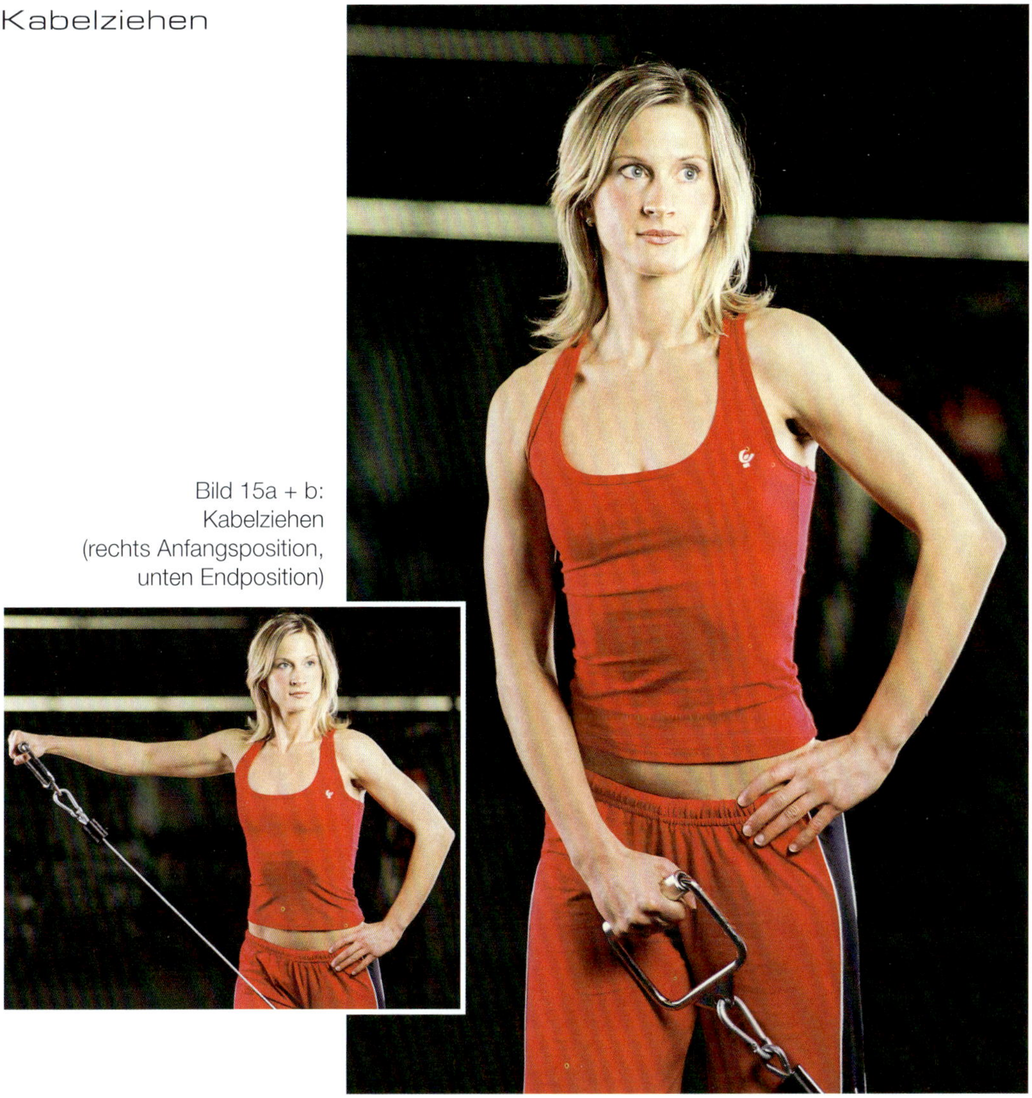

Bild 15a + b:
Kabelziehen
(rechts Anfangsposition,
unten Endposition)

Seitheben an der Maschine und Seitheben mit Kurzhanteln

Weitere Varianten des Kabelziehens sind das Seitheben an der Maschine sowie das Seitheben mit Kurzhanteln (siehe Bild 16a + 16b).

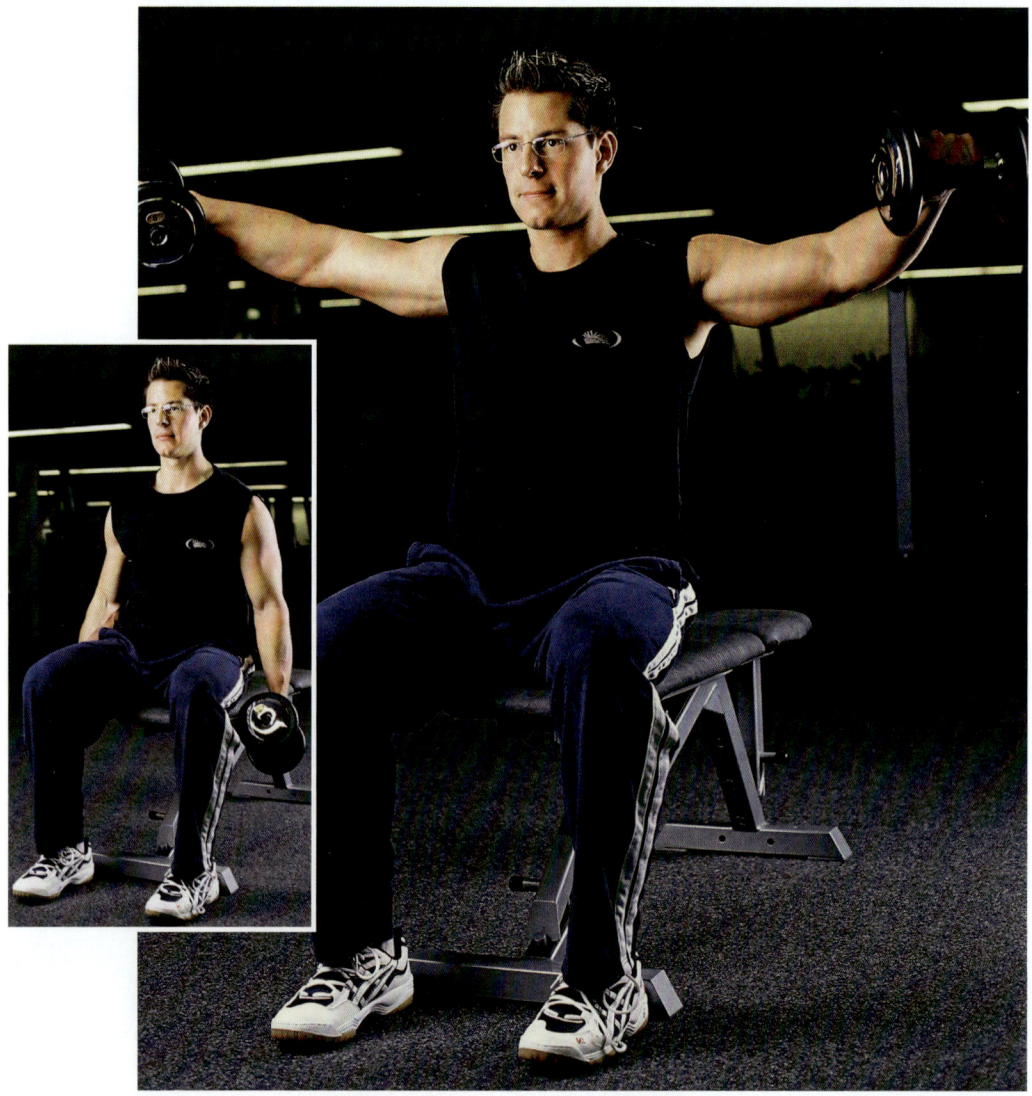

Bild 16a + b: Seitheben mit Kurzhanteln
im Sitzen (kleines Bild Anfangsposition, großes Bild Endposition)

Frontheben und Kabelziehen

Mit der Übung „Frontheben" kräftigen Sie vor allem den vorderen Anteil des Schulter-muskels und den oberen Brustmuskel. Heben Sie das Gewicht über die Waagrechte, werden auch der Serratus und Trapezius in die Bewegung einbezogen. Auch diese Übung ist alternativ am Kabelzug durchführbar (siehe Bild 18a + 18b).

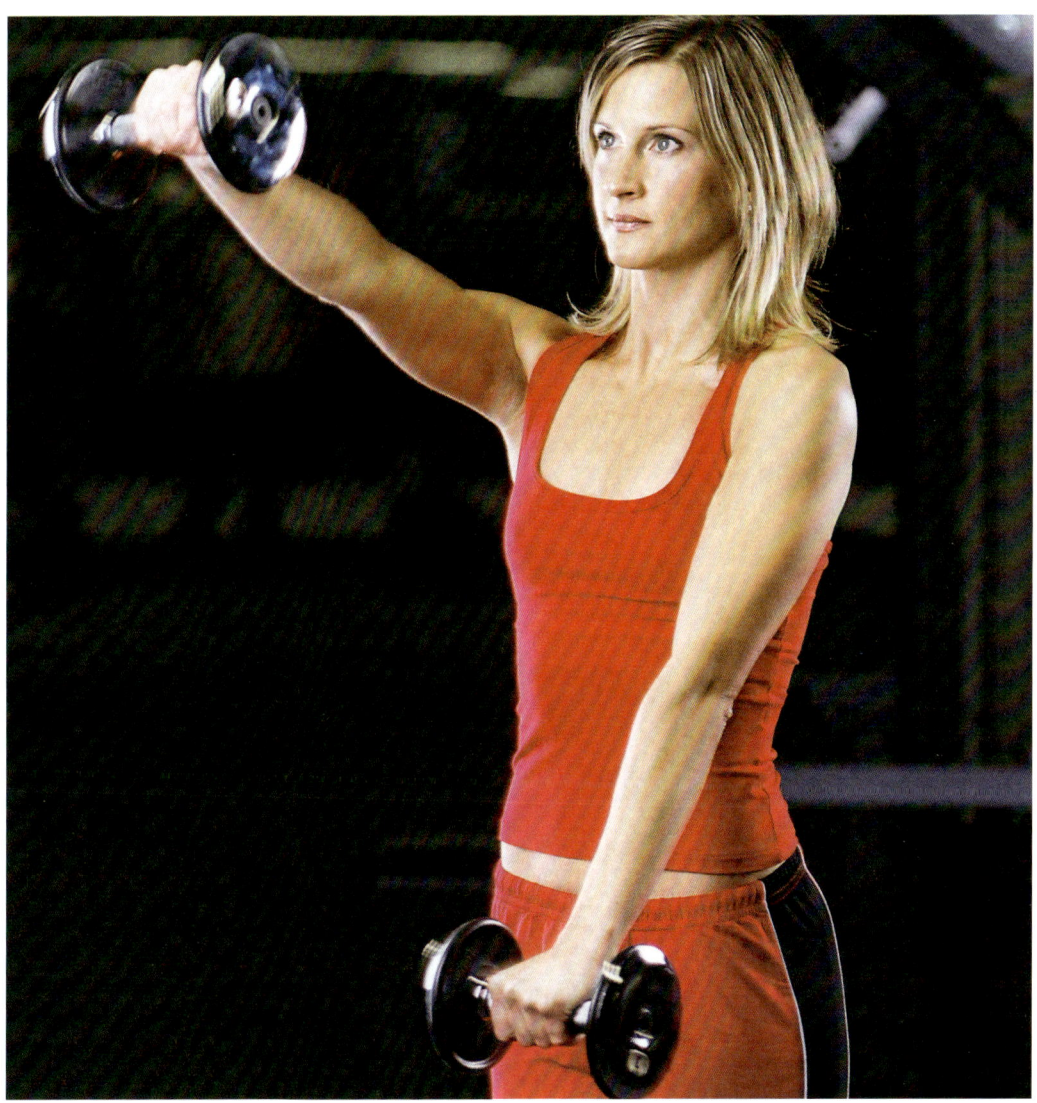

Bild 17: Frontheben mit Kurzhanteln

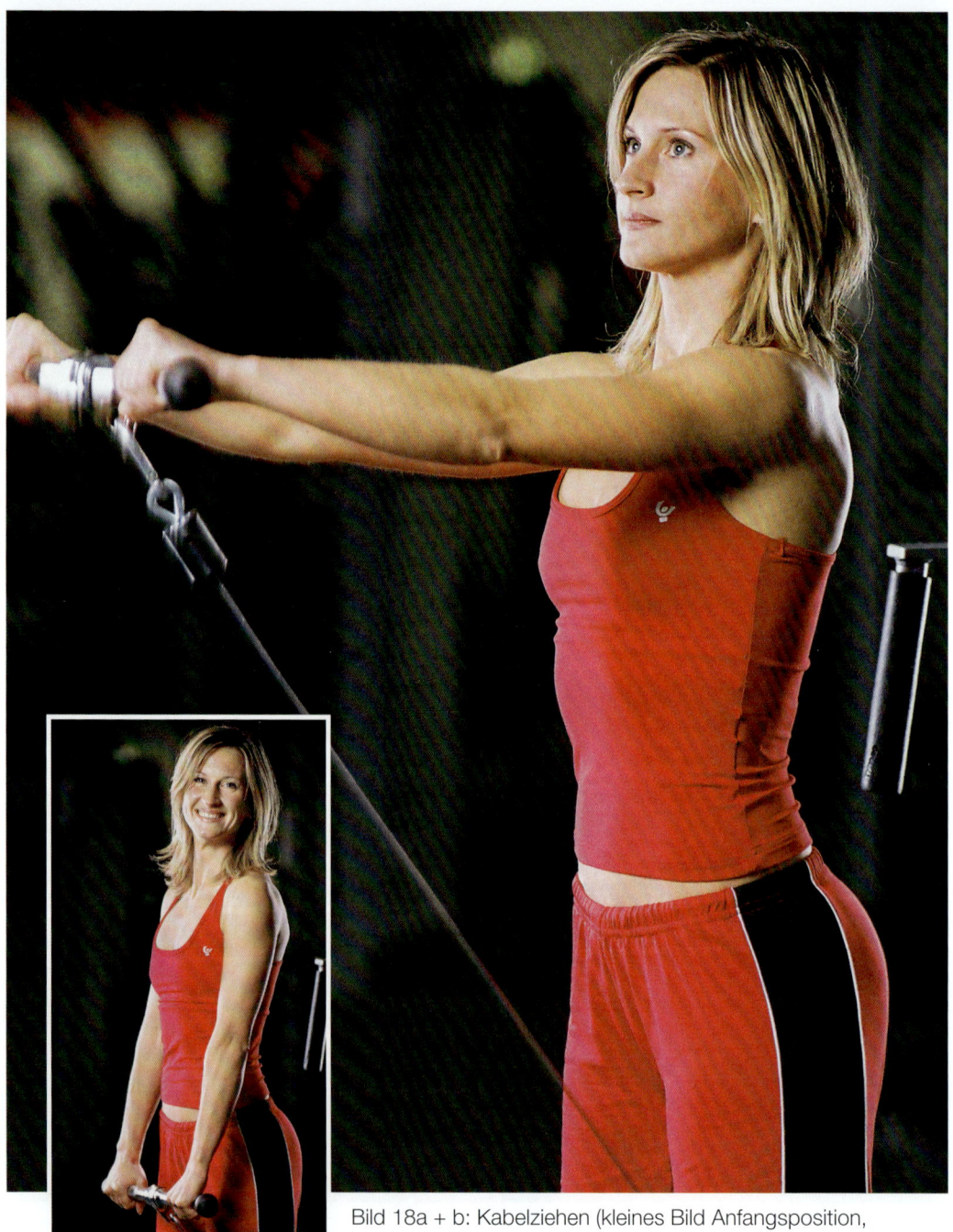

Bild 18a + b: Kabelziehen (kleines Bild Anfangsposition, großes Bild Endposition)

DIE EINGELENKIGEN ÜBUNGEN FÜR DEN RÜCKEN

Unsere obere Rückenmuskulatur, also die Muskeln, die wir besonders benötigen, um einen Rundrücken zu vermeiden, trainieren wir vor allem, wenn wir den Arm im Schultergelenk nach hinten führen. Dafür eignen sich die sogenannten Butterflyes rückwärts. In Ermangelung eines speziellen Gerätes setzen Sie sich umgekehrt auf die Butterfly-Maschine.

Butterflyes rückwärts (Reverse butterflyes)

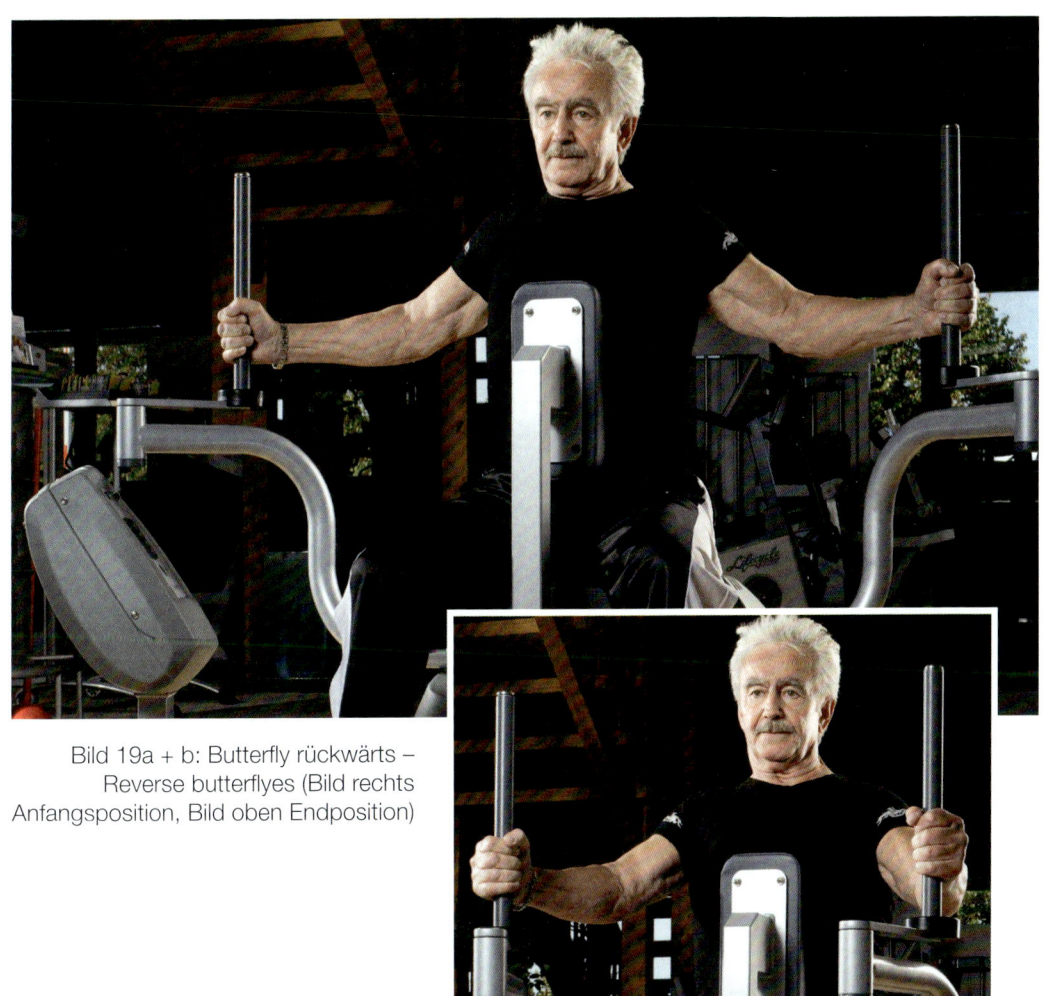

Bild 19a + b: Butterfly rückwärts –
Reverse butterflyes (Bild rechts
Anfangsposition, Bild oben Endposition)

Schulterheben

Das „Schulterheben" trainiert in erster Linie den oberen Anteil des Trapezius. Die Bewegung findet in den Schlüsselbeingelenken statt und ist denkbar einfach. Ziehen Sie die Schultern hoch, so als wollten Sie sagen: „Ich weiß es nicht!".

Ihre Arme bleiben bei dieser Übung passiv. Sie halten lediglich das Gewicht. Lassen Sie sich von Ihrem Trapezmuskel den Kopf nicht in den Nacken ziehen, sondern halten Sie ihn gerade. Andernfalls ist der weitere Bewegungsablauf eingeschränkt. Sie können sich die Kopfhaltung erleichtern, indem Sie mit den Augen einen Punkt fixieren, der direkt vor Ihnen liegt.

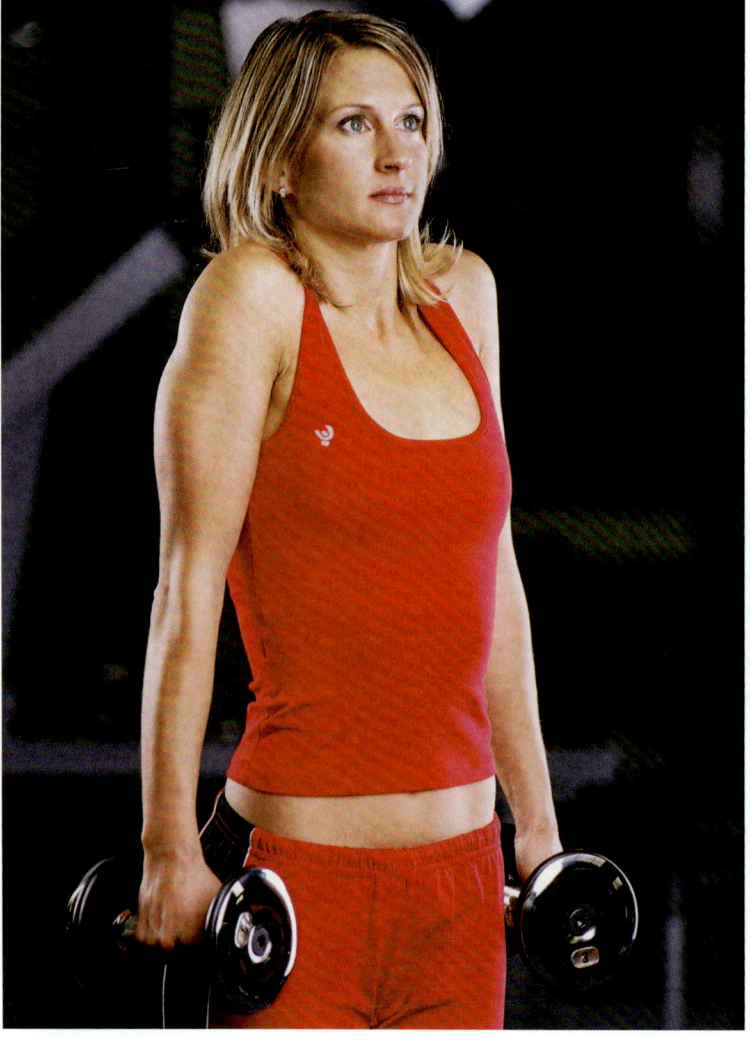

Bild 20: Schulterheben (Endposition)

DIE EINGELENKIGEN ÜBUNGEN FÜR DIE BEINMUSKULATUR

Übungen, bei denen wir das Knie strecken, trainieren die vordere Oberschenkelmuskulatur. Übungen, bei denen wir das Knie beugen, trainieren die hintere Oberschenkelmuskulatur. Übungen, bei denen wir das Bein im Hüftgelenk abspreizen, trainieren die Oberschenkelmuskulatur auf der Außenseite (Abduktoren). Ein Zusammenführen der Knie trainiert die Oberschenkelmuskulatur auf der Innenseite (Adduktoren).

Beinstrecken

Das „Beinstrecken" erlaubt die größtmögliche Isolation des Beinstreckers (Quadrizeps). Besonders vorteilhaft ist dieses Gerät, wenn aufgrund einer Rückenverletzung andere Beinübungen ausscheiden.

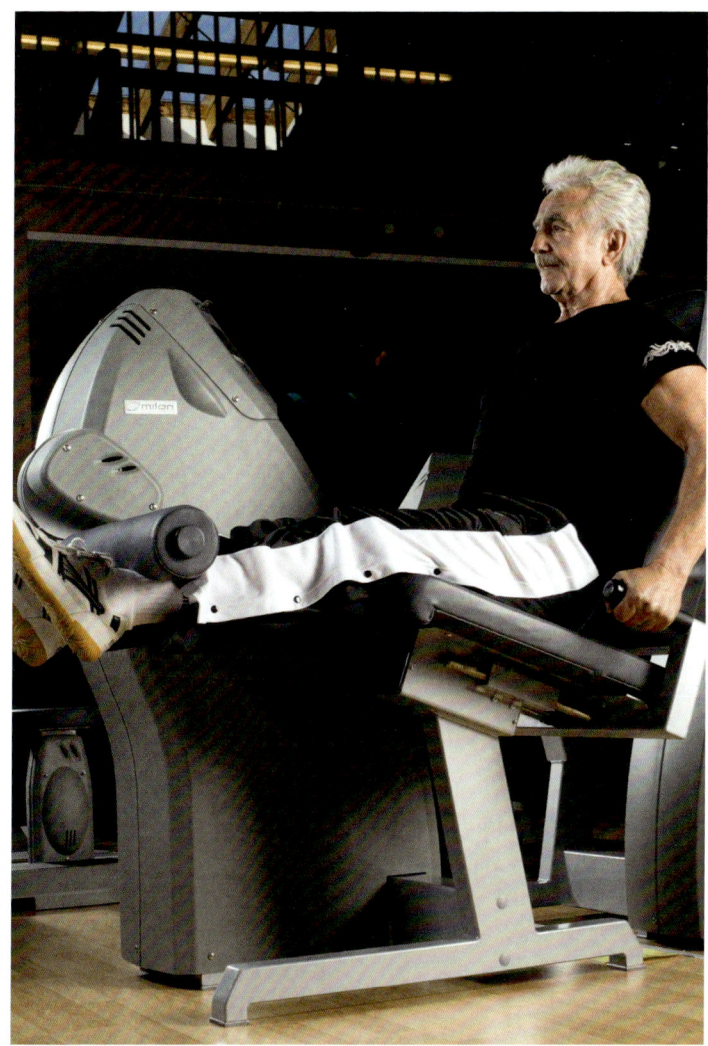

Bild 21: Beinstrecken (Endposition)

Beinbeugen (Beincurls)

Für das Beinbeugen können Sie zwischen der liegenden, der stehenden und der sitzenden Variante wählen, falls Ihr Sportstudio alle Möglichkeiten anbieten sollte. Vermeiden Sie bei der liegenden Variante ein Anheben des Gesäßes, da diese Bewegung mit einer Überstreckung der Wirbelsäule verbunden ist. Die Fotos unten zeigen die sitzende Variante.

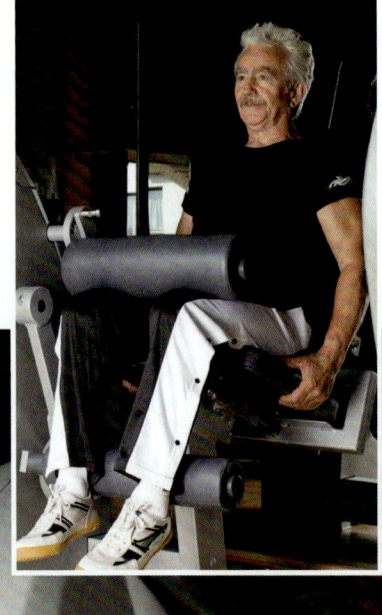

Bild 22b: Beinbeugen sitzend (Endposition)

Bild 22a: Beinbeugen sitzend (Anfangsposition)

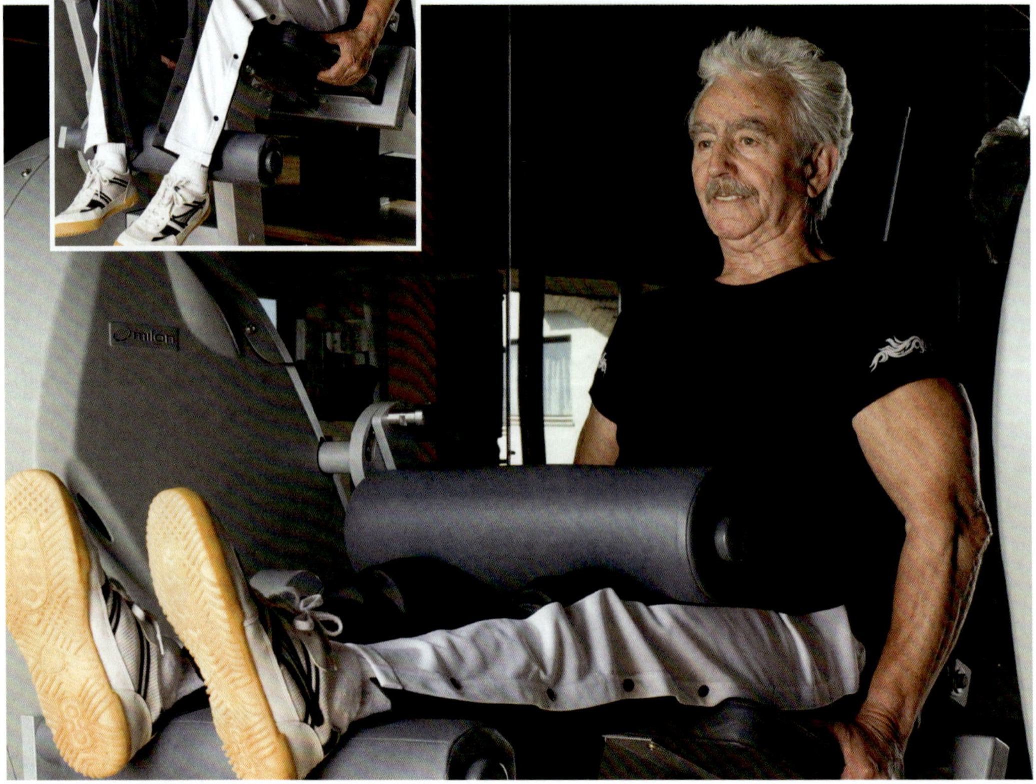

Abduktoren/Adduktoren

Dem Abduktoren-/Adduktoren-Training wurde eigentlich erst Beachtung geschenkt, seit die Frauen die Fitnesscenter erobert haben. Während früher nur die Möglichkeit bestand, Übungen für das äußere und innere Bein mit Hilfe von Kabelzügen und Gewichtsschuhen durchzuführen, ist die Industrie inzwischen der großen Nachfrage von seiten der Damen mit speziellen Trainingsmaschinen nachgekommen. Sie werden aber lange und geduldig warten müssen, bevor Sie einmal einen Mann an diesen Geräten trainieren sehen. Schließlich sind das spezielle „Damen-Trainingsgeräte". Natürlich ist das genauso lächerlich wie die Behauptung, Krafttraining sei Männersache. Zu einem umfassenden Beintraining gehört auch die Entwicklung der Abduktoren und Adduktoren, gleichgültig, ob es sich um ein „Herren-" oder ein „Damenbein" handelt. Hohe Gewichte sind bei diesen Übungen jedoch nicht erforderlich. Vermeiden Sie außerdem ruckartige Bewegungen, da insbesondere der recht empfindliche Gracilis-Muskel verletzt werden könnte.

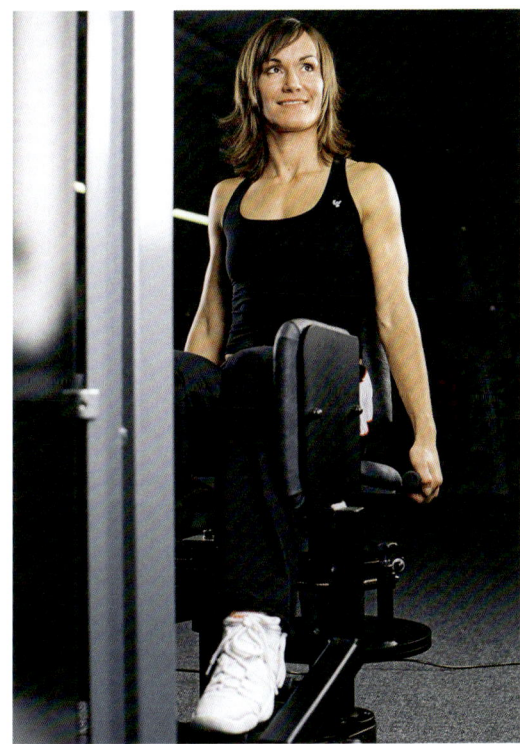
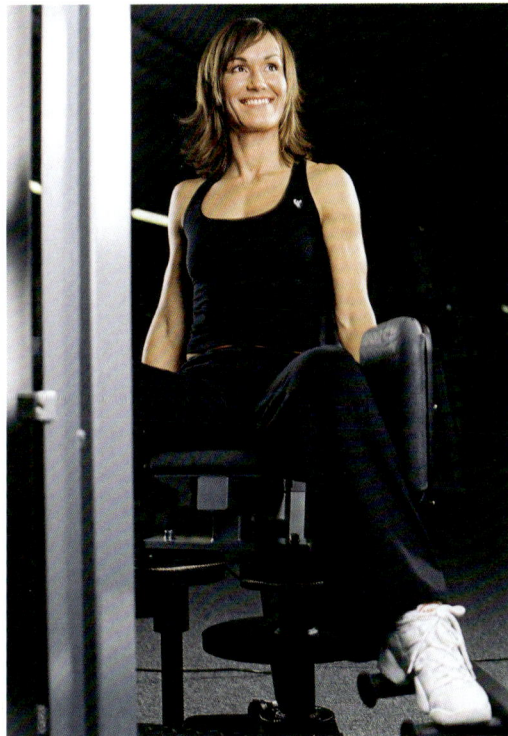

Bild 23a: Abduktoren (Anfangsposition)   Bild 23b: Abduktoren (Endposition)

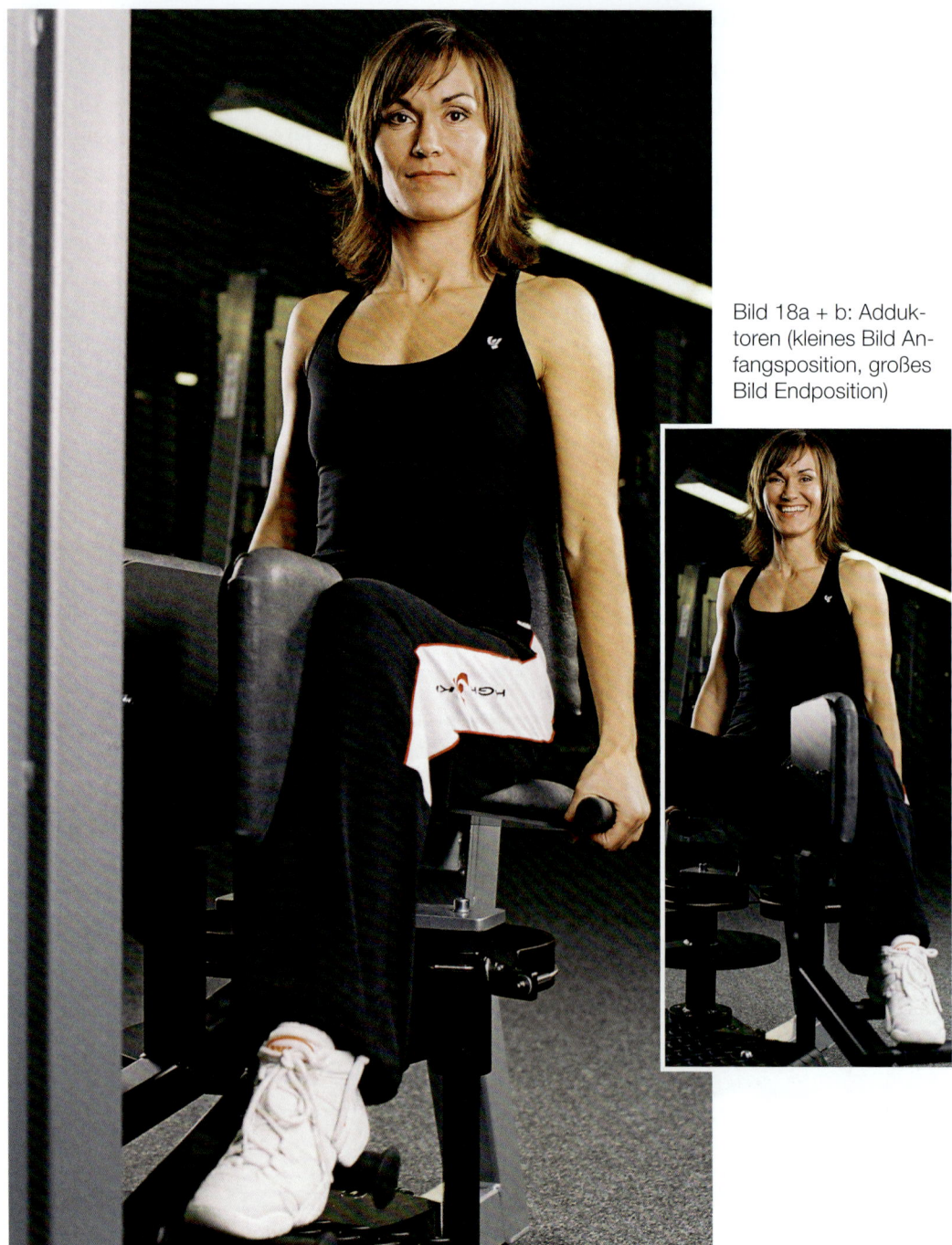

Bild 18a + b: Adduk-
toren (kleines Bild An-
fangsposition, großes
Bild Endposition)

Wadenheben sitzend, stehend und an der Beinpresse

Übungen, bei denen wir die Fersen heben, trainieren die Wadenmuskulatur. Wir nennen diese Übungen „Wadenheben". Sie können das Wadenheben stehend, sitzend oder an der Beinpresse durchführen. Vom Trainingseffekt her nimmt dabei nur das Wadenheben sitzend (siehe Foto auf der folgenden Seite) eine Sonderstellung ein, da bei gebeugtem Knie der Gastrocnemius von der Bewegung ausgeschlossen ist. Sollten Sie also aus irgendeinem Grund, zum Beispiel Rückenbeschwerden, das Wadenheben stehend nicht ausführen können, bietet die sitzende Version allein keinen vollwertigen Ersatz. Wählen Sie in diesem Fall, wenn möglich, die Ausführung an der Beinpresse (siehe Foto unten).

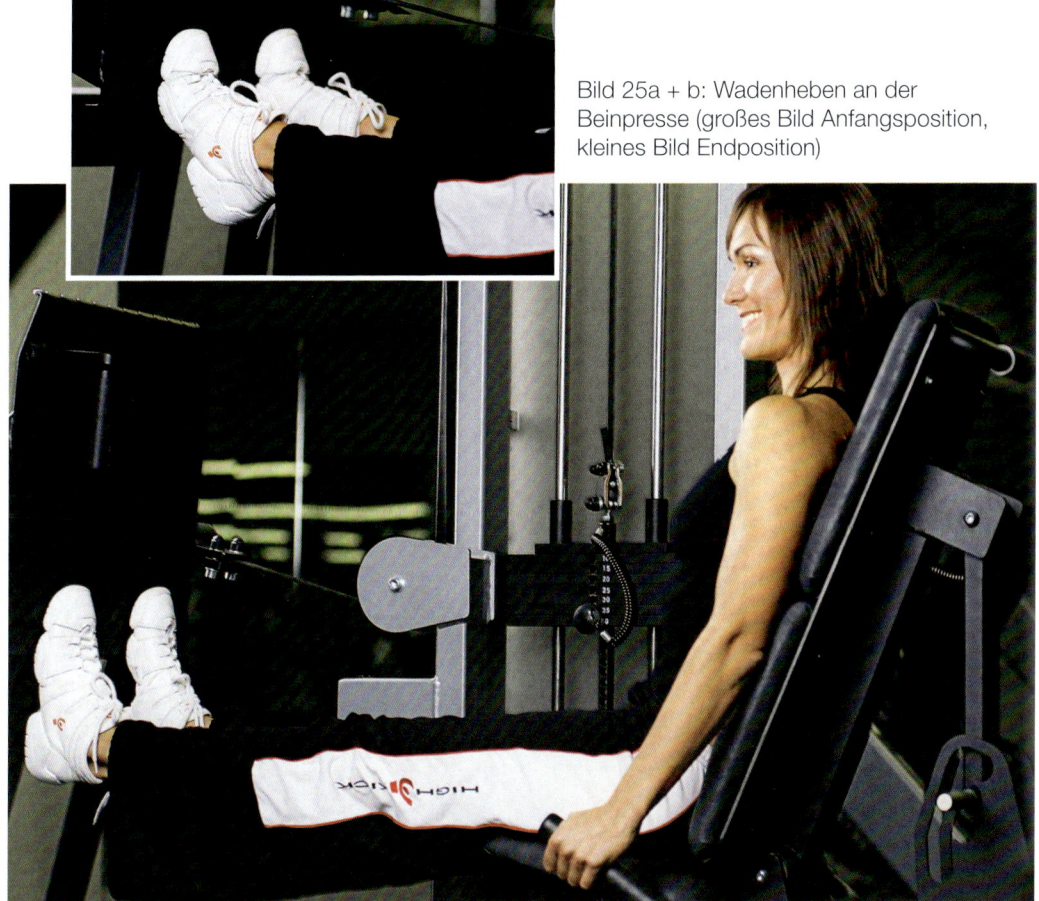

Bild 25a + b: Wadenheben an der Beinpresse (großes Bild Anfangsposition, kleines Bild Endposition)

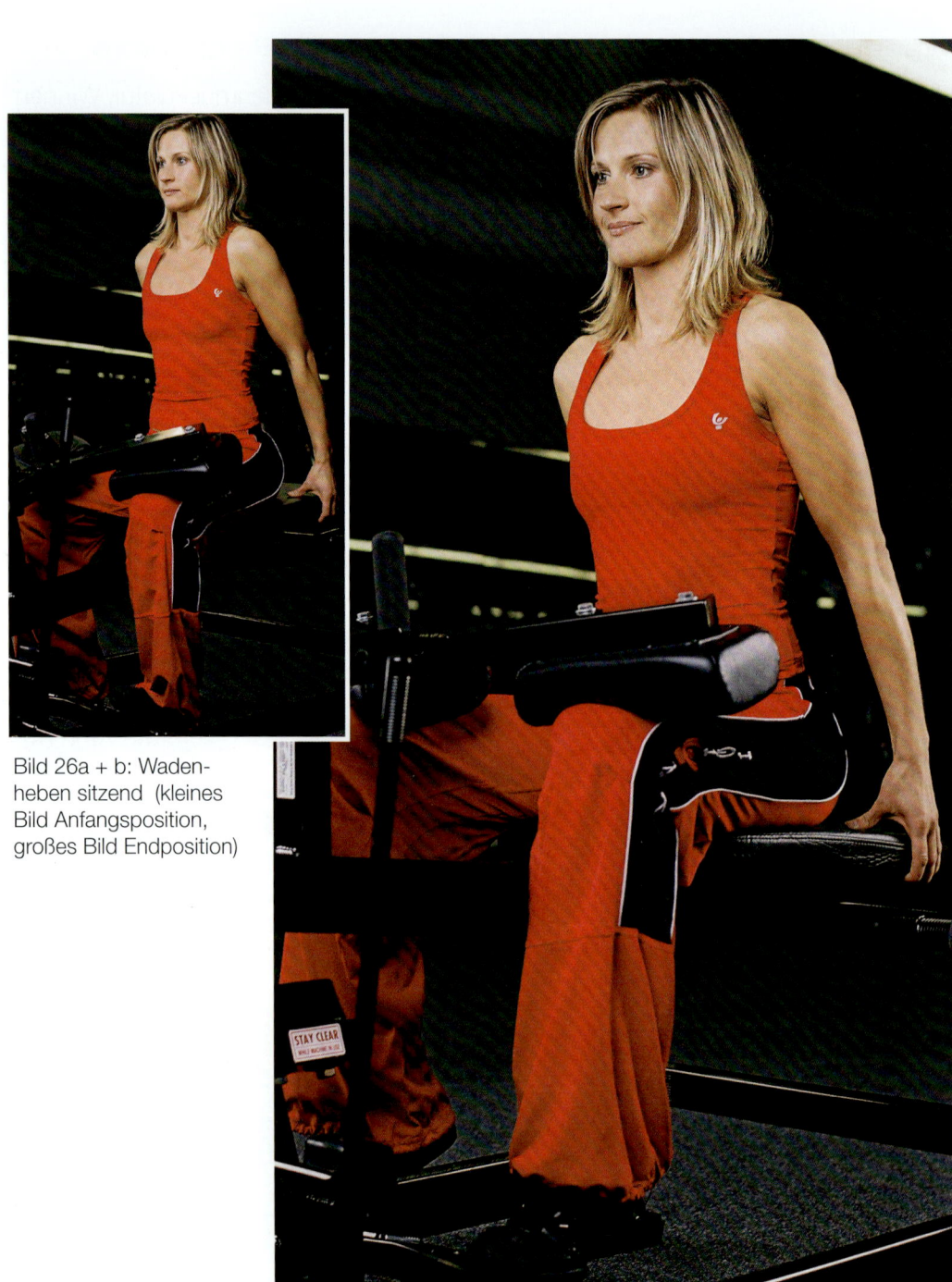

Bild 26a + b: Waden-
heben sitzend (kleines
Bild Anfangsposition,
großes Bild Endposition)

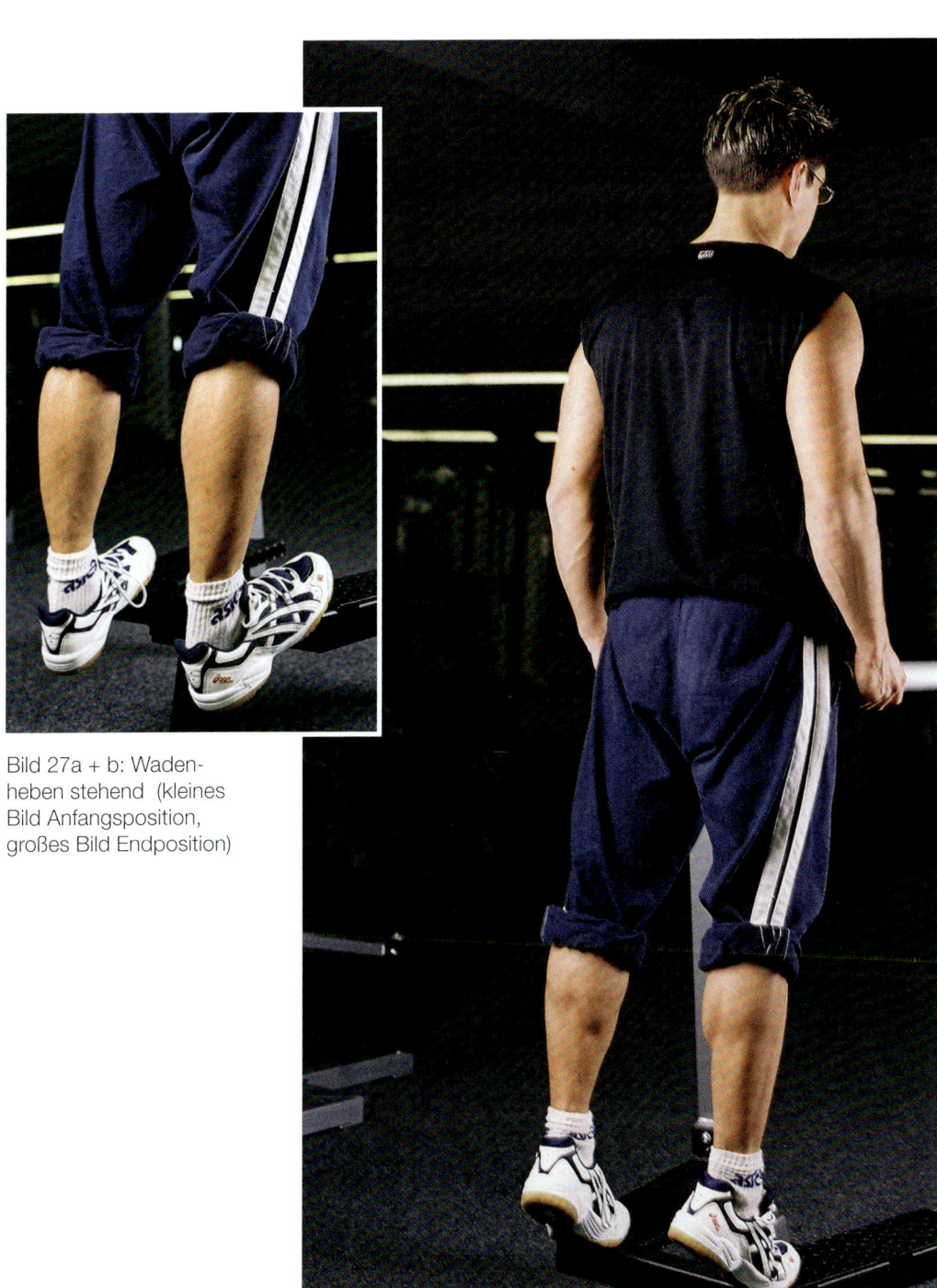

Bild 27a + b: Waden-
heben stehend (kleines
Bild Anfangsposition,
großes Bild Endposition)

DIE EINGELENKIGEN ÜBUNGEN FÜR DIE ARMMUSKULATUR

Die Armmuskulatur trainieren wir, wenn wir die Arme im Ellbogengelenk beugen (Armbeuger bzw. Bizeps), und wenn wir die Arme im Ellbogengelenk strecken (Armstrecker bzw. Trizeps). Auch dafür bieten sich Möglichkeiten an Hanteln und Maschinen.

Armbeugen (Bizepscurls)

Das Armbeugen können Sie unter anderem an der Kurzhantel, an der Langhantel und an der Maschine ausführen. Mit dieser Übung trainieren Sie Ihren Bizeps. Allerdings nur, wenn Sie sie auch korrekt ausführen (siehe Fotos unten).

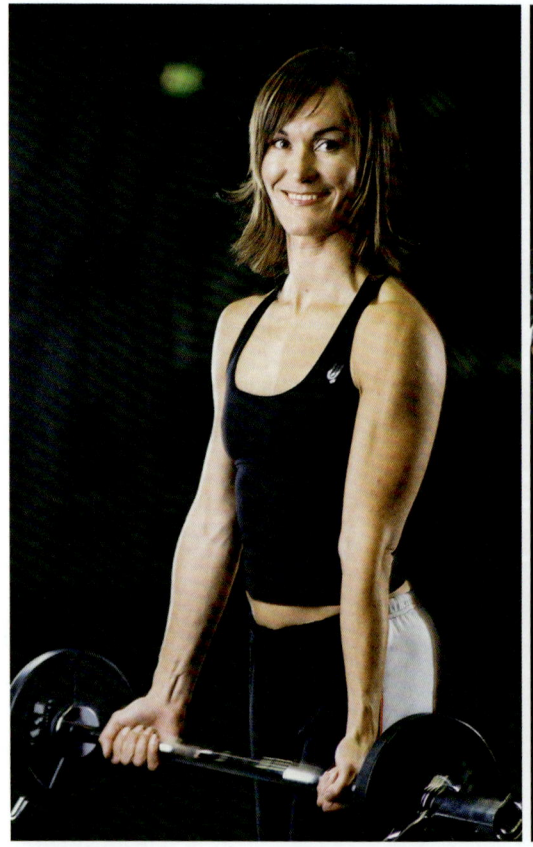 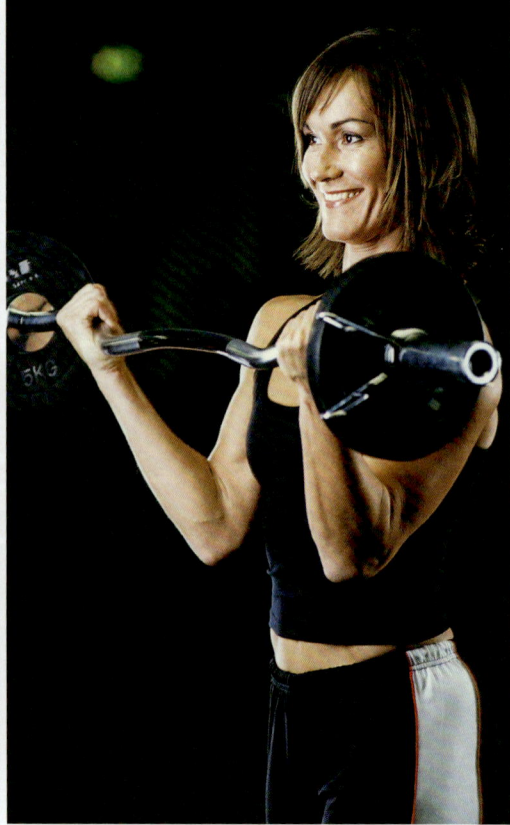

Bild 28a + b: Bizepscurls (Anfang- und Endposition)

Abfälschen gilt nicht! Es gibt Sportler, die trainieren mit riesigen Gewichten, ohne den Bizeps dabei zu belasten. Zwei dieser Antibizepsvarianten möchte ich Ihnen hier vorstellen:

1. Antibizeps-variante:

Nehmen Sie eine Langhantel in die Hand und heben Sie sie an, indem Sie den Oberkörper vorbeugen und die Oberarme – aufgepasst! – nach hinten hochziehen. Es ergibt sich automatisch ein Winkel im Ellbogengelenk, den Sie nicht durch eine aktive Beugung unter Einsatz des Bizeps herbeigeführt haben, sondern passiv durch Ihre Rücken- und Schultermuskulatur. Diesen Winkel behalten Sie nun einfach bei und schwingen den Oberarm, unterstützt durch einen kleinen Hüftschwung, nach vorn. Schwupp, das Gewicht ist oben, und Ihr Bizeps hat kaum etwas gemerkt.

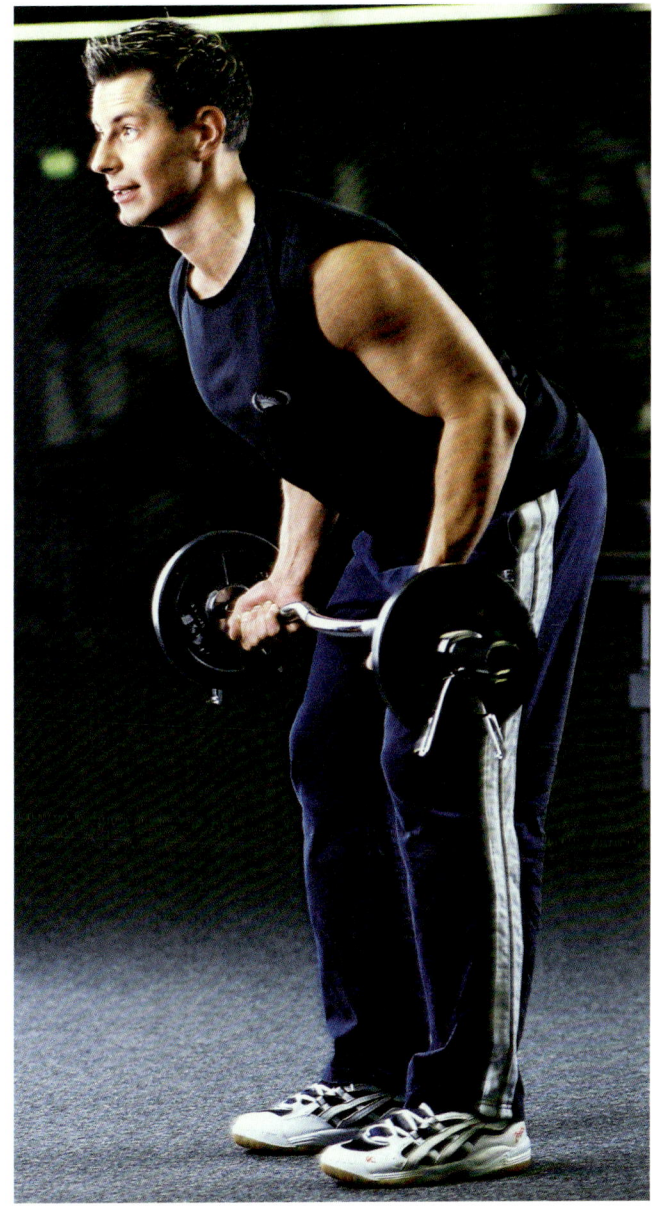

Bild 29:
1. Antibizepsvariante

2. Antibizepsvariante:

Holen Sie reichlich Schwung aus der Hüfte, und werfen Sie das Gewicht am langen Arm nach vorn oben. Bevor es zurückfallen kann, gehen Sie leicht in die Knie und fangen es mit gebeugtem Ellbogen wieder auf. Auch mit dieser Variante haben Sie das Ellbogengelenk gebeugt, ohne den Bizeps zu belasten. Den Rest besorgt nun die Schulter, wiederum unterstützt durch ein wenig Schwung aus der Hüfte. Sie sind so zwar in der Lage, unglaublich hohe Gewichte zu heben, aber Sie trainieren Ihren Bizeps nicht.

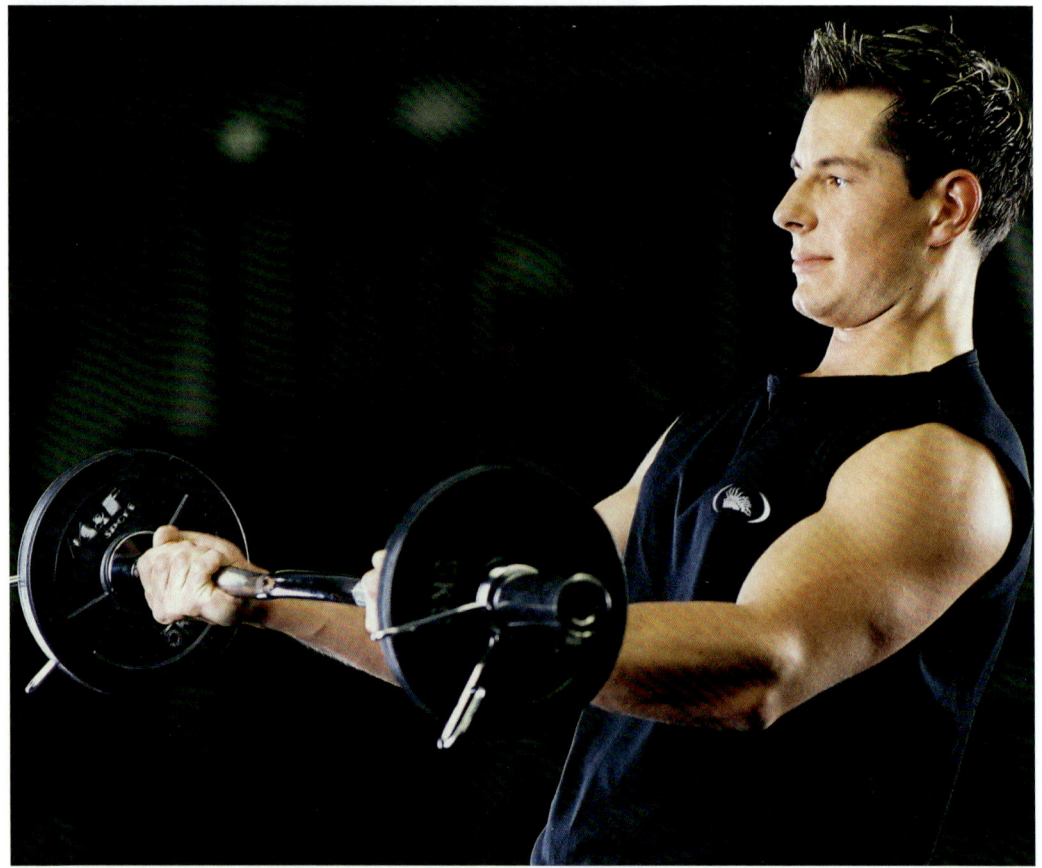

Bild 30: 2. Antibizepsvariante

Verwenden Sie lieber ein angemessenes Gewicht, und führen Sie die Übung korrekt durch. Zum einen schonen Sie Ihre Lendenwirbelsäule, und zum anderen trainieren Sie tatsächlich Ihren Bizeps.

Bei Ellbogenpositionen vor dem Körper (Armbeugen mit Armauflage) wird die Arbeit hauptsächlich vom inneren, kurzen Muskelkopf des Bizepses verrichtet. Der äußere, lange Bizepskopf ist an dieser Bewegung kaum beteiligt, da er nicht nur das Ellbogengelenk umspannt, sondern auch das Schultergelenk. Beim Armbeugen mit Armauflage befindet sich der Ellbogen vor dem Körper. In dieser Position ist die das Schultergelenk umspannende Sehne nicht gespannt.

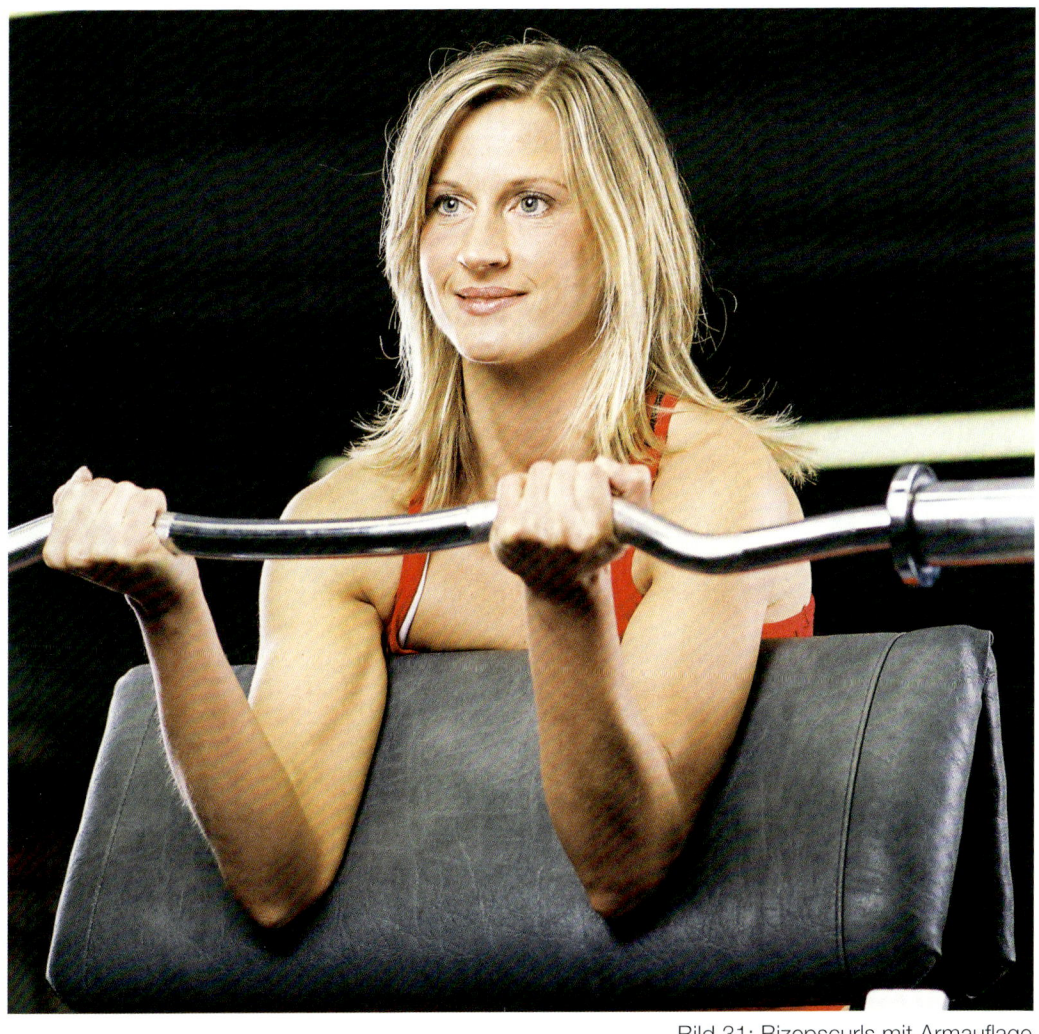

Bild 31: Bizepscurls mit Armauflage

Armstrecken

Das „Armstrecken" ist am Kabelzug und mit Hanteln durchführbar. Die Variante an der Hantel können Sie stehend oder liegend ausführen. Auf den Abbildungen unten werden beide Varianten gezeigt, und zwar einmal mit der Kurzhantel und einmal mit der SZ-Hantel.

Die stehende Version ist dabei besonders effektiv für den inneren Trizepskopf. Fixieren Sie jedoch bei beiden Varianten Ihre Schultern und führen Sie die Bewegung nur durch eine Streckung Ihrer Arme aus, da sonst die Brust- und Schultermuskulatur sowie der Serratus in die Bewegung einbezogen werden. Das Kabelziehen zeigt das Foto auf der folgenden Seite.

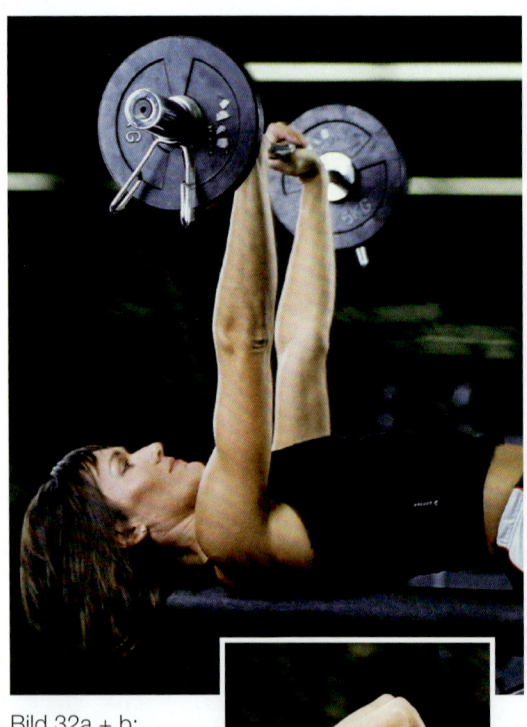

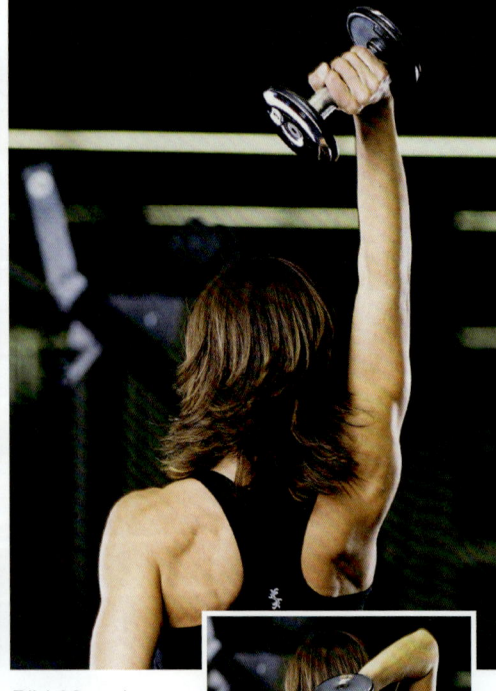

Bild 32a + b:
Armstrecken lie-
gend (kleines Bild
Anfangsposition,
großes Bild
Endposition)

Bild 33a + b:
Armstrecken
stehend
(kleines Bild
Anfangsposition,
großes Bild
Endposition)

Halten Sie beim Kabelziehen die Ellbogen dicht am Körper, wie auf dem Foto unten dargestellt. Strecken Sie das Ellbogengelenk, aber halten Sie das Schultergelenk ruhig. Denken Sie daran: Bisher handelte es sich ausschließlich um eingelenkige Übungen, das heißt um Übungen, bei denen man nur ein Gelenk bzw. ein Gelenke-paar bewegt, in diesem Fall die Ellbogengelenke.

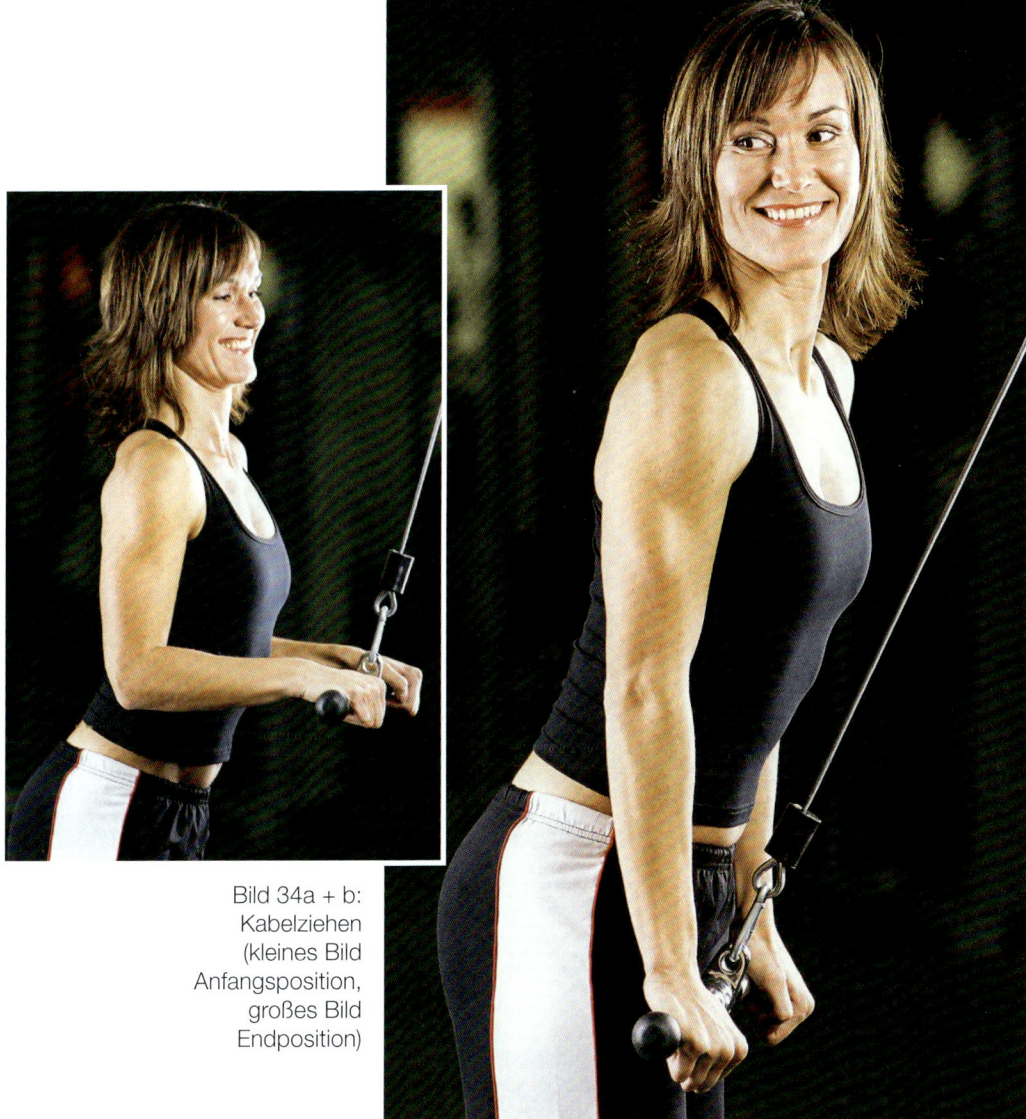

Bild 34a + b:
Kabelziehen
(kleines Bild
Anfangsposition,
großes Bild
Endposition)

MEHRGELENKIGE ÜBUNGEN

Die mehrgelenkigen Übungen sind nichts anderes als Kombinationen aus den eingelenkigen Übungen, beispielsweise das Vorführen des Oberarms, eine Bewegung,
die, wie wir bereits wissen, hauptsächlich unser Brustmuskel ermöglicht, kombiniert
mit einer Streckung des Ellbogengelenkes, ausgeführt durch den Armstrecker. Die
mehrgelenkige Übung, die nun aus den beiden eingelenkigen Übungen Seitheben
liegend und Armstrecken liegend entstanden ist, heißt Bankdrücken. So trainieren
sie mit den mehrgelenkigen Übungen zumeist auch nicht nur eine Muskelgruppe,
sondern eine ganze Muskelkette, im Falle des Bankdrückens die Brust- und Arm-
streckmuskulatur sowie den vorderen Anteil der Schulter.

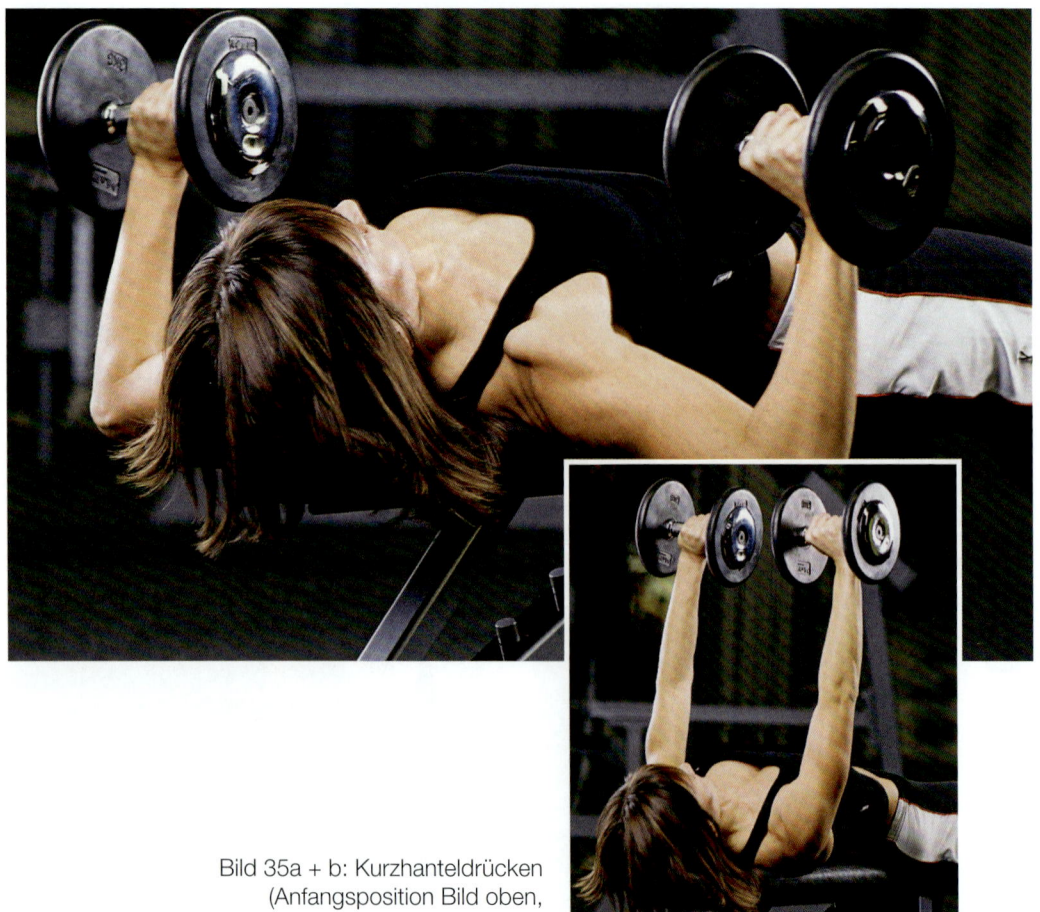

Bild 35a + b: Kurzhanteldrücken
(Anfangsposition Bild oben,
Endposition Bild rechts)

BANKDRÜCKEN

Das Bankdrücken können Sie durchführen als Kurzhanteldrücken (siehe Bild 35a + 35b), mit der Langhantel oder auch an der Maschine. Wie gesagt trainieren Sie mit dem Bankdrücken Ihre Brust- und Schultermuskulatur sowie den Armstrecker (Trizeps). Führen Sie dabei Ihre Ellbogen weit vom Körper entfernt nach oben, handelt es sich eher um eine Übung für den Brustmuskel. Bei einer Ellbogenführung dicht am Körper wird der Armstrecker deutlich mehr belastet.

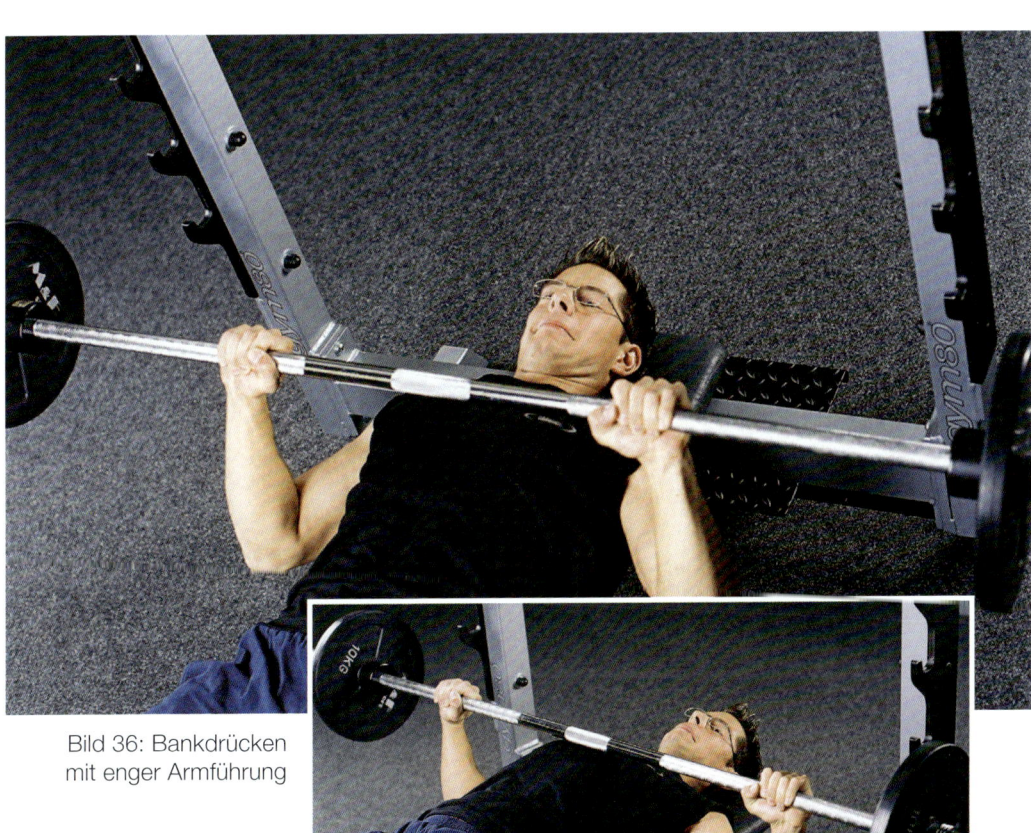

Bild 36: Bankdrücken
mit enger Armführung

Bild 37: Bankdrücken mit
breiter Armführung

Gleichgültig jedoch, ob weite oder enge Ellbogenführung, der Schultermuskel muss die Hantel balancieren. Ihm fällt beim Bankdrücken deshalb auch eine tragende Rolle zu. Sein Anteil an der Bewegung schwindet erst, wenn die Arme geführt werden. Das geschieht bei Ausführungen an der Maschine (siehe Bild 38a + 38b).

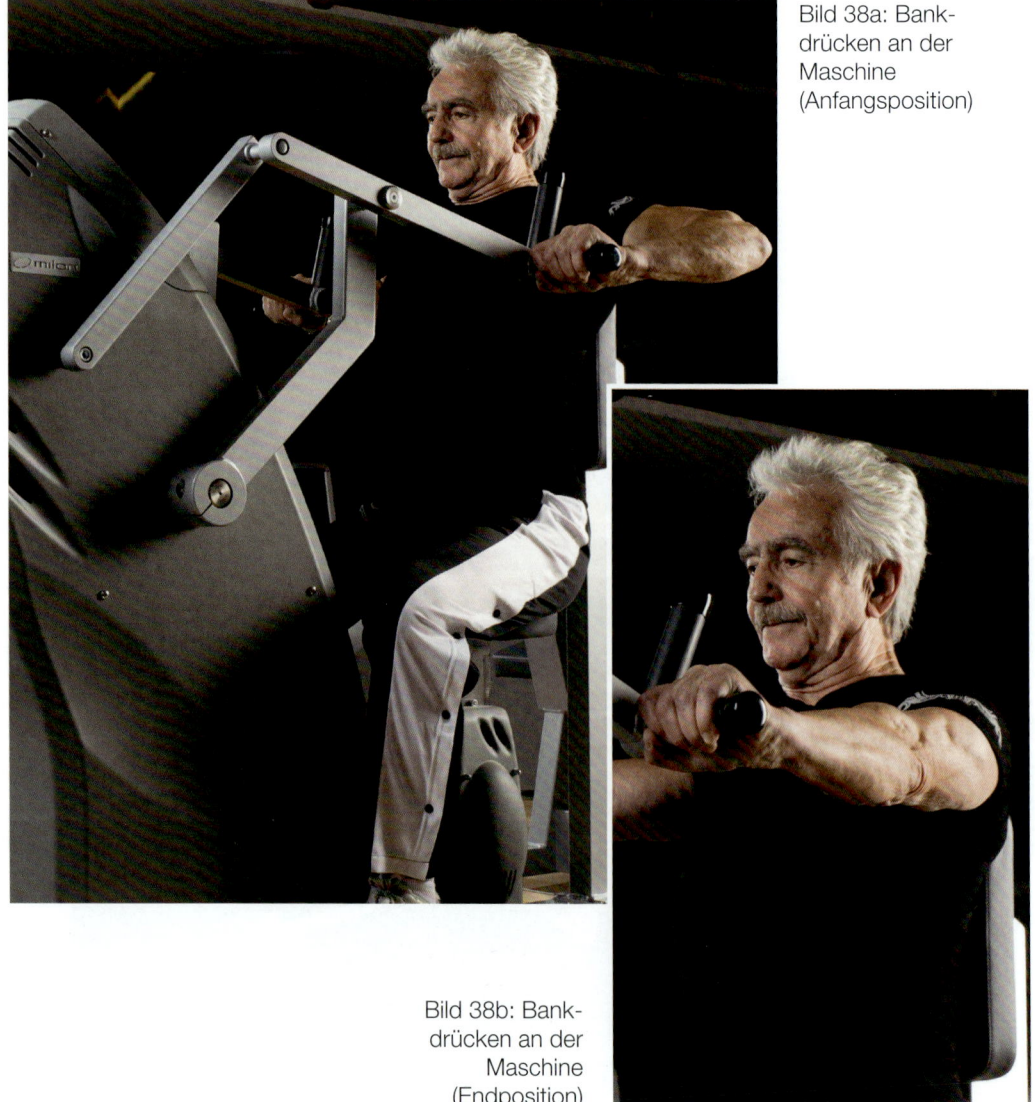

Bild 38a: Bank-
drücken an der
Maschine
(Anfangsposition)

Bild 38b: Bank-
drücken an der
Maschine
(Endposition)

Schrägbankdrücken

Auch das „Schrägbankdrücken" lässt sich mit der Langhantel, an Kurzhanteln oder an der Multipresse ausführen. Sie erreichen mit dieser Variante des Bankdrückens eine stärkere Belastung des oberen Brustmuskels. Die Neigung der Bank sollte 30 Grad jedoch nicht überschreiten, da das Schrägbankdrücken sonst zu einer Übung für die Schultermuskulatur wird.

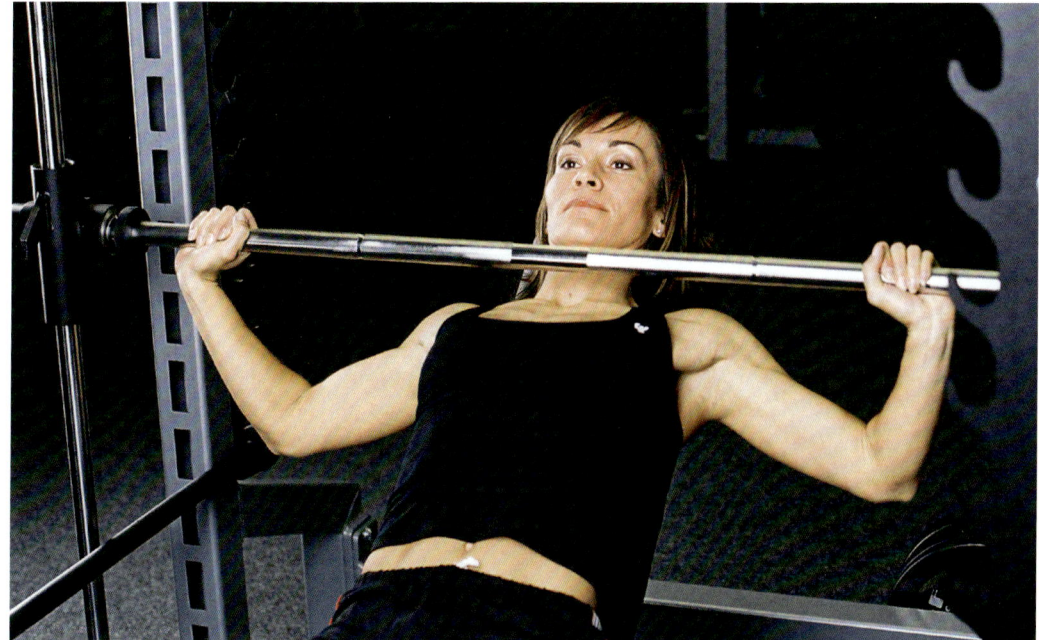

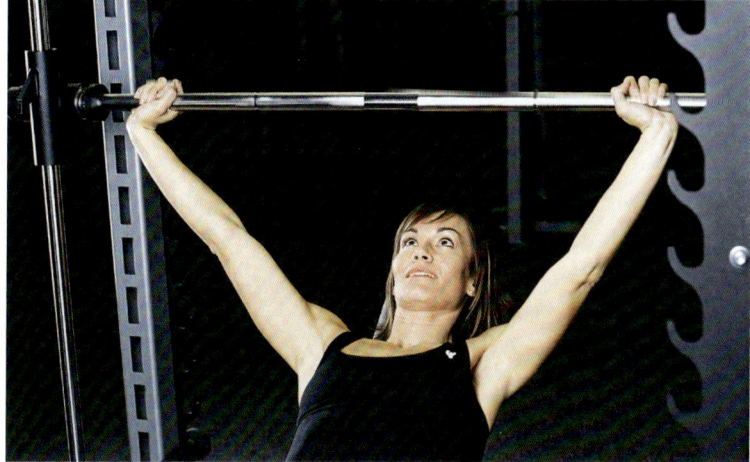

Bild 39a + b:
Schrägbankdrücken
an der Multipresse
(Anfangsposition oben,
Endposition unten)

DIPS

„Dips" ist mehr noch als das Bankdrücken eine komplexe Übung für den gesamten Schultergürtel. Neben der Brust- und Schultermukulatur sowie dem Trizeps ist bei dieser Übung auch noch die Rückenmuskulatur an der Bewegung beteiligt. Welche Muskeln hauptsächlich belastet werden, entscheiden Sie durch Ihre Griffbreite. Mit einem engen Griff beispielsweise trainieren Sie vor allem den Brustmuskel, die vordere Schulter und den Trizeps, weniger den Rücken. Der Latissimus wird erst bei weitem Griff in die Bewegung einbezogen. Eine Steigerung der Belastung ist durch Anhängen von zusätzlichem Gewicht möglich.

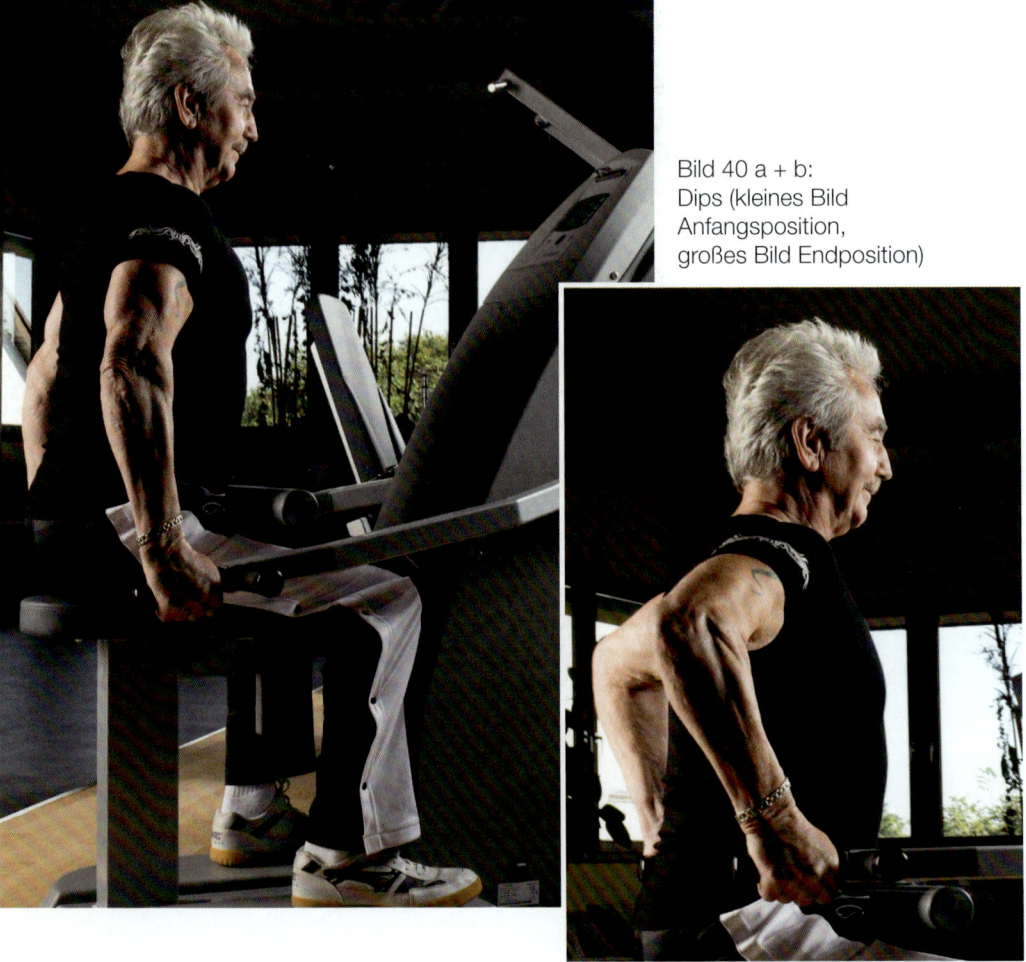

Bild 40 a + b:
Dips (kleines Bild
Anfangsposition,
großes Bild Endposition)

SCHULTERDRÜCKEN (MILITARY PRESS)

Neben dem vorderen und mittleren Anteil des Schultermuskels (Deltoideus) trainieren Sie mit dem „Schulterdrücken" den oberen Brustmuskel, den Trapezius und Serratus sowie den Trizeps. Wie das Bankdrücken, so können Sie auch das Schulterdrücken an der Maschine (siehe Foto nächste Seite), an den Kurzhanteln (siehe Foto unten) oder an der Langhantel ausführen.

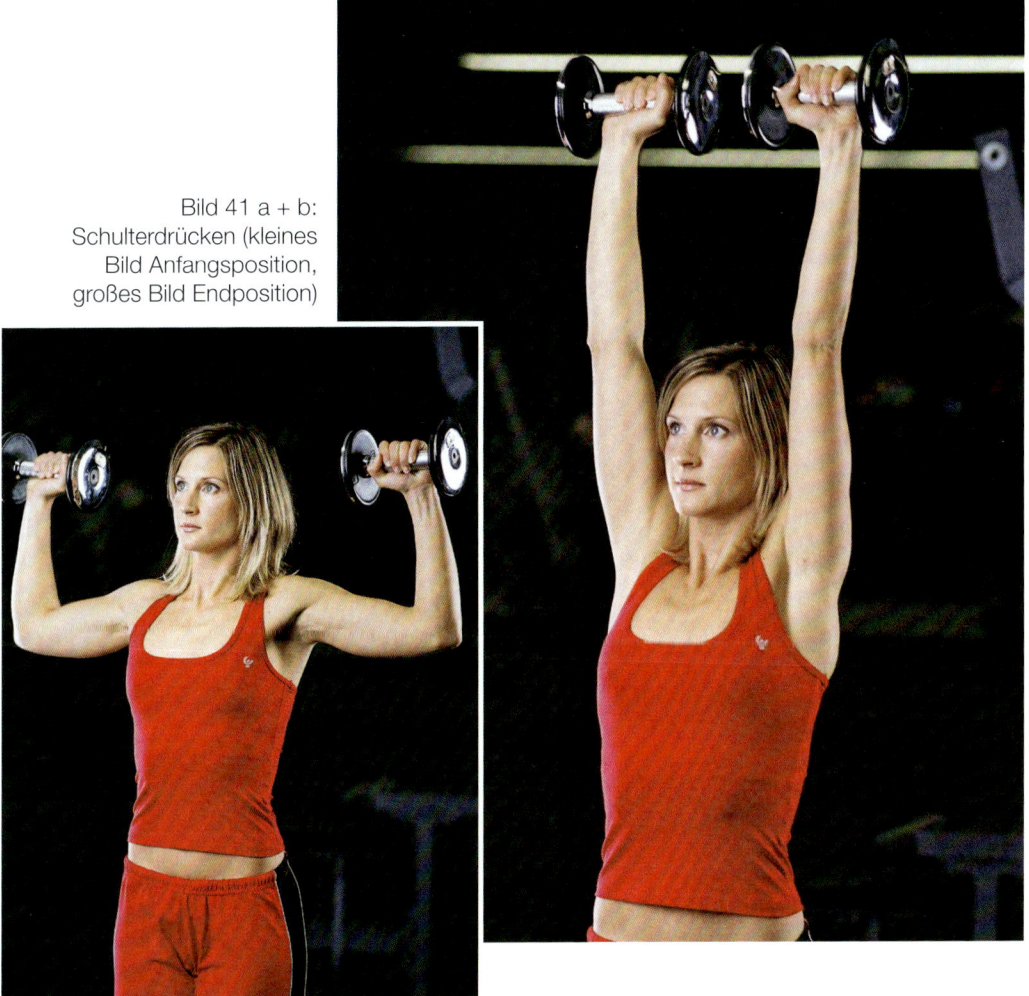

Bild 41 a + b:
Schulterdrücken (kleines
Bild Anfangsposition,
großes Bild Endposition)

Schulterdrücken an der Maschine

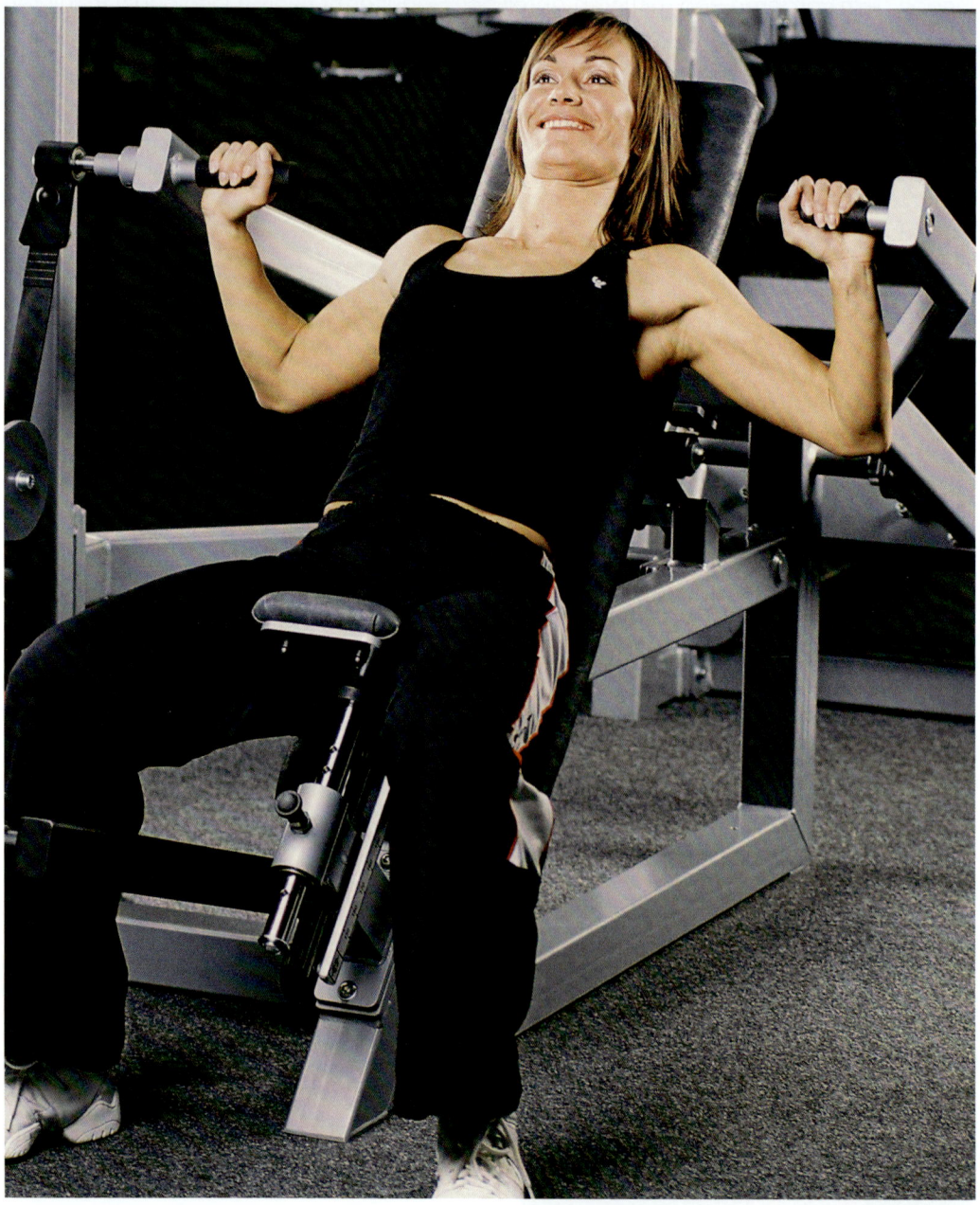

Bild 42: Schulterdrücken an der Maschine

ÜBERZÜGE

Mit „Überzügen" trainieren Sie Ihre Brust und Ihren Rücken, insbesondere den Latissimus. Legen Sie Wert auf die Dehnung des Brustkorbes, führen Sie die Bewegung mit gestreckteren Armen aus. Aufgrund des langen Hebelarms ist das jedoch nur mit relativ leichten Gewichten möglich.

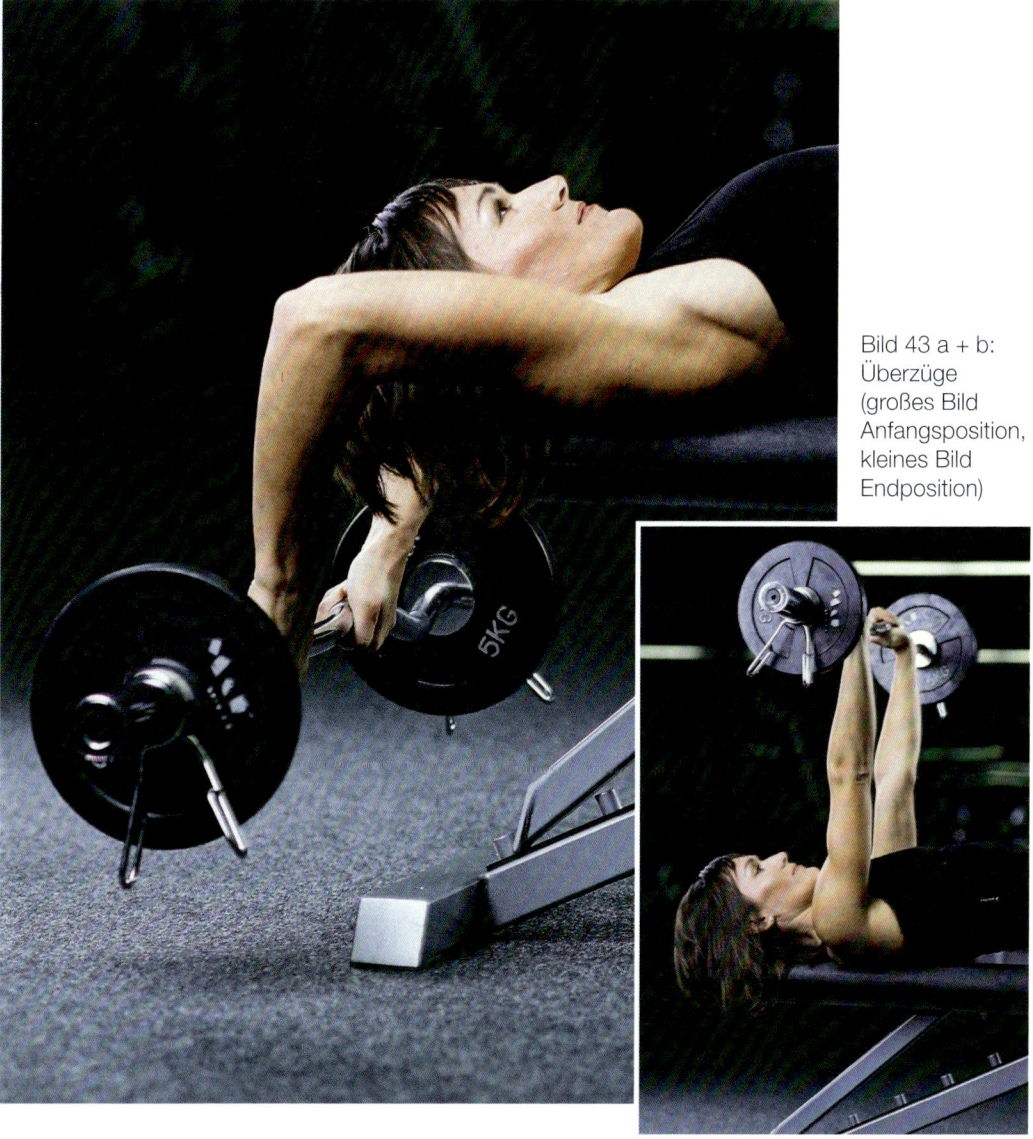

Bild 43 a + b:
Überzüge
(großes Bild
Anfangsposition,
kleines Bild
Endposition)

FRONT- UND NACKENZIEHEN

Das „Front- und Nackenziehen" unterscheidet sich durch einen Zug zur Brust (Front-ziehen) und einen Zug hinter den Kopf (Nackenziehen). Mit beiden Varianten entwi-ckeln Sie Ihre Rücken- und Brustmuskulatur sowie die Armbeuger (Bizeps). Zu einer korrekten Bewegungsausführung gehört ein kontrolliertes Herablassen der Gewich-te bei angespannter Muskulatur. Vermeiden Sie ein Hochschnellen der Stange und das automatisch folgende ,,Einschnappen" Ihrer Ellbogengelenke.

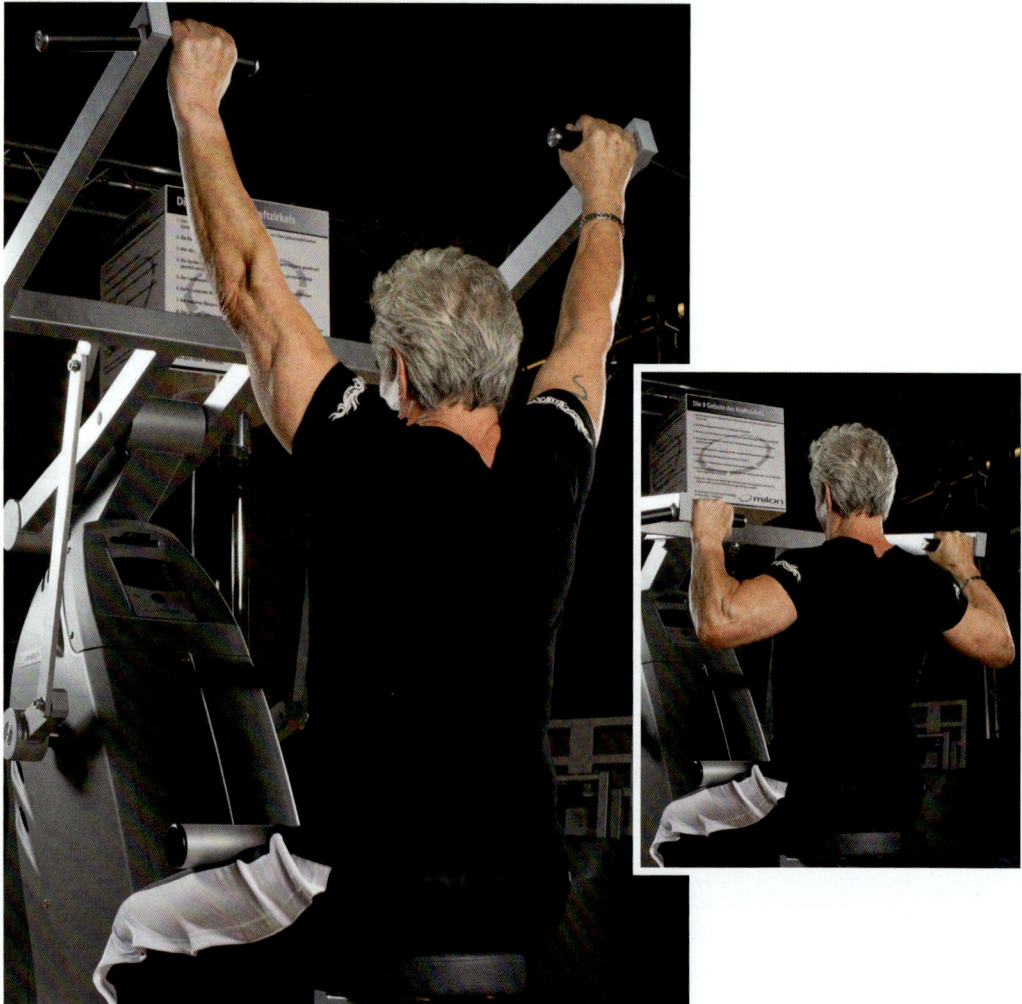

Bild 44a + b: Front-/Nackenziehen (großes Bild Anfangsposition, kleines Bild Endposition)

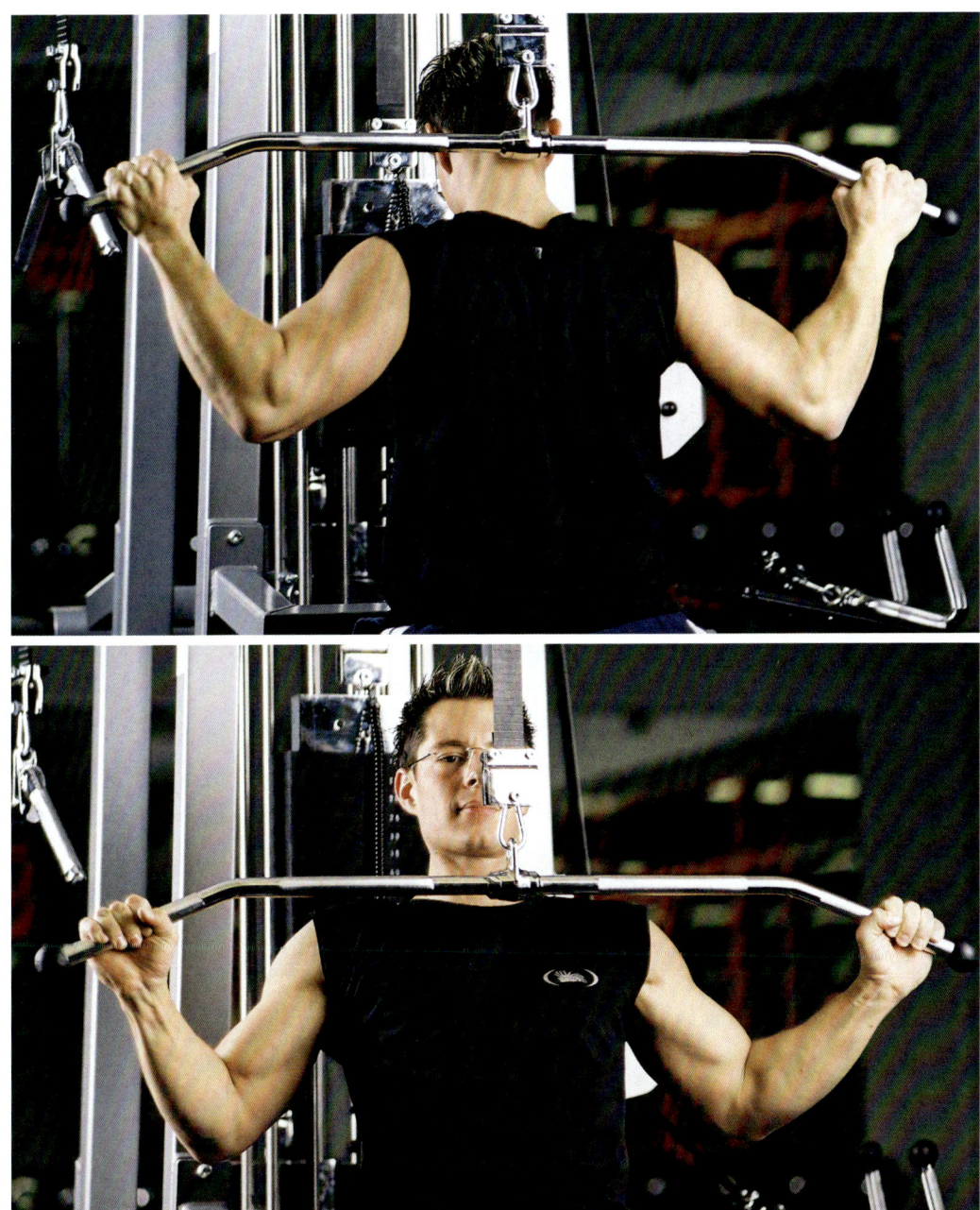

Bild 45a + b: Endposition Nackenziehen (oben), Endposition Frontziehen (unten)

Frontziehen mit engem Griff

Im Gegensatz zum Frontziehen mit weitem Griff werden die Ellbogen nicht seitlich, sondern vor dem Körper herabgeführt. Aufgrund des günstigeren Wirkungsgrades der beteiligten Muskeln fällt das Frontziehen mit engem Griff etwas leichter als das Frontziehen mit weitem Griff.

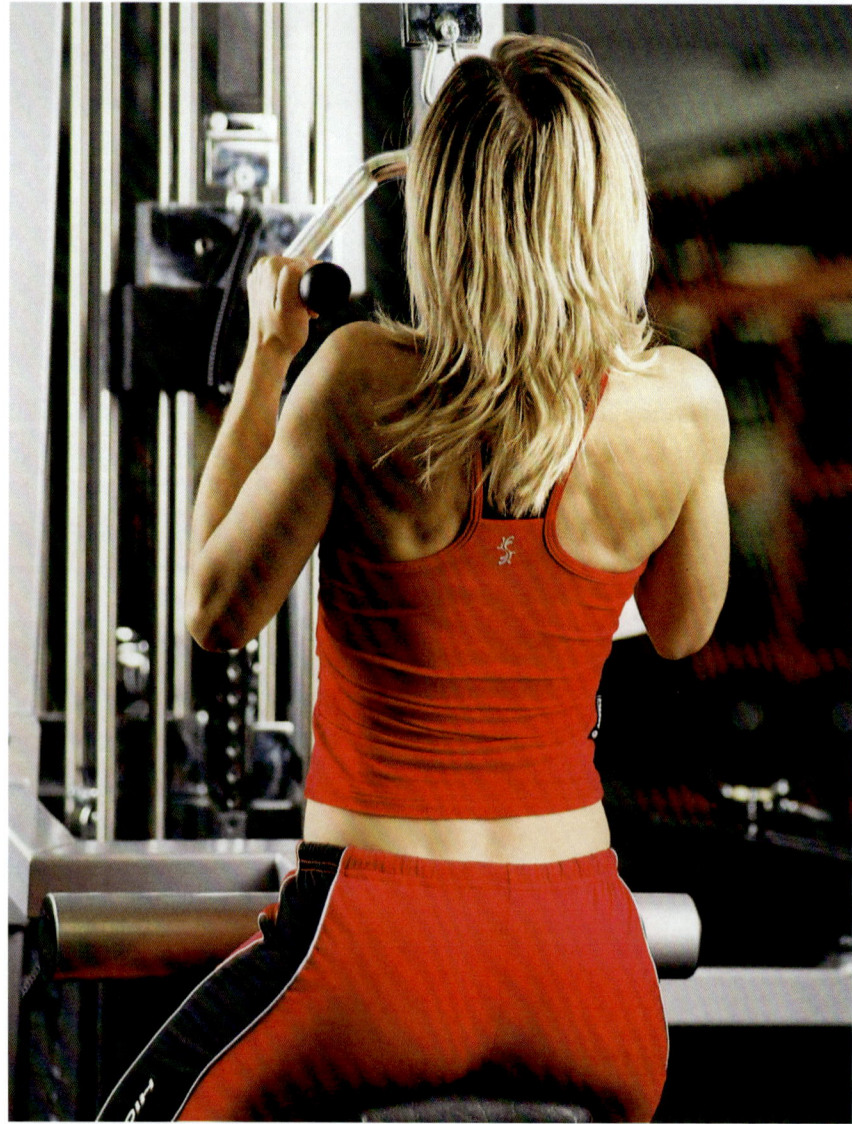

Bild 46:
Frontziehen
mit engem Griff
(Endposition)

KLIMMZÜGE

Mit „Klimmzügen" (Foto unten) trainieren Sie Ihre Rücken-, Brust- und Armbeuge-muskulatur. Sollten Sie anders als in unserer Abbildung die Klimmzugstange im Untergriff halten – Sie sehen dabei auf Ihre Fingernägel – ist der Bizeps noch wesentlich stärker an der Bewegung beteiligt. Die Übung fällt dann leichter, weil sich die Belastung aufgrund des günstigeren Wirkungsgrades des Bizepses besser verteilt. Während diese Übung für Anfänger mangels Kraft noch nicht in Frage kommt, können Fortgeschrittene zur Abstufung der Belastung Zusatzgewichte verwenden. Klemmen Sie sich beispielsweise eine Kurzhantel zwischen die Fußgelenke oder hängen Sie sich eine Hantelscheibe an einem Gürtel um die Taille.

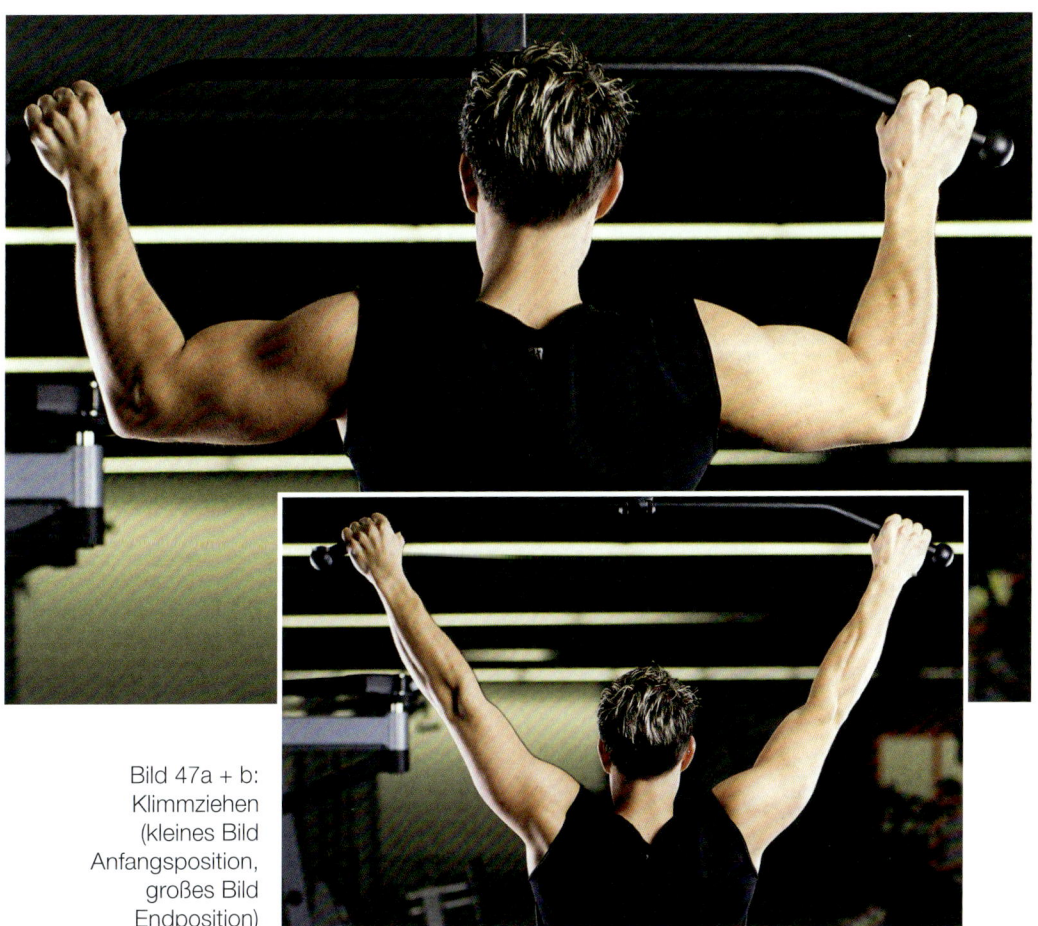

Bild 47a + b:
Klimmziehen
(kleines Bild
Anfangsposition,
großes Bild
Endposition)

RUDERN

Das Rudern ist eine Übung für den gesamten Rücken einschließlich der hinteren Schultermuskulatur und dem Armbeuger. Vermeiden Sie ein Zurücklegen des Oberkörpers über die Senkrechte in der Endposition der Übung.

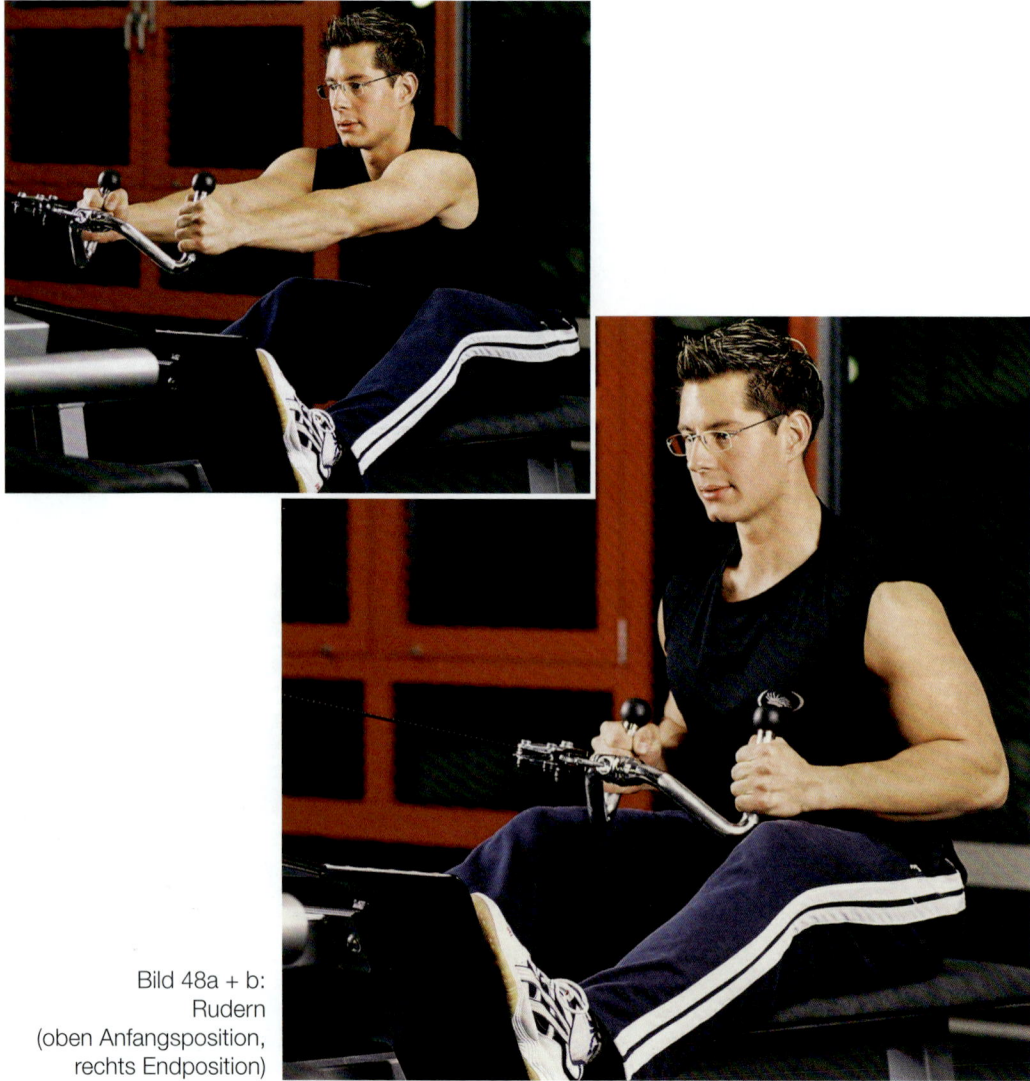

Bild 48a + b:
Rudern
(oben Anfangsposition,
rechts Endposition)

Vorgebeugtes Rudern

Eine Variante des Ruderns ist das vorgebeugte Rudern. Besonders wichtig bei dieser Übung ist die Fixierung des Oberkörpers, denn wird der anfängliche Zug an der Hantel durch ein ruckartiges Strecken der Wirbelsäule unterstützt, ist eine Verletzung im unteren Rückenbereich nicht auszuschließen. Dieser Fehler tritt vor allem bei zunehmender Ermüdung auf. Die Bewegungen werden zusehens unkontrollierter, und die Gefahr einer Rückenverletzung nimmt ständig zu. Voraussetzung für die Übung „Vorgebeugtes Rudern" ist ein gesunder Rücken. Aufgrund des Verletzungsrisikos muss der Bewegungsablauf hundertprozentig beherrscht werden. Im Anfängertraining hat diese Übung deshalb sicher nichts verloren. Sollten Sie allerdings bestrebt sein, risikoreiche, den unteren Rücken belastende Übungen generell aus dem Programm zu streichen, produzieren Sie gerade dort eine Schwachstelle. Übungen wie das vorgebeugte Rudern beugen einem Ungleichgewicht in der Körperentwicklung vor und haben deshalb durchaus ihre Berechtigung. Entscheidend ist, dass Sie die Bewegungsausführung beherrschen und Gewichte wählen, die für Ihren Rücken eine Belastung und keine Überlastung darstellen.

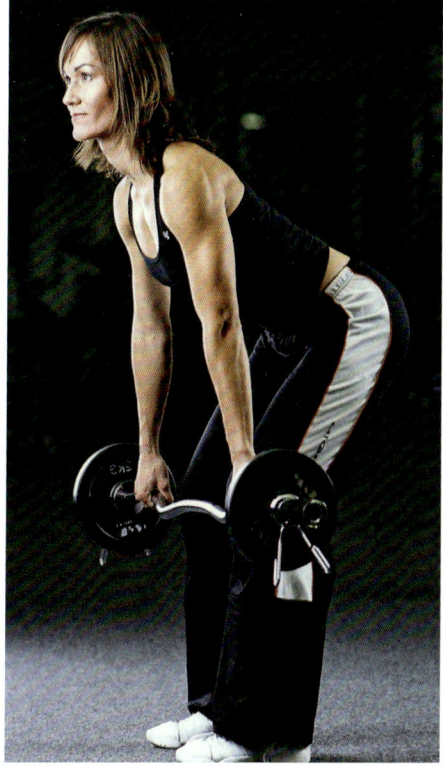 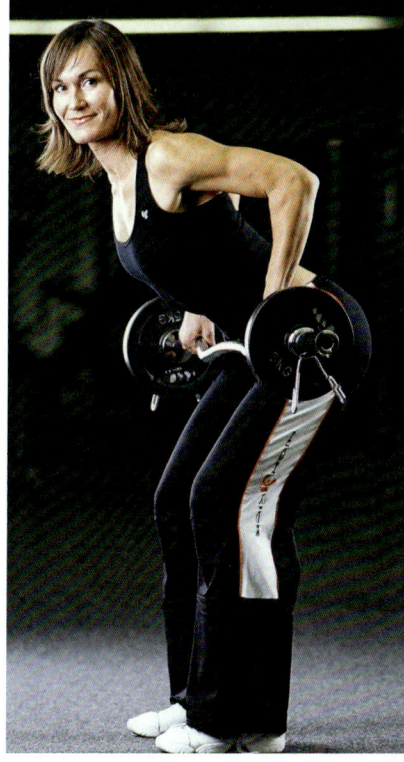

Bild 49a + b:
Vorgebeugtes
Rudern
(links Anfangs-
position,
rechts
Endposition)

KREUZHEBEN

Das „Kreuzheben" stellt eine hohe Belastung des ganzen Körpers dar. Insbesondere die vorderen und hinteren Beinmuskeln sowie die Rückenmuskulatur werden mit dieser Übung trainiert. Voraussetzung für das „Kreuzheben" ist eine starke Rumpfmuskulatur, die erst einmal durch Übungen wie „Rückenstrecken" (siehe Übungen für die Rumpfmuskulatur) trainiert werden sollte. Wenn Sie durch Beugung im Knie- und Hüftgelenk (siehe Foto unten links) die Hantel erfasst haben, vergewissern Sie sich, dass Ihr Rücken in dieser Position gerade ist und auch während des gesamten Bewegungsablaufs gerade bleibt. Die Streckung des Körpers erfolgt gleichzeitig im Hüft- und im Kniegelenk. Vermeiden Sie ruckartige Bewegungen. Ziehen Sie kontinuierlich durch bis in die Streckung. Kraftdreikämpfer verwenden bei hohem Gewicht einen „gemischten" Griff, das heißt eine Hand im Obergriff, die andere im Untergriff. Sie vermeiden so ein Herausrollen der Hantel.

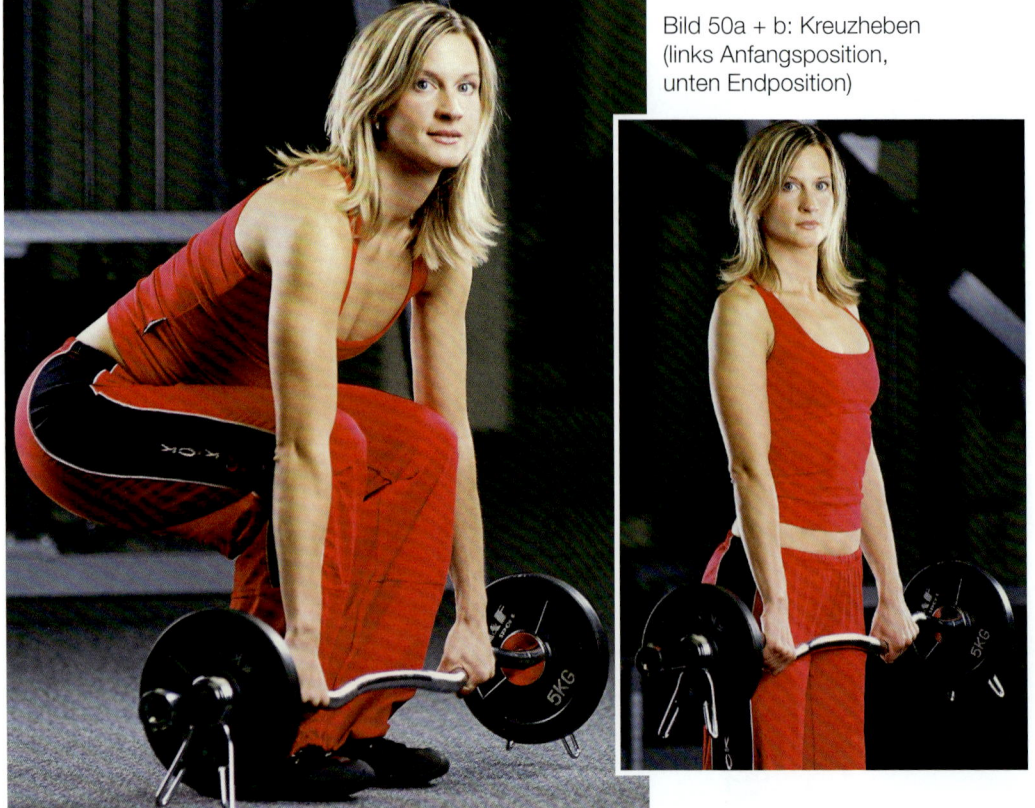

Bild 50a + b: Kreuzheben
(links Anfangsposition,
unten Endposition)

KNIEBEUGEN

Die „Kniebeuge" wird als die Königin unter den Kraftübungen bezeichnet. Eine ziemlich umstrittene Monarchin übrigens. Ihr wird nachgesagt, sie schade der Wirbelsäule und den Knien. Das ist Unsinn! Wenn Sie bei jedem Jogging-Schritt bereits das Dreifache Ihres Körpergewichtes abfangen müssen, dann können Sie sich vorstellen, welche Belastungen beim Tennis, Squash, Skilaufen oder beim Handstandüberschlag auftreten. Sollte eine korrekt ausgeführte, mit angemessenem Gewicht dosierte Kniebeuge schädigend sein, gehörten alle anderen genannten Sportarten schlichtweg verboten. Im Gegenteil, wir haben bereits gehört, dass korrektes Krafttraining den passiven Bewegungsapparat schützt und schont. Vorausgesetzt, Sie erlernen erst einmal die richtige Technik, bevor Sie beginnen, die Gewichte zu steigern:

1. Für eine korrekte Bewegungsvorstellung machen Sie eine einfache Vorübung: Setzen Sie sich auf einen Stuhl und stehen Sie wieder auf. Das ist die Bewegung!

2. Sorgen Sie immer für einen sicheren Stand. Sollten sich Ihre Fersen vom Boden lösen, sind Ihre Wadenmuskeln zu unelastisch. Dehnen Sie in diesem Fall Ihre hintere Beinmuskulatur. Solange Sie nicht in der Lage sind, einen sicheren Stand zu halten, legen Sie sich einen flachen Holzklotz unter die Fersen. So verhindern Sie eine zu starke Körpervorlage.

3. Blicken Sie während des gesamten Bewegungsablaufs geradeaus. Sie steuern über Ihre Kopfhaltung auch die Haltung Ihres Rückens, und der sollte gerade sein.

4. Machen Sie eine vollständige Kniebeuge. Verhindern Sie aber das passive Abbremsen der Abwärtsbewegung durch Sehnen und Bänder, indem Sie die Bewegung aktiv durch die Kraft Ihrer Beinmuskeln stoppen. Sollte das nicht möglich sein, verwenden Sie viel zu hohe Gewichte. Verzichten Sie außerdem darauf, durch Abfedern in der Beuge Schwung für die Aufwärtsbewegung zu holen. Das halten Ihre Sehnen und Bänder bestimmt nicht lange aus!

5. Sollten Sie in der Aufwärtsbewegung die Knie gegeneinanderpressen, liegt wahrscheinlich eine Koordinationsschwäche von Gesäßmuskulatur und Adduktoren vor. Dem aus dieser Schwäche resultierenden Flattern der Knie beugen Sie durch ein Zusammenpressen vor. Wählen Sie ein geringeres Gewicht, und üben Sie den korrekten Bewegungsablauf solange, bis Sie diesen Fehler ausgemerzt haben. Bei Frauen wird aufgrund der weiblichen Beckenform die X-Beinstellung noch begünstigt.

6. Wenn Sie sich das Gewicht auf die Schultern legen, sollte es dort von der Muskulatur und nicht von einem Wirbel getragen werden. Sie können das unterstützen, indem Sie die Ellbogen nach hinten oben anheben.

Und zum Schluß eine kurze Stellungnahme zu der Frage, ob Sie besser einen Gewichthebergürtel tragen oder nicht? – Wir haben bereits erwähnt, dass Sie überall dort, wo Sie unterstützen, Schwachstellen produzieren. So auch hier. Sie sollten deshalb bei leichteren Gewichten auf den Gürtel verzichten und ihn nur bei hoher Belastung verwenden. Auf diese Weise stärken Sie Ihren Rücken und schützen ihn dennoch vor Überlastung.

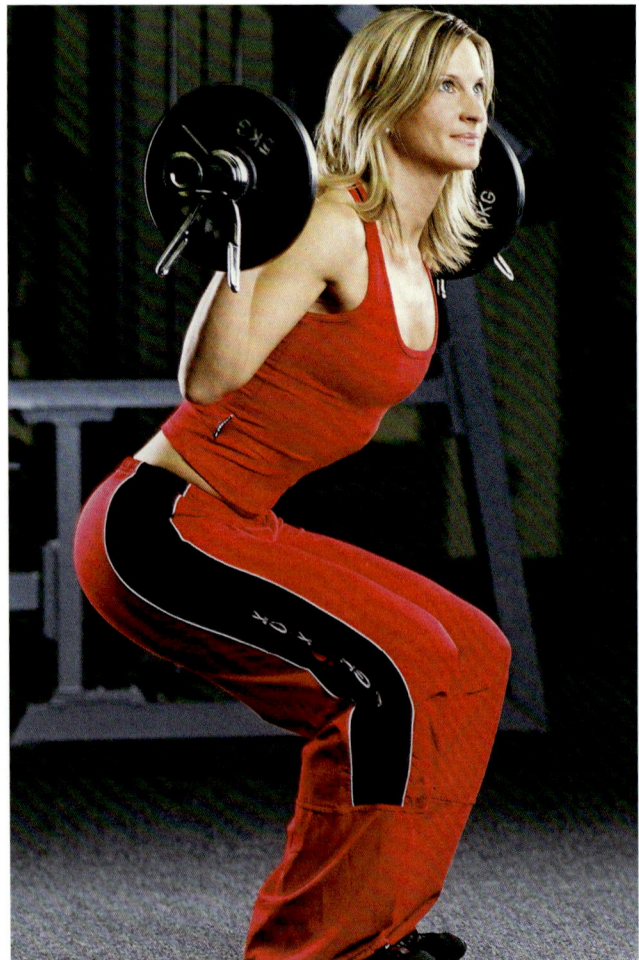

Bild 51a + b: Kniebeugen
(links Anfangsposition,
unten Endposition)

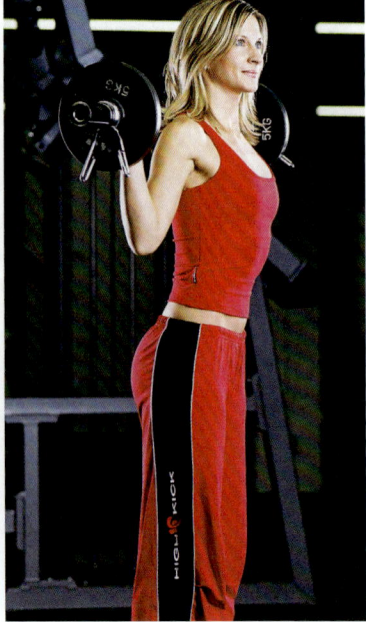

BEINPRESSE

Der Bewegungsablauf an der Beinpresse unterscheidet sich von der Kniebeuge durch die unvollständige Hüftstreckung und den fixierten Oberkörper. Achten Sie bei der Ausführung darauf, dass Sie während der Endphase der Negativbewegung, bei gebeugten Beinen also, nicht das Becken anheben. In diesem Fall würde der Kraftpfeil direkt durch den fünften Lendenwirbel zeigen, der im gebeugten Zustand der Wirbelsäule praktisch frei in der Luft hinge. Unphysiologische Belastungen dieser Art sollten Sie vermeiden. Lassen Sie außerdem die Kniegelenke nicht „einschnappen", sondern strecken Sie die Beine langsam durch. (Siehe auch Abbildungen nächste Seite).

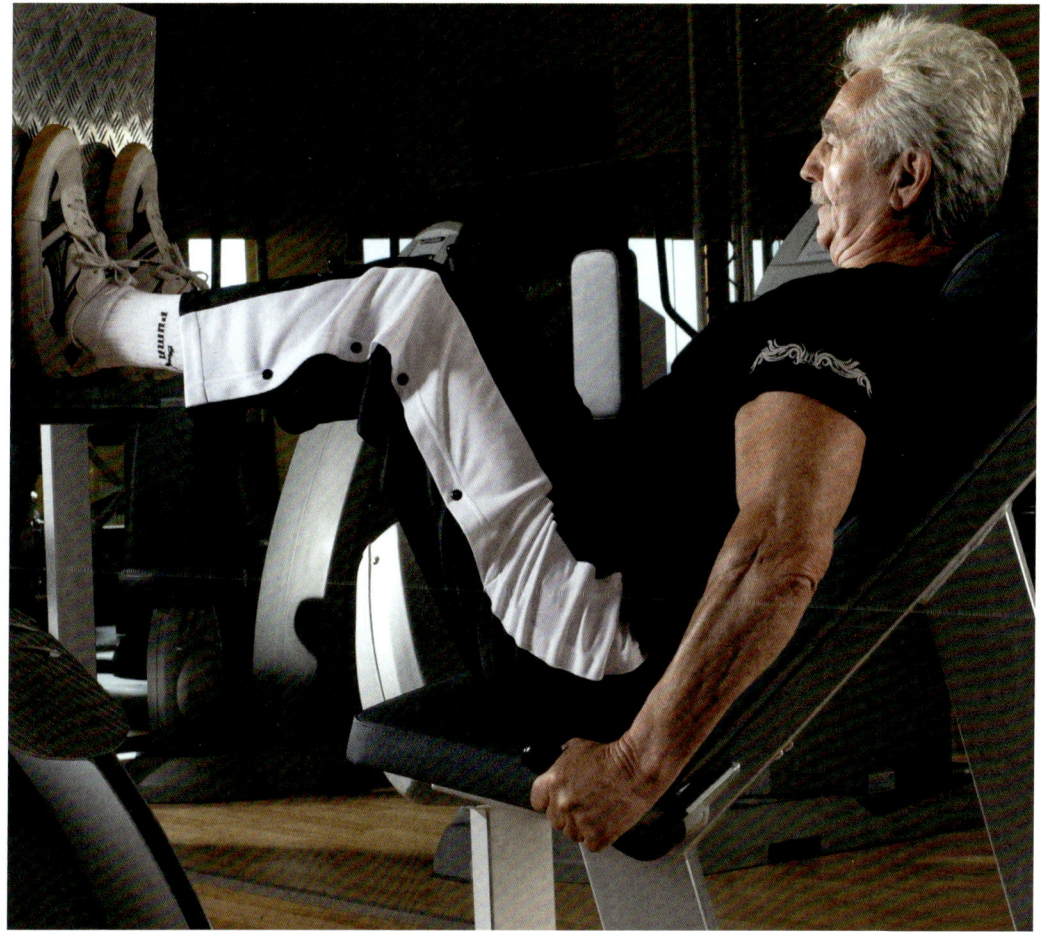

Bild 52: Beinpresse (Anfangsposition)

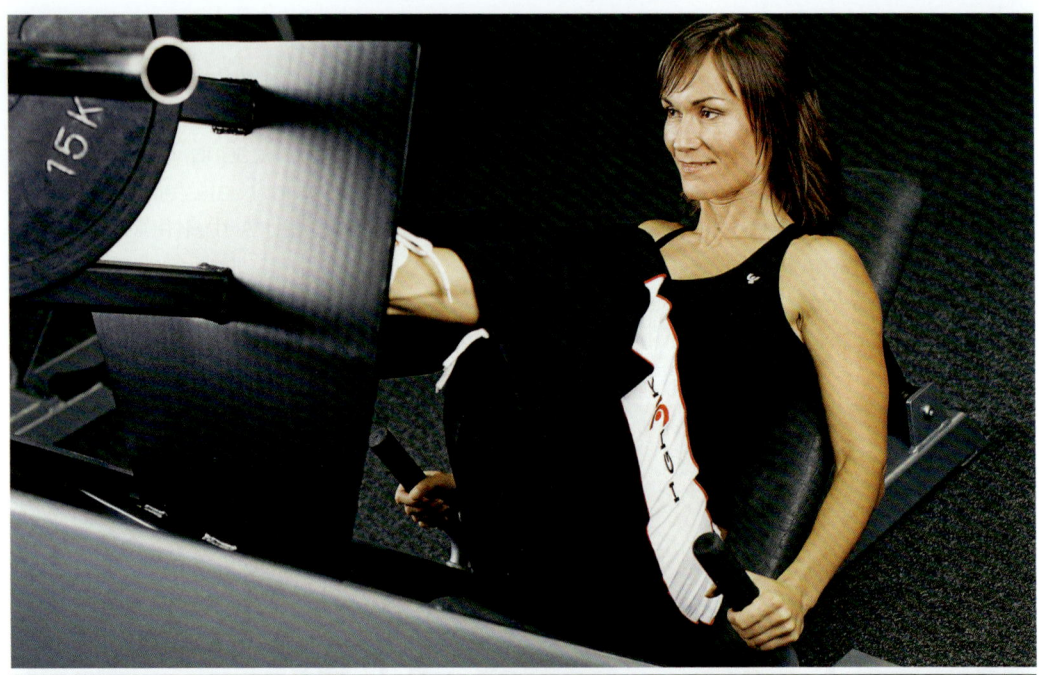

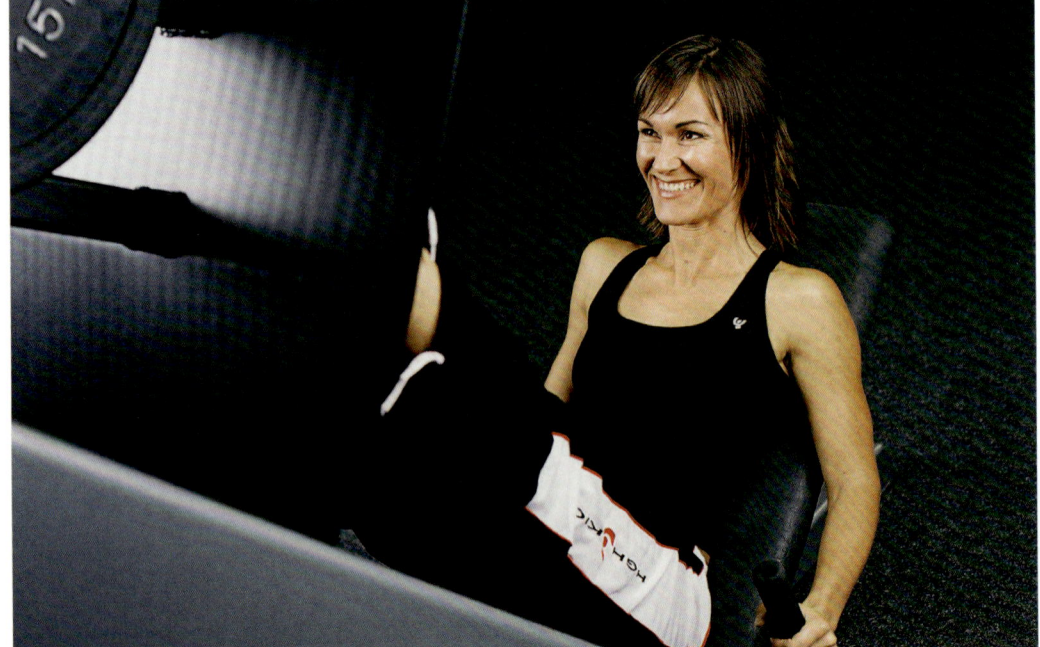

Bild 53a + b: Beinpresse (Anfangsposition oben, Endposition unten)

ÜBUNGEN FÜR DIE BEWEGLICHKEIT

Nach den Kräftigungsübungen werden nun die Übungen für die Beweglichkeit dargestellt, so wie sie im Fitnesscenter bevorzugt durchgeführt werden.

BEINMUSKULATUR UND HÜFTBEUGER

Auf dem Foto unten sehen Sie die Dehnung der Wadenmuskulatur. Die Fotos auf den folgenden Seiten zeigen Dehnübungen für die Muskulatur des vorderen und hinteren Oberschenkels und des Hüftbeugers sowie Übungen zur Dehnung der Abduktoren und der Adduktoren.

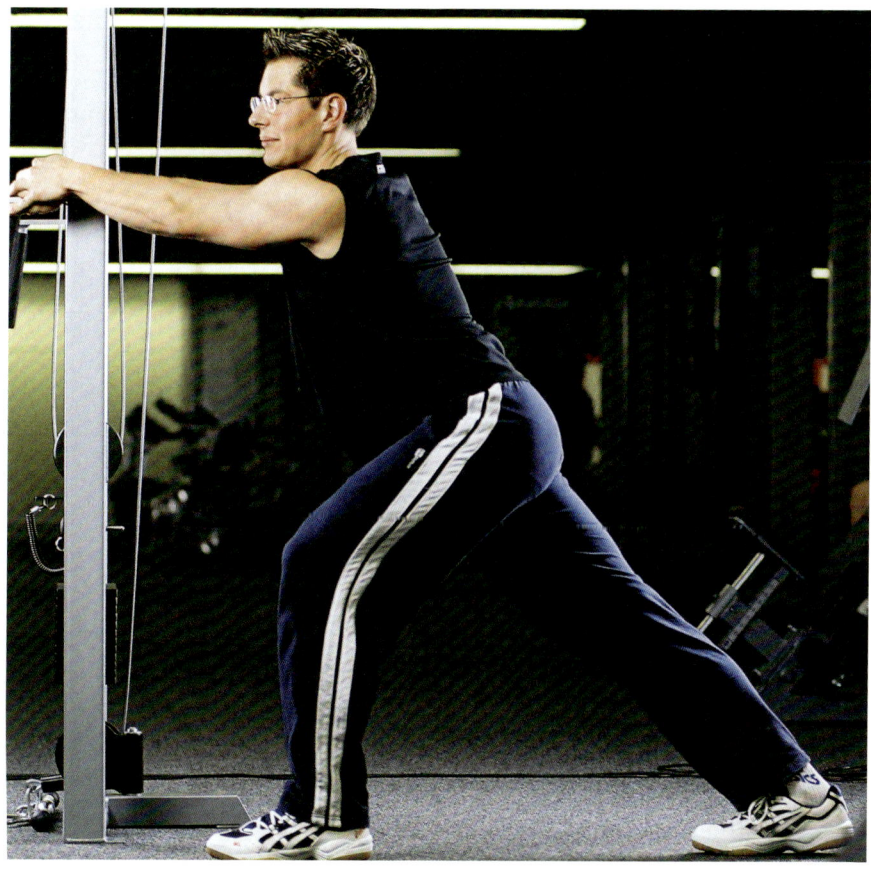

Bild 54: Dehnung der Wadenmuskulatur

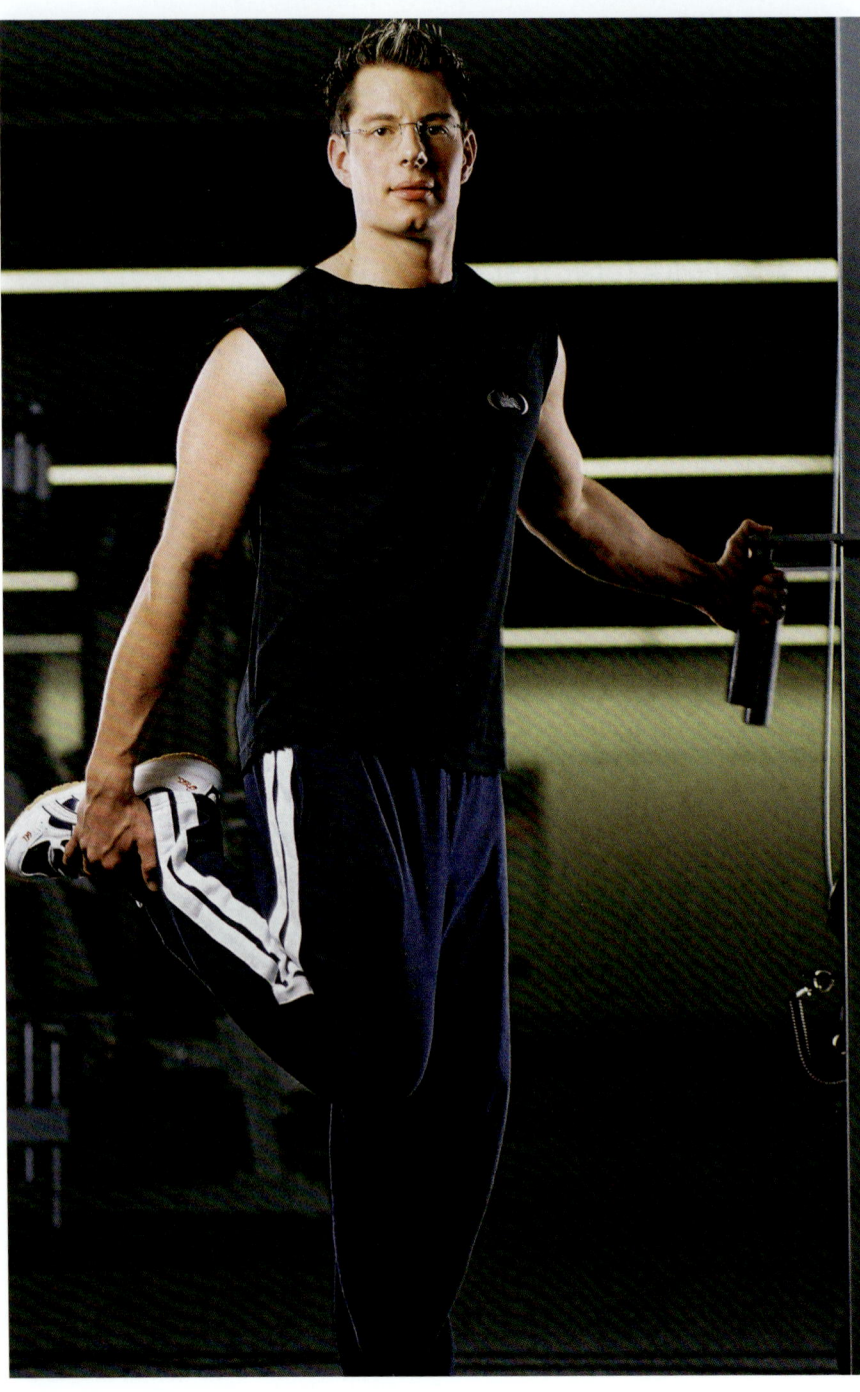

Bild 55:
Dehnung
der vorderen
Oberschen-
kelmuskulatur
und des Hüft-
beugers

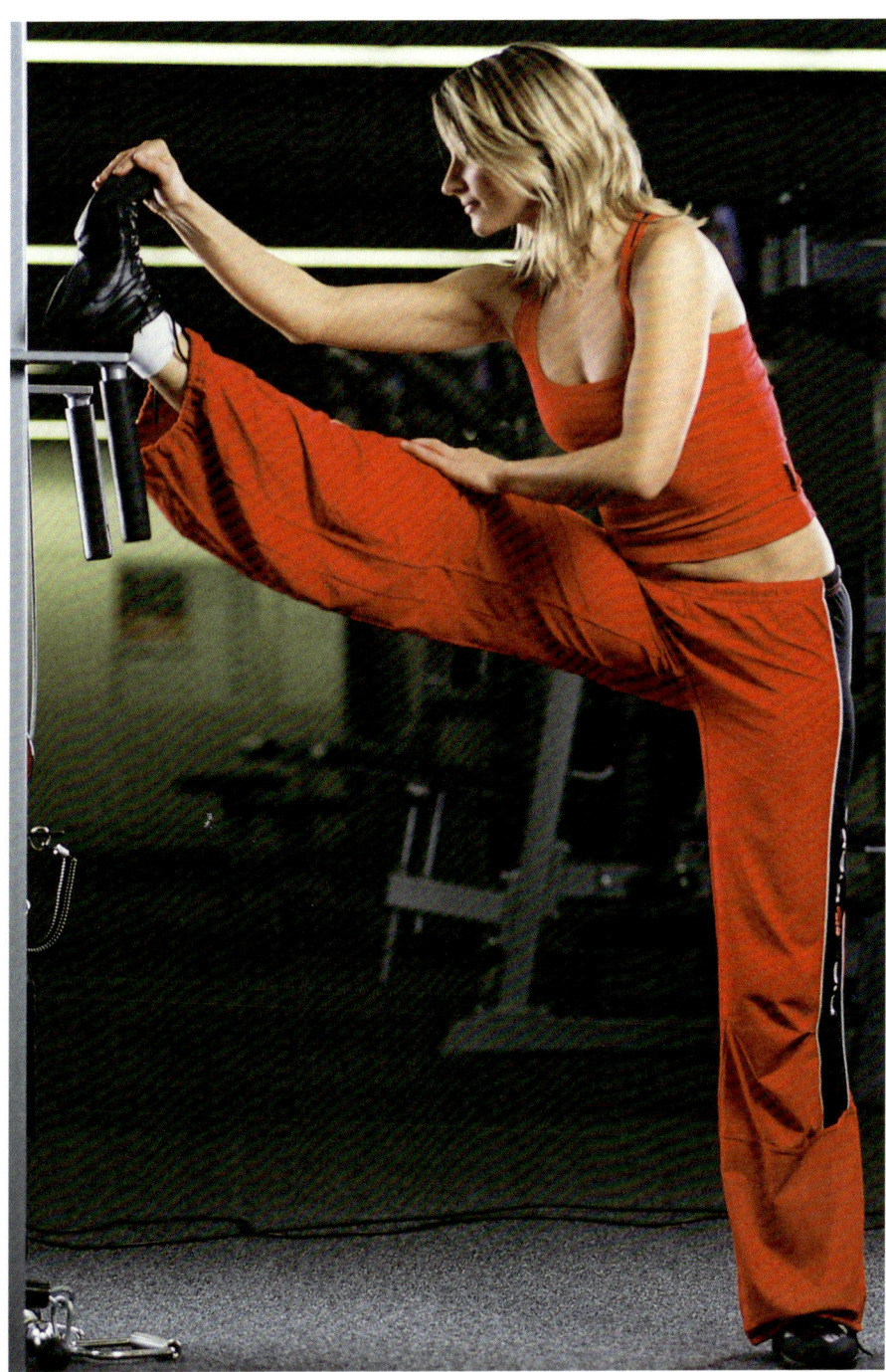

Bild 56:
Dehnung
der hinteren
Ober-
schenkel-
muskulatur

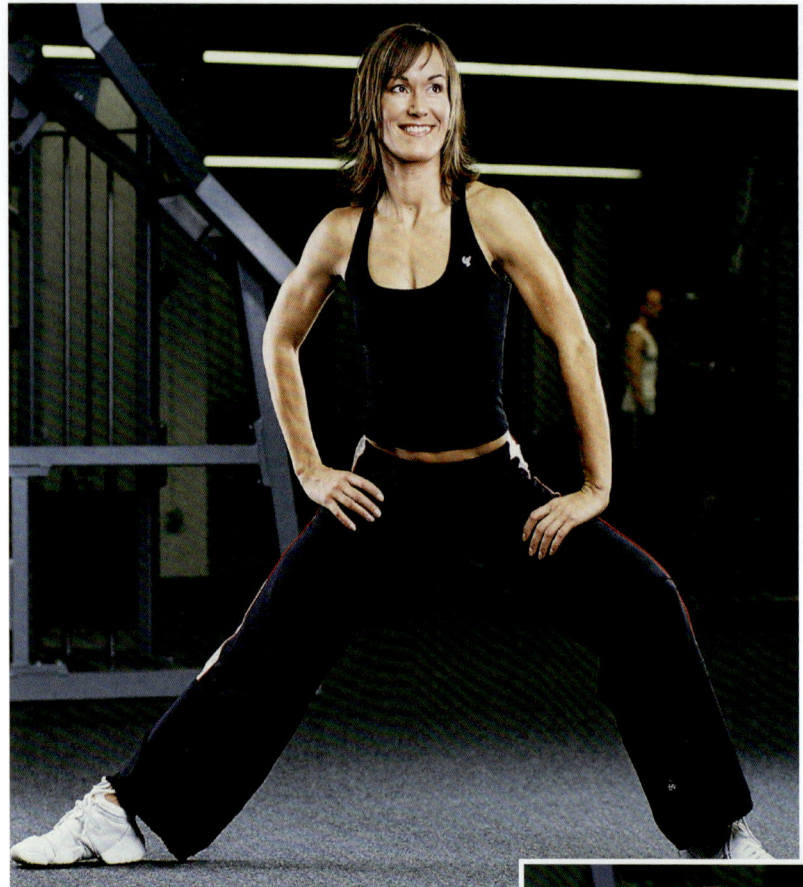

Bild 57: Dehnung
der Adduktoren

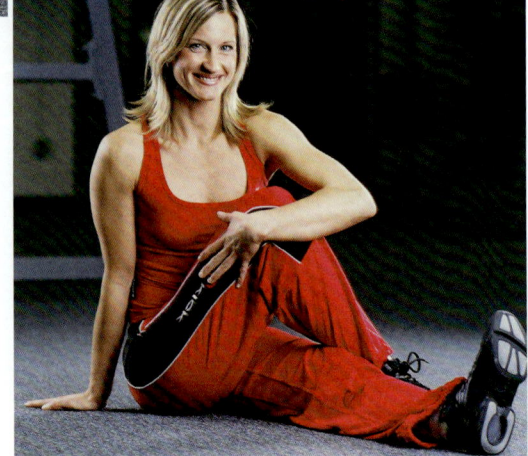

Bild 58: Dehnung
der Abduktoren

BAUCHMUSKULATUR UND RÜCKENSTRECKER

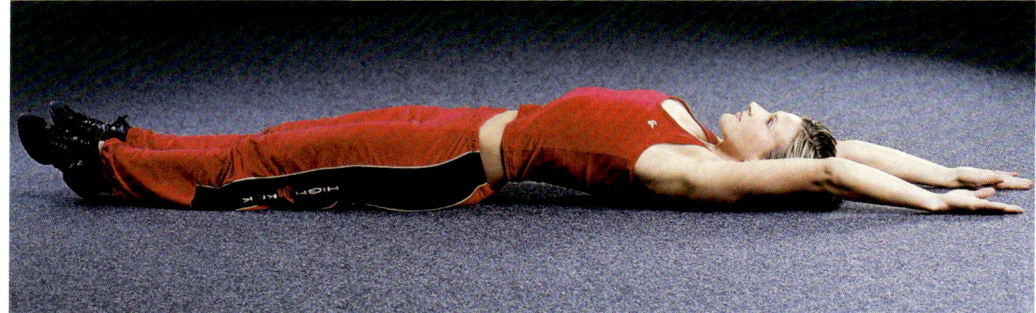

Bild 59: Dehnung der Bauchmuskulatur

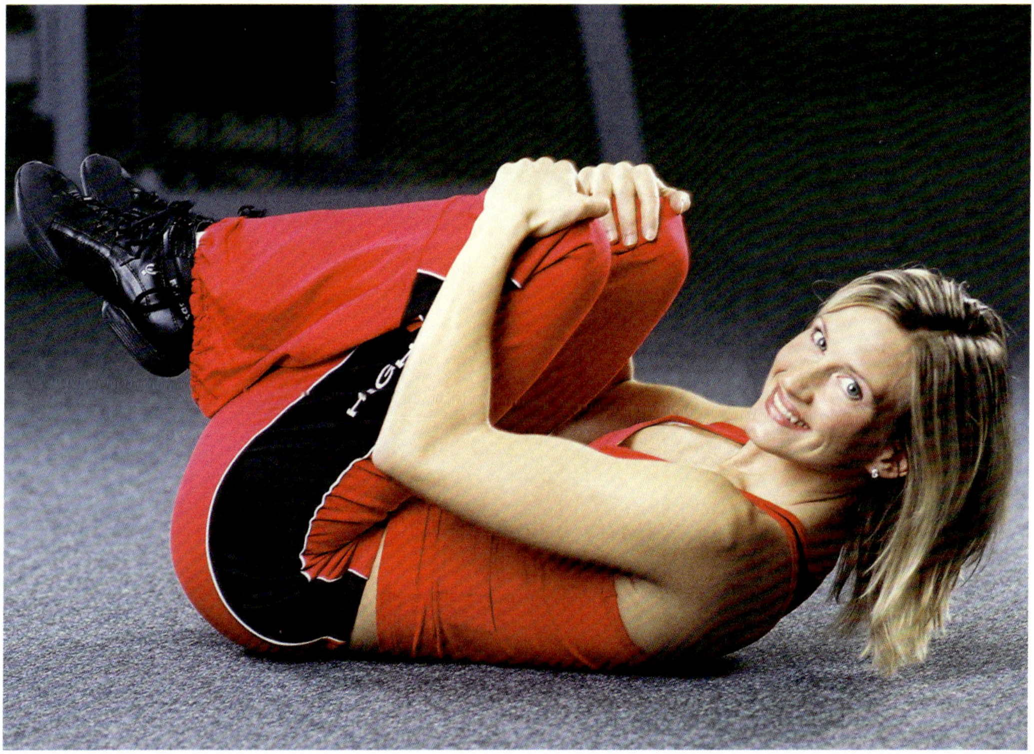

Bild 60: Dehnung des Rückenstreckers

BRUSTMUSKULATUR

Die Dehnung des Brustmuskels ist als Partnerübung dargestellt. Weichen Sie dem Dehnungsreiz nicht aus, indem Sie die Schultern nach vorn drehen. Die Dehnung der Brustmuskulatur ist besonders wichtig für Sportler mit einem Rundrücken.

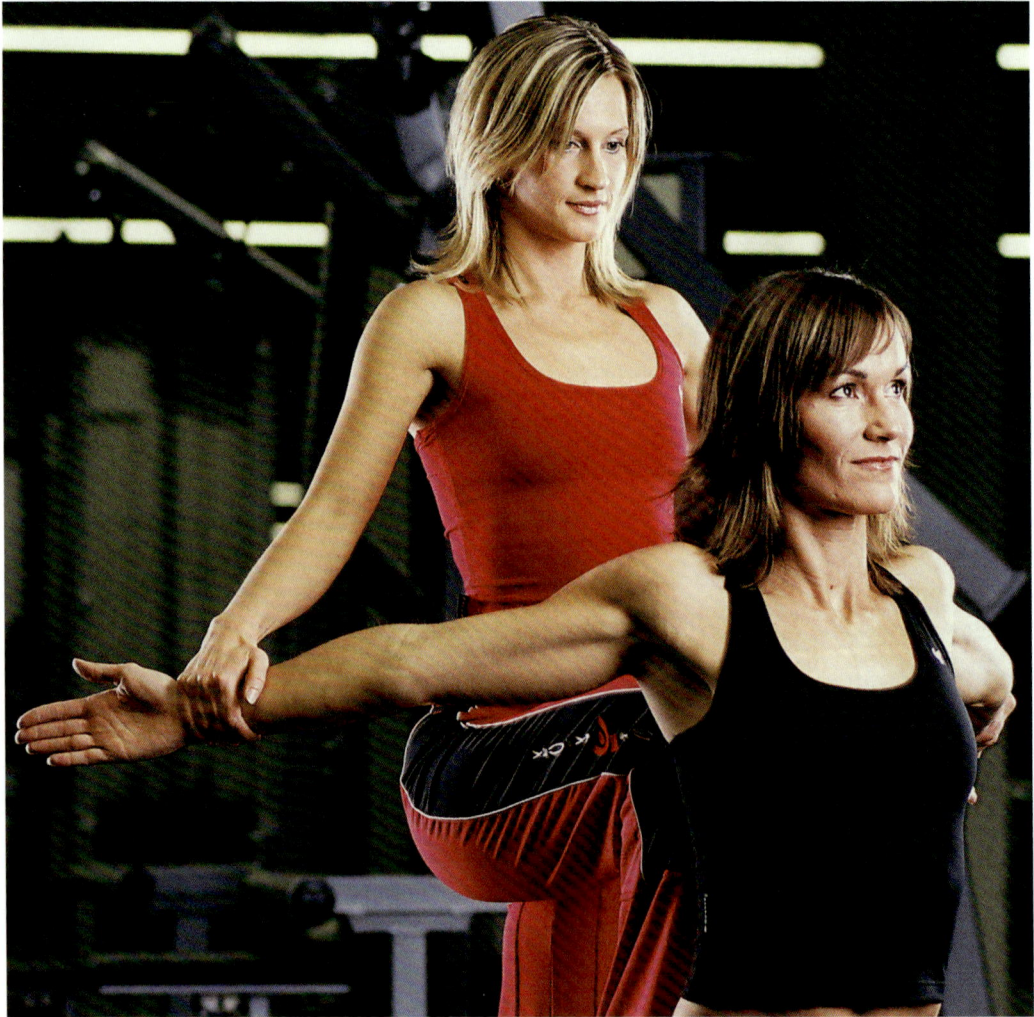

Bild 61: Dehnung der Brustmuskulatur

SCHULTERMUSKULATUR, ARMSTRECKER UND ARMBEUGER

Auf dem Bild unten sehen Sie eine Möglichkeit, Ihre vordere Schultermuskulatur zu dehnen. Die Dehnung der hinteren Schulter und der Rückenmuskulatur zeigt Bild 63 und 64 auf der folgenden Seite oben, während auf dem rechten Bild die Dehnung des Armstreckers und des Latissimus demonstriert wird. Auf dem Bild 65 auf der folgenden Seite unten sehen sie die Dehnungsübung für den Armbeuger.

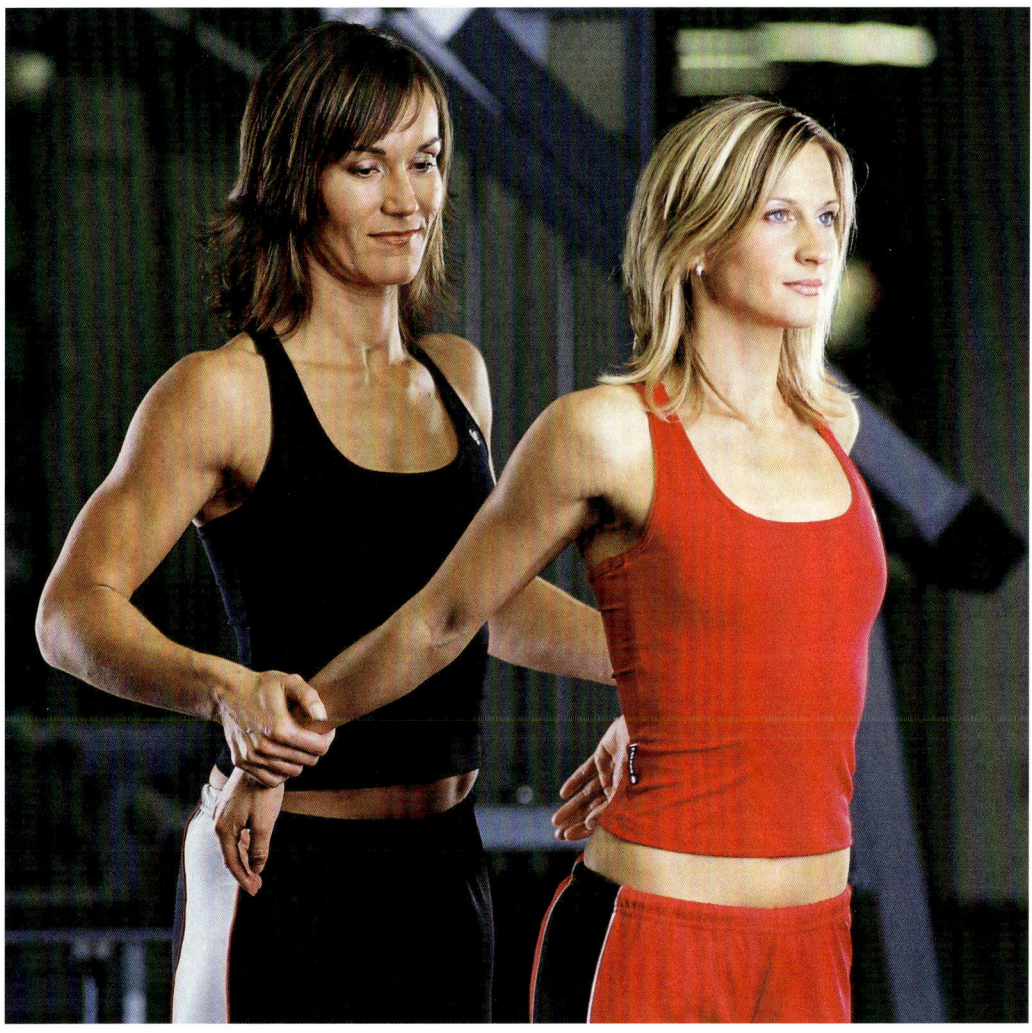

Bild 62: Dehnung der vorderen Schulter

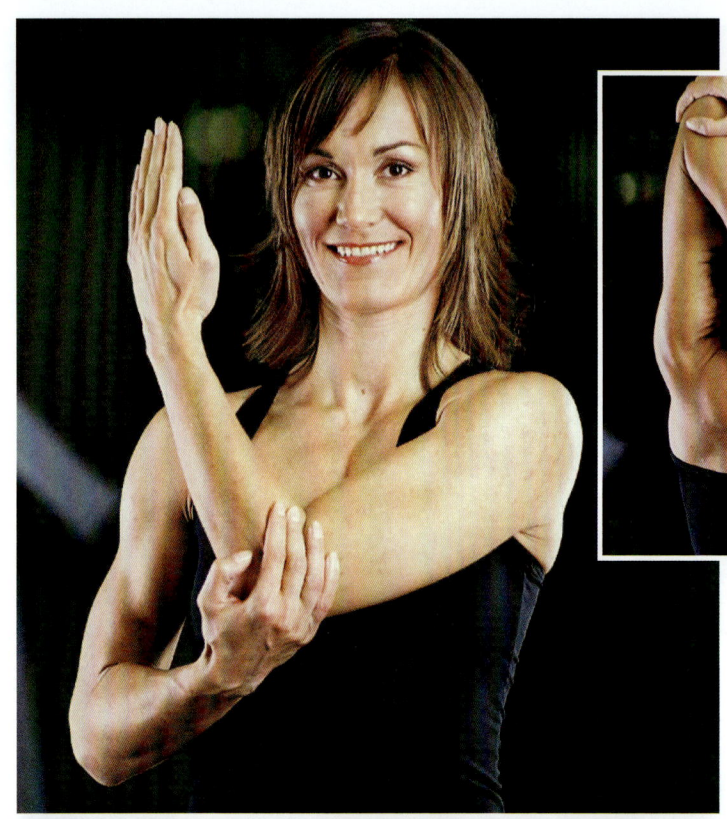

Bild 63: Dehnung
des Armstreckers
und des Latissimus

Bild 64: Dehnung der
hinteren Schulter

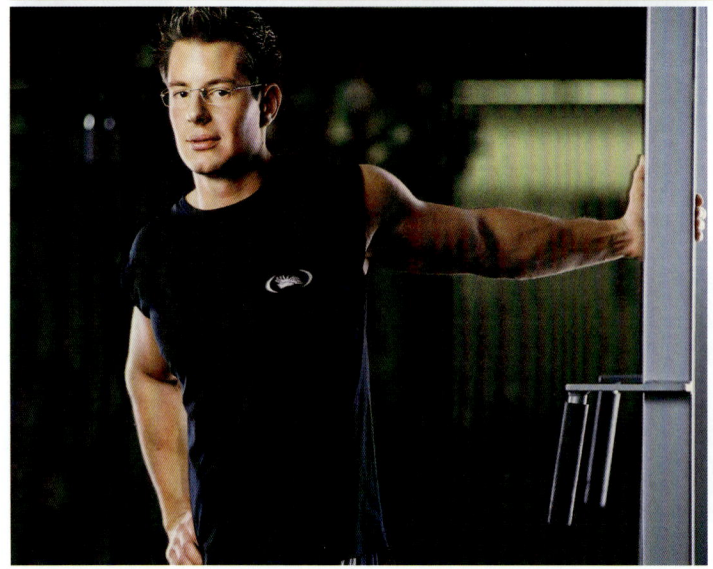

Bild 65: Dehnung
des Armbeugers

SIE HABEN DIE WAHL!

Nun liegt es an Ihnen, sich aus der Vielzahl der Ausdauer-, Kraft- und Beweglich-keitsübungen die entsprechenden auszuwählen. Während das bei den Ausdauer- und Beweglichkeitsübungen kein großes Problem darstellt, tun sich viele Sportler bei der Auswahl geeigneter Kraftübungen schon schwerer. Sie sind der Ansicht, dass Sie Ihre Muskeln mit vielen verschiedenen Übungen trainieren müssen, um sie aus unterschiedlichsten Gelenkwinkeln und Ansatzpunkten zu belasten, nur so sei maximales Muskelwachstum möglich. Warum aber Armbeugen an der Langhantel, Armbeugen an der Kurzhantel, Armbeugen an der SZ-Stange, Armbeugen an der Maschine und eventuell auch noch Kabelziehen, alles für den Bizeps? Es gibt Sport-ler, denen selbst das noch nicht reicht. Mit erstaunlichem Einfallsreichtum erweitern sie das im Fitnesscenter bereits vorhandene Angebot an Übungen um immer neue, zum Teil recht waghalsige Konstruktionen und Aufbauten. Ist das wirklich notwen-dig?

Dem Bizeps dürfte es doch eigentlich ziemlich egal sein, ob Sie eine lange oder eine kurze Hantelstange in der Hand halten. In beiden Fällen beugen Sie das Ellbogen-gelenk. Natürlich – es ist vom Trainingseffekt her schon ein Unterschied, ob sich Ihr Ellbogen vor, hinter oder neben dem Körper befindet, wenn Sie ihn beugen. Die eine Version belastet mehr den inneren, die andere mehr den äußeren Muskelkopf. Es ist sicher auch etwas anderes, ob Sie eine Langhantel oder eine SZ-Stange in der Hand halten. Aber ist das für Ihre Muskelentwicklung auch entscheidend, oder lenkt es nicht viel eher vom Wesentlichen ab?

Sicher ist, dass viele unterschiedliche Übungen auch viele Sätze erfordern. Je mehr Sätze Sie jedoch durchführen, desto weniger Intensität bleibt für den einzelnen Satz. Kraft und Muskelwachstum setzen aber ein intensives Training voraus, und dem widerspricht nun einmal ein hoher Umfang. Machen Sie sich klar, dass Ihr Bizeps-training nicht dadurch effektiver wird, dass Sie ständig auf der Suche nach neuen Übungen sind. Was Sie mit ganz normalen Langhantelcurls nicht erreichen, das er-reichen Sie auch mit keiner anderen Übung.

Also nur eine Übung pro Muskel? Langhantelcurls für den Bizeps, Situps für den Bauch und Bankdrücken für die Brust? – Nein, so war das nicht gemeint. Die vie-len verschiedenen Übungen, mit denen Sie Ihre Muskeln trainieren können, haben durchaus ihren Sinn. Entscheidend ist, dass Sie die Kriterien kennen, nach denen

Sie aus der Fülle der Möglichkeiten auswählen. Wann beispielsweise bevorzugen Sie für Ihr Beintraining den Beinstrecker, wann die Beinpresse und wann Kniebeugen? Orientieren Sie sich bei der Wahl der richtigen Übung an Ihren Fähigkeiten, an Ihren körperlichen Voraussetzungen, an Ihren Trainingszielen und an Ihren persönlichen Vorlieben.

IHRE VORLIEBEN

Einige Übungen scheiden schon deshalb aus, weil Sie Ihnen keinen Spaß machen. Ersetzen Sie diese ruhig durch andere Übungen – andere Übungen, aber für die gleiche Muskelgruppe, versteht sich. Gehen Sie an die Beinpresse, wenn Sie die Hackenschmidt-Kniebeugen nicht mögen. Achten Sie aber darauf, dass Ihre Alternativübung tatsächlich einen vollwertigen Ersatz darstellt. So sind Situps, wie wir bereits festgestellt haben, kein Ersatz für Bauchpressen, und das Wadenheben sitzend kann die stehende Version nicht ersetzen.

Entscheidender als Ihre persönlichen Vorlieben sind jedoch Ihre aktuellen Fähigkeiten. Das heißt: Es ist schön, wenn Ihnen eine Übung Spaß macht, wichtiger ist aber, dass Sie sie beherrschen.

IHRE AKTUELLEN FÄHIGKEITEN

Kniebeugen, Kreuzheben oder vorgebeugtes Rudern beispielsweise haben unter gesundheitlichem Aspekt ein sehr negatives Image. Dafür verantwortlich sind jedoch weniger die Übungen als vielmehr die Sportler, die sich bei diesen Übungen immer wieder überfordern. Hin und wieder hört man selbst von Fachleuten, Hanteln seien „Bandscheiben-Killer" und hätten deshalb im Fitnessbereich nichts verloren. Das ist falsch!

Hand aufs Herz, würden Sie als Turner gleich einen Handstand auf einem Barren versuchen, obwohl Sie noch gar keinen Handstand können? Wahrscheinlich nicht! Was für den Handstand gilt, das gilt auch für das Hanteltraining. Versuchen Sie sich nicht gleich an Kniebeugen mit hohem Gewicht, wenn Sie noch keine Kniebeugen können. Üben Sie den Bewegungsablauf ohne Belastung, und trainieren Sie derweil an Maschinen, die Ihnen aufgrund der geführten Bewegungen eine risikolose Kräftigung Ihrer Muskulatur erlauben. Erst wenn Sie auf diese Weise ein ausreichend starkes Muskelkorsett aufgebaut und den Bewegungsablauf hinreichend geübt haben, sollten Sie beginnen, mit freien Gewichten zu trainieren, die dann allerdings einige Vorteile bieten. Zum einen schulen Sie an der Hantel neben der Kraft auch die Koordination, da die Bewegungen nie eingelenkige Bewegungen sind, und zum anderen trainieren Sie immer auch die unterstützende und stabilisierende Muskulatur mit. Damit gemeint sind diejenigen Muskeln, die einem Gelenk die notwendige Stabilität geben. Gerade dieser schützende Aspekt des Hanteltrainings ist für den Fitnesssportler ein wichtiges Argument, schwierigere Übungen wie die Kniebeuge zu erlernen.

Es gibt darüber hinaus aber auch noch einen ganz praktischen Aspekt, der das Hanteltraining für Fitnesssportler attraktiv macht: – Der geringe Zeitaufwand. Sie kräftigen z. B. mit der Kniebeuge allein die Oberschenkel vorn und hinten, innen und außen, die Waden, den Gesäßmuskel und die gesamte Rückenmuskulatur. Bei isoliertem Training müssten Sie dafür mindestens sieben verschiedene Übungen durchführen.

IHRE KÖRPERLICHEN VORAUSSETZUNGEN

Eine Einschränkung in der Übungsauswahl erfahren Sie durch körperliche Handicaps wie Rücken- oder Gelenkbeschwerden, Muskel- oder Sehnenverletzungen, Herz-Kreislauf-Probleme und so weiter. Bei Rückenbeschwerden beispielsweise sollten Sie auf alle freistehenden Übungen verzichten, die das Heben von Gewichten über oder vor dem Körper erfordern, z. B. Schulterdrücken, Frontheben, Kreuzheben, Knie-beugen, Langhantelcurls oder vorgebeugtes Rudern. Weichen Sie in diesem Fall auf Alternativübungen aus, die Ihnen eine Kräftigung Ihrer Muskulatur bei weitestgehender Schonung von Wirbelsäule und Gelenken erlauben. Dazu zählen Kurzhantelcurls und Seitheben, beides sitzend an der Schrägbank, oder auch „reverse butterflys". Bereiten Sie Ihren Rücken derweil durch gezielte Übungen, z. B. Rückenstrecken und Bauchpressen, gefahrlos auf die Übungen mit freien Hanteln und auf höhere Belastungen vor.

Haben Sie Probleme mit dem Herzen? Dann vermeiden Sie Pressatmung. Verwenden Sie grundsätzlich nur so hohe Gewichte, dass Sie bei der Ausführung Ihrer Übungen nicht die Luft anhalten (pressen) müssen, sondern problemlos durchatmen können. Gerade im Kraftsport dürfen Herzbeschwerden nicht auf die leichte Schulter genommen werden. Trainieren Sie nur nach Absprache mit Ihrem Arzt!

Lassen Sie darüber hinaus alle Übungen aus, die Ihnen Schmerzen bereiten – oder zumindest, solange sie Ihnen Schmerzen bereiten. Schmerzen sind Warnsignale, die Sie nicht ignorieren sollten. Andernfalls laufen Sie Gefahr, dass Ihre Beschwerden chronisch werden, das heißt: Sie werden sie nicht mehr los. Trotz all dieser Einschränkungen darf gesagt werden, dass Personen mit körperlichen Handicaps im gutgeführten Fitnesscenter bestens aufgehoben sind. Nirgendwo sonst besteht die Möglichkeit, den Muskel und auch das Herz-Kreislaufsystem so gezielt und fein dosiert zu trainieren, wie im Sportstudio.

IHR TRAININGSZIEL

Neben Ihren Vorlieben, Fähigkeiten und körperlichen Voraussetzungen entscheidet natürlich nicht zuletzt auch Ihr Trainingsziel über die Auswahl geeigneter Übungen. Möchten Sie kräftiger werden oder ausdauernder, Muskulatur aufbauen oder Fettgewebe reduzieren? Für jedes dieser Ziele gibt es geeignete Trainingsübungen.

Gewichtsreduktion

Auch wenn es sich logisch anhört, dass Sie Übungen für den Bauch machen sollten, wenn Sie am Bauch Fett abnehmen möchten, so ist es dennoch falsch. Mit Übungen wie Bauchpressen (Crunches) kräftigen und straffen Sie zwar die Bauchmuskulatur, nur Ihr Fett werden Sie damit nicht los. Den Abbau Ihrer Fettdepots erreichen Sie vielmehr über einen hohen Energieverbrauch.

Da der größte Verbraucher unter Belastung der Muskel ist, sollten Sie viele und große Muskeln in Bewegung setzen, um Ihrem Körperfett zu Leibe zu rücken. Dafür bieten sich vor allem Dauerleistungsgeräte wie das Fahrradergometer oder das Laufband an oder aber Kniebeugen, Kreuzheben, Bankdrücken oder Klimmzüge an den Kraftgeräten. Aber auch ein Zirkeltraining, bei dem Sie Übungen hintereinanderschalten, die große Muskelgruppen belasten, wird Sie Ihrem Ziel, das Gewicht zu reduzieren, näher bringen. Wesentlich näher als Bauchübungen!

Kann man den Muskel formen?

Mit falschen Vorstellungen werden häufig auch die Übungen für den Muskelaufbau ausgewählt. So geht beispielsweise das Gerücht um, Bankdrücken mit breitem Griff trainiere mehr die äußere Brust, ein enger Griff die innere, Schrägbankdrücken mit dem Kopf nach oben die obere Brust und Schrägbankdrücken mit dem Kopf nach unten die untere. Wenn dem wirklich so wäre, sollten Sie auf keinen Fall längerfristig Schrägbankdrücken mit dem Kopf nach oben und breitem Griff mit der entgegengesetzten Variante kombinieren, also Schrägbankdrücken mit dem Kopf nach unten und engem Griff. Damit würden Sie schließlich nur Ihre obere/äußere und untere/innere Brust trainieren, während sich Ihre innere/obere und äußere/untere Brust nicht entwickeln würde. Wie sähe das denn aus? – Glücklicherweise ist dem nicht so.

Wenn der Muskel kontrahiert, dann in seiner Gesamtheit und nicht etwa nur der innere oder der äußere Anteil. Mit anderen Worten: Es gibt weder ein gezieltes Training für die innere noch für die äußere Brust.

Anders verhält es sich in der Tat mit dem oberen und dem unteren Anteil des Brustmuskels, da es sich hierbei um zwei verschiedene Muskeln einer Muskelgruppe handelt, die selbstverständlich auch gezielt trainiert werden können. Normalerweise ist das jedoch nicht erforderlich. Trainieren Sie jeden Muskel in seiner Gesamtheit, und setzen Sie spezielle Übungen nur dann ein, wenn ein Anteil dieses Muskels unterentwickelt ist und gezielt aufgebaut werden soll.

Kraft- und Muskelaufbautraining

Im Bereich Kraft- und Muskelaufbautraining gibt es andere, wichtigere Kriterien, nach denen Sie Ihre Übungen auswählen sollten, z. B. die Bewegungsdynamik. So benötigen Sie für das intramuskuläre Koordinationstraining explosiv-dynamische Bewegungen, für den Muskelaufbau jedoch eine gleichmäßig-kontinuierliche Ausführung der Übungen.

Für eine explosiv-dynamische Bewegungsausführung zur Verbesserung der intramuskulären Koordination sind Kabelzuggeräte sicher weniger geeignet als die freie Hantel. Wählen Sie also für ein Training mit hohen Gewichten (2 bis 6 Wiederholungen) und explosiven Bewegungen nicht das Kabelziehen, sondern das Bankdrücken – und nicht den Beinstrecker, sondern die Kniebeuge.

Für das Muskelwachstum wählen Sie kontinuierliche Bewegungen mit mittlerem Gewicht (6 bis 12 Wiederholungen). Dafür eignen sich Maschinen ebensogut wie freie Hanteln. Das heißt, sollten Sie Ihre Bewegungen nicht explosiv, sondern mit einer ruhigen, gleichmäßigen Kraftentfaltung ausführen, erreichen Sie das mit Kniebeugen ebensogut wie an der Beinpresse oder am Beinstrecker.

Kabelzuggeräte bieten jedoch eindeutig einen Vorteil, wenn Sie mit leichten Gewichten trainieren, da Sie Ihren Muskel über den Kabelzug ständig unter Spannung halten. Mit der freien Hantel dagegen ergeben sich kurzfristige Entspannungsphasen immer dann, wenn Sie Ihre Gelenke durchstrecken. Um eine ständige Spannung des Muskels zu erreichen, müssten Sie beim Bankdrücken beispielsweise die Bewegung bereits kurz vor der Armstreckung abbrechen, während die Butterflymaschine die volle Spannung über den gesamten Bewegungsablauf gewährleistet.

IHR TRAININGSPROGRAMM

Auch Ihr Trainingsprogramm könnte einen entscheidenden Faktor bei der Übungsauswahl darstellen. Wenn Sie beispielsweise nach dem Pull-and-Push-System die
Muskelgruppen Brust, Schultern und Trizeps an ein und demselben Tag trainieren,
sollten Sie für Ihr Brust- und Schultertraining zumindest einige Übungen wählen,
die den Trizeps nicht belasten, z. B. Butterfly, Seitheben und so weiter. Würden Sie
schon während des Brusttrainings ausschließlich den Trizeps belastende Übungen
wie Bankdrücken, Schrägbankdrücken und Kurzhanteldrücken durchführen, könnten Sie sich im Anschluss daran ein spezielles Trizepstraining sicher sparen, da Ihr
Trizeps bereits bei allen Brustübungen mitbelastet wurde.

TRAININGSPRINZIPIEN

Im letzten Kapitel haben Sie die Übungen für das Ausdauer-, das Kraft- und das Beweglichkeitstraining kennen gelernt. Nun könnte man meinen, dass Sie diese Übungen nur noch fleißig ausführen müssen, um fit zu werden. Leider aber reicht das nicht aus.

Allein das Ausführen der Übungen wird Sie nicht zum Erfolg führen, denn wäre es ausreichend, einfach nur Übungen auszuführen, damit sich die Muskeln straffen, Gewichte zu stemmen, um Muskeln aufzubauen und um fit und gesund zu werden, dann müssten alle diejenigen, die körperlich schwer arbeiten, am Ende ihrer beruflichen Laufbahn durchtrainiert, fit und gesund sein. Das sind sie aber nicht. Eher reichen sie nach Jahren schweren Gewichtehebens die Frührente ein.

Allein das Heben von Gewichten, das Ausführen von Übungen, ist eben noch kein Training und wird Sie Ihren Zielen nicht näher bringen. Training ist vielmehr ein geplanter Prozess, der biologischen Regeln unterliegt. Nur wer diese Regeln kennt und in seinem Training berücksichtigt, erreicht die gewünschten Anpassungen des Organismus, sei es die Straffung und Kräftigung des Muskels, Muskelwachstum oder aber Ausdauerverbesserungen und Gewichtsabnahme.

Gleichgültig also, ob Sie Muskeltraining als Körperpflege betreiben oder sportlich ganz hoch hinaus wollen, ob Ihr Muskel aufgebaut oder nur straffer werden soll, ohne die Beachtung der in diesem Kapitel behandelten Trainingsregeln werden Sie allein durch das Ausführen von Übungen Ihre Ziele nicht erreichen. Beginnen wir deshalb gleich mit einer der wichtigsten dieser Regeln, dem Prinzip der Superkompensation.

DAS PRINZIP DER SUPERKOMPENSATION

Der Begriff „Superkompensation" beschreibt die Fähigkeit des Körpers, nach ermüdenden Belastungen Schwachstellen zu verstärken. Ein gutes Beispiel ist die Narben- oder Hornhautbildung. Durch Reiben an einer Hantel werden an der Handinnenfläche Hautschichten zerstört. Der erhöhte Verschleiß veranlasst den Organismus, das vernichtete Gewebe nicht nur zu erneuern (kompensieren), sondern vorbeugend durch den zusätzlichen Aufbau von Hornhaut zu verstärken (superkompensieren). Die Schwielenbildung ist also ganz offensichtlich eine Schutzmaßnahme des Organismus gegenüber erneuten zerstörerischen Belastungen. Nicht anders ist auch die positive Anpassung des Herz-Kreislaufsystems an ein Ausdauertraining sowie der Kraftzuwachs, das Muskelwachstum und die Straffung des Muskels als biologische Anpassung an ein Krafttraining zu verstehen.

DER AUFBAU NACH DEM ABBAU

Es ist Ihnen sicherlich schon einmal aufgefallen, wie schwer nach dem Training das Treppensteigen fällt. Die Beinmuskulatur ist ermüdet. Nach ein oder zwei Tagen hat sich der Körper jedoch erholt, und anschließend sind Sie leistungsfähiger als zuvor. Diese Beobachtung zeigt das Prinzip des Trainings (siehe Abb. 2).

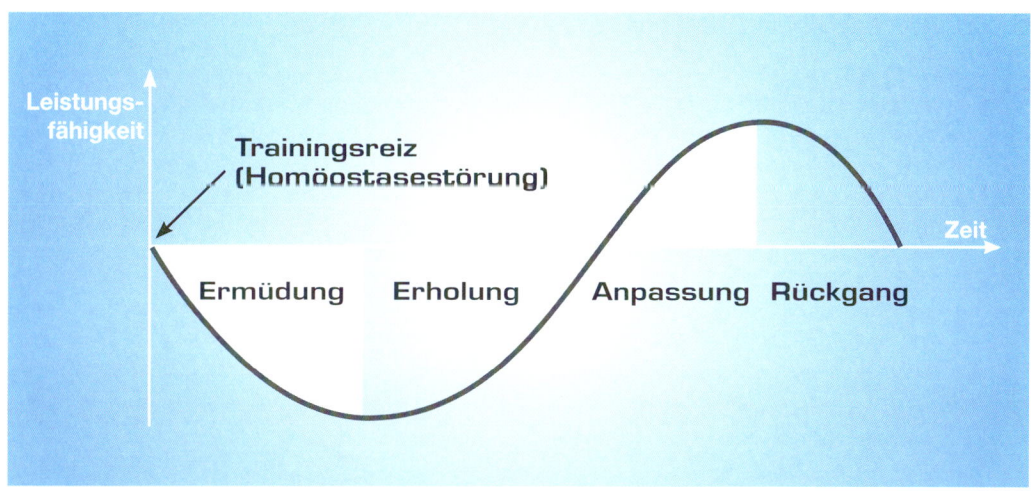

Abb. 2: Modell der Superkompensation (Ermüdung – Erholung – Anpassung)

Entsprechend dieses Prinzips befindet sich der Körper normalerweise in einem Zustand des biochemischen Gleichgewichtes, der sogenannten Homöostase. Durch Belastung im Training wird dieses innere chemische Gleichgewicht gestört. Die Störung der Homöostase ist der auslösende Reiz für die Anpassung des Organismus. Optimal genutzt wird dieser Schutzeffekt des Körpers, wenn ein erneuter Trainingsreiz möglichst im höchsten Punkt der Anpassung gesetzt wird. Nur so ist eine effektive Anpassung des Leistungsniveaus erreichbar.

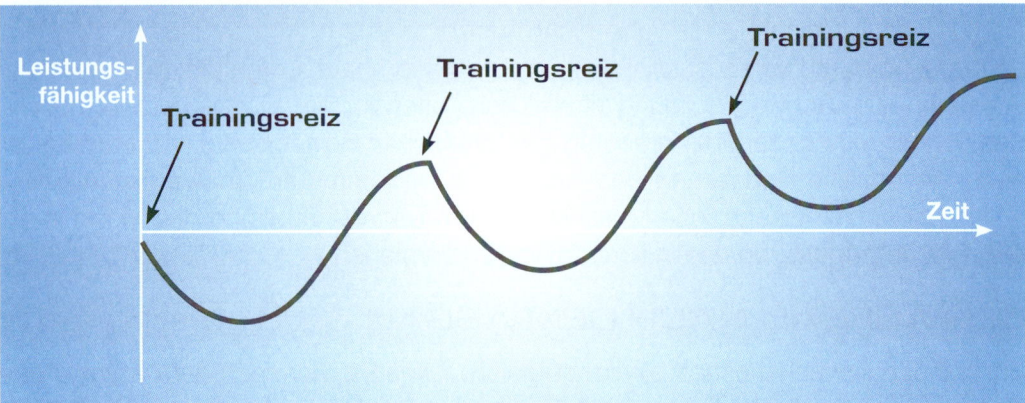

Abb. 3: Optimale Pause

Genauso deutlich zeigt Abbildung 4, dass ein Training mit zu kurzen Erholungsphasen ins Stadium des Übertrainings führen muss, da dem Organismus nicht ausreichend Zeit zur Erholung gegeben wird.

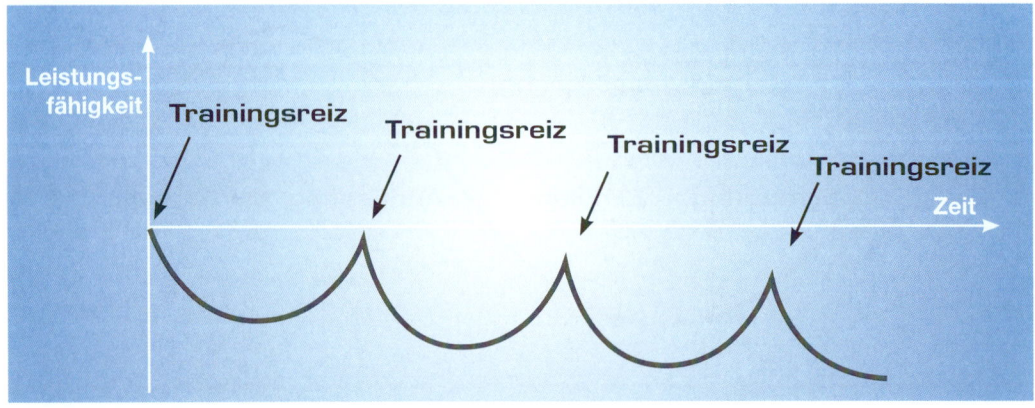

Abb. 4: Zu kurze Pausen

Dass der Körper nicht nur Training, sondern auch Erholungspausen braucht, ist gerade im Hochleistungssport den Athleten oft recht schwer zu vermitteln. „Trotz" härtesten Trainings stagniert oft die Leistung oder sinkt sogar noch ab.

Sind andererseits die Erholungsphasen zu lang, sinkt die Leistungsfähigkeit zurück bis auf das Ausgangsniveau, bevor der nächste Trainingsreiz gesetzt wird. Es erfolgt also keine Leistungssteigerung. Dieses Problem stellt sich häufig im Freizeitsport (siehe Abb. 5).

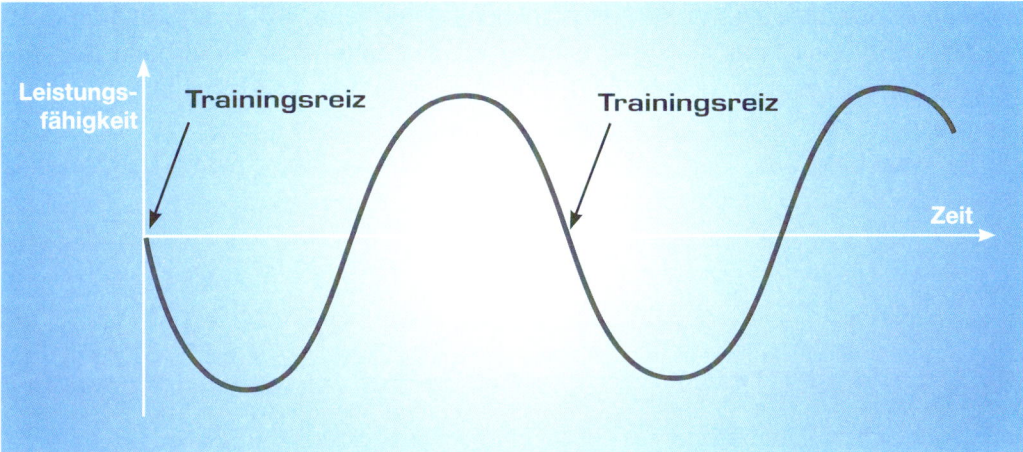

Abb. 5: Zu lange Pausen

DAS RICHTIGE MASS

Der Schlüssel zum Erfolg liegt demnach eindeutig im richtigen Timing von Belastung und Erholung. Den Muskel im oberen Drittel der Superkompensationsphase (Anpassung) erneut zu trainieren, darauf kommt es an. Aber woran erkennt man diesen Zeitpunkt? Wie lang muss die Erholungsphase nach einem Training sein?

In der Sportwissenschaft ist die Überprüfbarkeit des optimalen Belastungszeitpunktes nur ansatzweise geklärt. Bisher dienten als Gradmesser vor allem Erfahrungswerte sowie das persönliche Wohlbefinden. Bedenkt man die Wichtigkeit dieser Frage für den Trainingserfolg, ist eine Orientierung an subjektiven Kriterien jedoch ausgesprochen unbefriedigend, zumal viel zu viele individuelle Faktoren die Dauer der Erholungsphasen stark beeinflussen, wie zum Beispiel das Alter des Athleten, die Trainingsintensität, das Trainingsniveau oder die Belastung im Beruf. Im Kapitel „Trainingsplanung und -protokollierung" halte ich deshalb eine wesentlich genauere Methode für Sie bereit.

KANN MAN SICH STÄNDIG VERBESSERN?

Gehen wir einmal davon aus, Sie seien, nachdem Sie das Kapitel „Trainingsplanung" gelesen haben, in der Lage, das obere Drittel der Superkompensationsphase ziemlich genau zu bestimmen. Dann müssten Sie theoretisch Ihre Leistung von Training zu Training verbessern können. Geht das? – Die meisten Spitzensportler glauben jedenfalls nicht daran. So rechnete mir ein deutscher Meister im Bankdrücken vor, er habe vor fünf Jahren 100 kg in der Bank gedrückt. Hätte er sich seitdem in jeder Trainingseinheit um 2,5 kg verbessert, müsste er heute 1400 kg Bankdrücken schaffen, und das ist natürlich völlig unmöglich. Auf sehr hohem Trainingsniveau hat sich der Organismus an die hohen Trainingsbelastungen weitestgehend gewöhnt. Entsprechend gering fällt die Homöostasestörung und damit auch die Anpassung an die Belastung aus. Den Unterschied zwischen der Trainingsanpassung eines Fitnesssportlers und eines Spitzensportlers zeigt Abbildung 6.

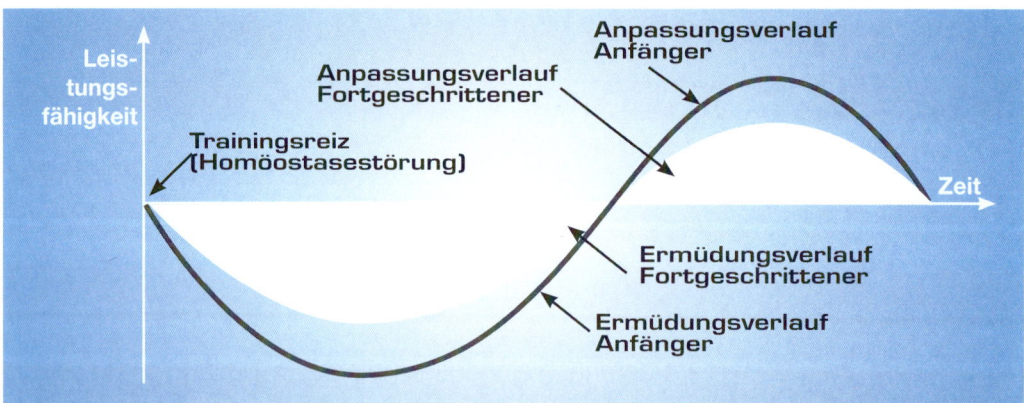

Abb. 6: Vergleich von Ermüdung und Anpassung bei Anfängern und Fortgeschrittenen

Irgendwann hat der Sportler ein Leistungsniveau erreicht, auf dem auch bei optimalem Training die Höhe der Anpassung für weitere Verbesserungen nicht mehr ausreicht. Damit befindet er sich auf einem Leistungsplateau und kommt nicht mehr weiter.

Sie stehen da oben schon lange und kommen auch nicht mehr weiter? Damit müssen und sollten Sie sich nicht zufrieden geben. Im Kapitel „Überlastungsprinzipien" werden Sie Möglichkeiten finden, mit deren Hilfe Sie sich selbst auf höchstem Leistungsniveau wieder verbessern werden. Wie wichtig die Leistungssteigerung für Ihren Trainingserfolg ist, zeigt das nächste Kapitel.

DAS PRINZIP DER STEIGENDEN BELASTUNG

Die Amerikaner kennen dieses Prinzip unter dem Begriff „Overload-Principle". Die Bezeichnung „Overload" ist jedoch irreführend. Es geht nämlich in keiner Weise darum, sich zu überlasten im Sinne von überfordern. Gemeint ist vielmehr, dass nicht tagein, tagaus mit gleichbleibender Belastung trainiert werden darf, weil allein ungewohnte Belastungen zu einer Störung der Homöostase führen.

Sie erinnern sich. Homöostase meint das innere biochemische Gleichgewicht des Körpers. Durch ermüdende Belastungen wird dieses Gleichgewicht gestört. Einer erneuten Homöostasestörung, der Ermüdung im nächsten Training also, versucht der Körper durch Anhebung seiner Leistungsfähigkeit vorzubeugen: Das Prinzip der Superkompensation.

Aufgrund der Leistungsverbesserung wird der Sportler ein Gewicht, welches er zu Beginn gerade bewältigen konnte, nach einer gewissen Trainingsdauer als zu leicht empfinden. Trainiert er mit dieser Belastung weiter, wird der eintretende Ermüdungsgrad entsprechend geringer. Damit verringert sich jedoch auch der Grad der Anpassung bis hin zur völligen Stagnation.

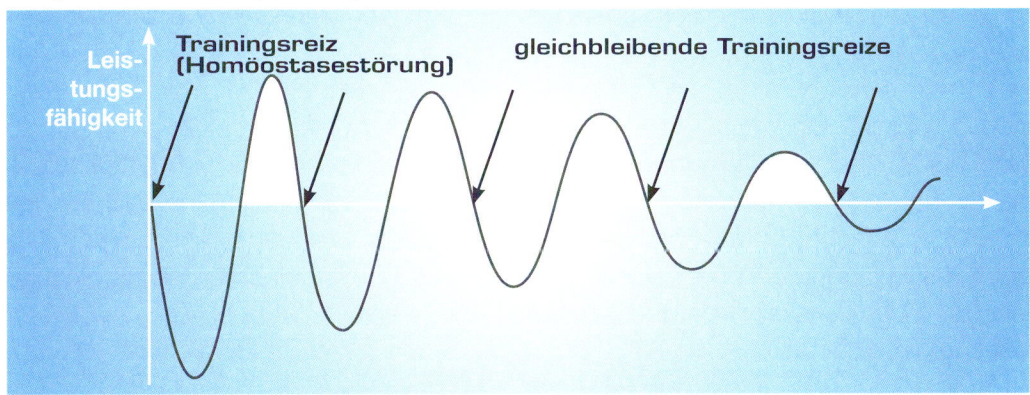

Abb. 7: Homöostasestörung bei gleichbleibenden Belastungen

Gleichbleibende Arbeitsleistungen – denken Sie an den Postboten – führen aufgrund der fehlenden Steigerung der Belastung demnach nicht zu Verbesserungen der Leistungsfähigkeit über ein einmal erreichtes Niveau hinaus.

Das gleiche gilt auch für das Training im Sportstudio: Ein Training mit konstanten Gewichten bedeutet einen Stillstand in der Entwicklung. Das heißt, dass keine weiteren Anpassungen stattfinden, wenn sich der Körper an eine Belastung gewöhnt hat. Es ist also notwendig, die Belastung entsprechend dem Leistungsfortschritt ständig zu erhöhen, um weitere Anpassungen des Organismus zu erzielen. Das Prinzip der Belastungssteigerung gilt dabei für jede Form der Leistungsverbesserung, keineswegs nur für den Muskelaufbau. Auch wenn Sie nur straffen oder an Gewicht verlieren möchten, müssen Sie die Trainingsbelastung steigern.

In diesem Zusammenhang möchte ich auch zu dem Phänomen „Pumpeffekt" Stellung nehmen, da von Sportlern, die sich an dem sogenannten Pumpeffekt orientieren, das Prinzip der steigenden Belastung häufig vernachlässigt wird.

Sie kennen dieses Gefühl wahrscheinlich. Nach einem ermüdenden Satz, in dem man so ca. 8 bis 15 Wiederholungen geschafft hat, fühlt man sich irgendwie angenehm aufgepumpt. Laut Hatfield signalisiert dieses Gefühl eine ganz bestimmte Milchsäurekonzentration im Muskel, die allerdings immer zum gleichen Zeitpunkt auftritt. Damit fehlt das wichtige Element der Belastungssteigerung. Der Pumpeffekt darf deshalb auf keinen Fall als Maßstab für eine ausreichend hohe Belastung herangezogen werden.

Ähnliches gilt für das sogenannte „Instinktprinzip". Dabei ist nicht zu leugnen, dass Ihr „Instinkt" Sie vor offensichtlichen Fehlern schützen kann. So werden Sie beispielsweise bei drohendem Übertraining immer mehr den Spaß an der Sache verlieren und damit automatisch längere Ruhephasen einlegen. Mit „Köpfchen" lässt sich Ihr Training allerdings wesentlich genauer steuern. Orientieren Sie sich deshalb nicht nur an Ihrem Gefühl, sondern an Fakten. Fakten, die Ihnen ein vernünftig aufgebauter Trainingsplan/-protokoll liefert. Mit der Protokollierung der Trainingsleistungen schützt sich nicht nur der Fortgeschrittene vor einem Leistungsstillstand, sondern auch der Anfänger vor Überlastung. Ihr Trainingsplan bzw. Ihr Trainingsprotokoll allein gibt Ihnen verlässlich darüber Auskunft, ob Sie sich in Ihrer Leistung verbessert haben oder nicht.

VIELE WEGE FÜHREN NACH ROM

Steigende Belastung heißt nicht unbedingt die Gewichte erhöhen. Wenn Sie fünf Minuten länger Fahrrad fahren als im letzten Training, ist das ebenso als Leistungssteigerung einzustufen.

Es gibt eine ganze Reihe von Möglichkeiten, die Belastung zu erhöhen. Zum Beispiel durch:
· Steigerung der Trainingseinheiten (Trainingshäufigkeit)
· Steigerung der Sätze (Belastungsumfang)
· Steigerung der Gewichte (Belastungsintensität)
· Steigerung der Wiederholungszahl (Reizdauer)
· oder Verkürzung der Pausen (Reizdichte)

Diese konkreten Möglichkeiten der Belastungssteigerung werden als Belastungsnormative oder auch als Belastungskomponenten bezeichnet.

Grundsätzlich empfiehlt es sich, als erste Belastungskomponente die Trainingshäufigkeit zu erhöhen. Gehen Sie also zuerst einmal häufiger zum Training. Zwei Trainingseinheiten pro Woche sind Minimum. Leistungssportler trainieren nicht selten täglich; wer ganz nach oben will, eventuell sogar zweimal täglich. Ist diese Möglichkeit der Belastungssteigerung ausgeschöpft oder kommt eventuell überhaupt nicht in Betracht – Sie können zeitlich nicht häufiger als dreimal die Woche trainieren –, empfiehlt es sich, den Belastungsumfang durch eine Erhöhung der Satzzahl zu steigern. Allerdings ist auch das für die Mehrzahl der Fitnesssportler nur bis auf ein erträgliches Maß durchführbar. In der Regel reicht ein Belastungsumfang von drei bis sechs Sätzen pro Muskelgruppe völlig aus. Innerhalb dieses gesteckten Rahmens kann nun die Reizdichte erhöht werden. Dafür verkürzen Sie ganz einfach die Pausen zwischen den Sätzen.

Eine weitere Möglichkeit der Belastungssteigerung ist die Erhöhung der Reizdauer. Versuchen Sie sich in jedem Training um eine Wiederholung pro Satz zu verbessern. Der Neueinsteiger sollte erst bei ca. 15 bis 20 Wiederholungen als letzte Belastungskomponente die Intensität, das heißt die Trainingsgewichte steigern.

Jetzt noch einmal kurz in zeitlich richtiger Reihenfolge:
1. Erhöhung der Trainingshäufigkeit von 2 bis auf 7 Tage die Woche
2. Erhöhung des Trainingsumfanges auf 6 und mehr Sätze
3. Erhöhung der Reizdauer bis 25 Wiederholungen pro Satz
4. Verkürzen der Pausen zwischen den Sätzen
5. Erhöhung der Gewichte

Ich möchte an dieser Stelle jedoch schon einmal darauf hinweisen, dass die unterschiedlichen Möglichkeiten, die Belastung zu steigern, auch zu ganz unterschiedlichen Anpassungen im Körper führen. Das heißt, Sie müssen als Fortgeschrittener für das Erreichen eines speziellen Trainingszieles auch eine spezielle Belastungskomponente steigern. Für die Muskelstraffung und den Muskelaufbau in erster Linie die Trainings-intensität, für die Ausdauer den Belastungsumfang. Darauf wird im Kapitel „SAID-Prinzip" noch ausführlich eingegangen.

Die allmähliche und sprunghafte Belastungssteigerung

Die Erhöhung der Belastung kann allmählich oder aber sprunghaft geschehen. Grundsätzlich empfiehlt sich zunächst die allmähliche Belastungssteigerung. Sie ist durch einen gleichmäßigen Anstieg der Belastung in kleinen Stufen gekennzeich-net, je nach individueller Belastbarkeit. Dabei ist eine vorsichtige Annäherung an die Belastungsgrenze unbedingt notwendig, um Anpassungserscheinungen zu erzielen. Die Methode der allmählichen Belastungssteigerung bewirkt eine stabile Anhebung des Leistungsniveaus und ist über einen langen Zeitraum völlig ausreichend, um immer wieder Trainingsfortschritte zu erzielen.

Leider ist die praktische Umsetzung der allmählichen Belastungssteigerung den Sportlern häufig nicht klar. Schaut man sich in den Fitnessstudios um, stellt man fest, dass die Trainierenden zumeist versuchen, mit einem bestimmten Gewicht so viele Wiederholungen wie möglich zu schaffen. Erhöhen sie das Gewicht, versuchen sie nun auch mit dem höheren Gewicht auf Anhieb so viele Wiederholungen wie möglich zu absolvieren. Die Sportler orientieren sich in ihrem Training also eindeutig am Maxi-mum ihrer Leistungsfähigkeit. Sie orientieren sich an dem, was sie in jedem Training maximal zu leisten in der Lage sind. Das hat jedoch schwerwiegende Nachteile:

1. Das Training wird mit zunehmend schwereren Gewichten immer mehr zur Quälerei.
2. Das Training führt beim Versuch, sich von Training zu Training zu verbessern, sehr schnell zu einem Scheitern und damit zu Frustration und zu einer negativen Einstellung zur eigenen Leistungsfähigkeit.
3. Das Training führt zu vorzeitiger Stagnation.

Versuchen Sie deshalb nicht, in jedem Training zu geben, was Sie können. Orientie-ren Sie sich nicht am Maximum Ihrer Leistungsfähigkeit. Orientieren Sie sich vielmehr am Minimum. Orientieren Sie sich an dem, was Sie mindestens schaffen müssen, um sich im nächsten Training verbessern zu können. Dazu ein praktisches Beispiel:

Sie trainieren im Augenblick zwischen 6 und 12 Wiederholungen pro Satz. Das be-deutet, dass Sie mit einem bestimmten Gewicht nur 6 Wiederholungen ausführen, obwohl Sie mehr Wiederholungen schaffen würden. Im nächsten Training absol-vieren Sie 7 Wiederholungen, im nächsten 8, bis Sie 12 Wiederholungen geschafft haben. Bei 12 Wiederholungen erhöhen Sie das Gewicht um die kleinstmögliche

Einheit und beginnen erneut mit 6 Wiederholungen. Auf diese Weise verschaffen Sie sich die Steigerung der Belastung, die Sie benötigen, um ständig leistungsfähiger zu werden.

Tritt dennoch irgendwann ein Leistungsstillstand ein, empfiehlt es sich, die lineare Belastungssteigerung gezielt durch sprunghafte Erhöhungen der Belastung zu unterbrechen, um eine verstärkte Störung der Homöostase und damit eine höhere Anpassung des Organismus herbeizuführen. Durch eine abrupte Anhebung der Intensität oder aber des Trainingsumfanges werden weitere Belastungssteigerungen ermöglicht. Nachteilhaft ist jedoch die Labilität des gewonnenen Leistungsniveaus. Phasen kontinuierlicher Belastungssteigerung bleiben deshalb zur Stabilisierung der erreichten Leistungsspitzen unumgänglich und bestimmen damit auch weiterhin das Training des Fortgeschrittenen.

Die variierende Belastungssteigerung

Ebenso wie die sprunghafte Anhebung der Belastung ist auch jede Form der Abwechslung hilfreich, Leistungsstagnationen zu umgehen. So können Sie beispielsweise innerhalb der gerade erläuterten Belastungsformen die allmähliche und sprunghafte Belastungssteigerung abwechseln. Variiert werden kann aber auch innerhalb der verschiedenen Belastungskomponenten, also die Satzzahl, die Wiederholungszahl, die Pausendauer, die Höhe der Gewichte ebenso wie die Bewegungsdynamik und selbstverständlich auch die Übungen. Wann es beispielsweise sinnvoll ist, Übungen zu variieren, zeigt ein Beispiel aus der Praxis:

Wer länger als ein Jahr im Fitnesscenter trainiert, hat vielleicht schon einmal die Erfahrung gemacht, dass er sich in einer Übung, beispielsweise Bankdrücken, beim besten Willen nicht mehr steigern kann. Frustriert nimmt er Bankdrücken aus seinem Trainingsprogramm und ersetzt diese Übung durch Kurzhanteldrücken. Am nächsten Tag verspürt er Muskelkater. Das hat er mit Bankdrücken schon lange nicht mehr erreicht. Ist nun Kurzhanteldrücken eine bessere Übung als Bankdrücken? Sicher nicht! Was ist wirklich passiert?

Der motorisch-dynamische Bewegungsstereotyp

Ständig wiederkehrende, gleichförmige Bewegungen führen über kurz oder lang zur Einschleifung eines sogenannten motorisch-dynamischen Bewegungsstereotyps. Vergleichbar ist dieses Phänomen mit dem Einschleifen der verschiedenen Bewegungsabläufe beim Auto fahren, ohne das ein sicheres Verhalten im Straßenverkehr nicht denkbar wäre. Wer seine Konzentration dem Schalten der Gänge widmen muss, dem fehlt die Aufmerksamkeit für die Beurteilung der Verkehrslage. Erst wenn die Koordination aller am Auto fahren beteiligten Bewegungsabläufe automatisiert ist, das heißt, jeder Handgriff sitzt, ohne darüber nachzudenken, kann in kritischen Situationen schnell und richtig reagiert werden. So vorteilhaft ein derartiger Bewegungsstereotyp im Straßenverkehr und auch bei technisch schwierigen Bewegungsabläufen im Sport ist, so hinderlich kann er im Training sein.

Bleiben wir zur Erläuterung der Nachteile einer Automatisierung von Bewegungsabläufen doch ruhig beim Beispiel „Auto fahren". Dem Fahrer werden die Schattenseiten besonders bewusst, wenn er vom gewohnten Schaltwagen auf ein Fahrzeug mit Automatikgetriebe umsteigt und versehentlich auf die Bremse tritt, weil er doch eigentlich auskuppeln und schalten wollte.

Etwas ähnliches kennen auch die Leichtathleten. Ihr Nervensystem speichert durch häufiges Laufen der 100 m-Distanz in immer der gleichen Zeit die Geschwindigkeit, mit der sie dabei ihre Arme und Beine bewegen. Sie programmieren einen Bewegungsstereotyp (Geschwindigkeitsbarriere). Auch durch Krafttraining ist die Sprintfähigkeit nun nicht mehr zu verbessern, da der Sportler seine Kraft aufgrund des Bewegungsstereotyps nicht einsetzen kann. Er ist sozusagen der Meinung, dass er seine Arme und Beine nicht schneller bewegen kann. In einem solchen Fall wenden die Leichtathleten einen kleinen Trick an: Sie laufen bergab. Dann geht es nämlich entweder schneller oder „auf die Nase"! Hat das Nervensystem auf diese Weise akzeptiert, dass eine schnellere Bewegungsfrequenz möglich ist, kann der Läufer seine Kraft voll einsetzen und sich erneut verbessern.

Ähnlich sieht es aus, wenn Sportler Bankdrücken über lange Zeit mit immer der gleichen Dynamik, immer den gleichen Gewichten und Wiederholungszahlen ausführen. Die Bewegung schleift sich ein, und jede Änderung, sei es ein höheres Gewicht oder auch nur eine ungewohnte Gelenkwinkelstellung, beispielsweise des Schultergelenkes beim Schrägbankdrücken, führt zum Versagen.

Ungewohnte Bewegungen und abrupte Veränderungen der Belastung beugen der Entstehung eines Bewegungsstereotyps vor. Wenn Sie an eine Leistungsgrenze stoßen, ist es demnach ganz sicher sinnvoll, die Übungen zu variieren. Aber bitte nicht willkürlich. Bedenken Sie, dass Sie sich auf 100 m Sprint auch nur durch Sprinten verbessern können. 100 m Schwimmen helfen Ihnen da wenig. Ebenso können Sie Ihre Leistung im Bankdrücken nur verbessern, indem Sie bankdrücken. Es ist ein grundlegender Fehler, keineswegs nur von Anfängern, planlos nach Lust und Laune beinahe in jedem Training die Übungen zu wechseln. Ein Fehler deshalb, weil jede Leistungsverbesserung abhängig ist von der Regelmäßigkeit und Planmäßigkeit, mit der eine Trainingsbelastung erfolgt. Erst wenn die Einschleifung eines Bewegungs-stereotyps weitere Leistungsverbesserungen unmöglich macht, sollten Sie bestimm-te Übungen zeitweise durch andere ersetzen. Allerdings auch nur, wenn Sie sich sicher sind, dass die Automatisierung der Bewegung tatsächlich für den Leistungs-stillstand verantwortlich ist. Liegt der Fehler woanders, dann kann er auch nur durch andere Maßnahmen abgestellt werden.

Wo der Fehler letztendlich wirklich liegt, kann Ihnen wiederum nur ein vernünftig geführter Trainingsplan (Trainingsprotokoll) verraten. Nur wenn Sie Ihr Training pro-tokollieren, werden Sie auch in der Lage sein, sich nicht am Maximum, sondern am Minimum zu orientieren. Das heißt, nicht in jedem Training zu heben, was Sie schaf-fen, sondern nur etwas mehr als im letzten Training. Woher, wenn nicht aus Ihrem Trainingsprotokoll, können Sie sonst ersehen, was Sie im letzten Training geschafft haben?

DAS PRINZIP DER KONTINUITÄT

Was für die Beibehaltung einer speziellen Übung zutrifft, das gilt natürlich in beson-
derem Maße für die Kontinuität im Training überhaupt. Ein zweiwöchiger Aktivurlaub
im Sommer und zwei Wochen Skifahren im Winter sind sicherlich eine schöne Abwechslung, zur Verbesserung Ihrer biologischen Leistungsfähigkeit tragen sie jedoch
nicht viel bei. Nur kontinuierliches Training bringt Ihnen den Erfolg. Jede Unterbre-
chung, z. B. durch Verletzungen, führt zwangsläufig zu einem Rückgang der Leistungsfähigkeit. Wie schnell sich Ihre Leistung zurückentwickelt, ist dabei zum einen
abhängig von der konditionellen Grundeigenschaft, die Sie trainiert haben – Kraft,
Ausdauer, Schnelligkeit oder Beweglichkeit nehmen unterschiedlich schnell ab –,
und zum anderen von dem Niveau Ihres Trainingszustands. Der Leistungsabfall ist
dabei um so größer, je schneller ein bestimmtes Leistungsniveau antrainiert wurde.
Als Faustregel können Sie festhalten, dass sich Ihre Leistung in ungefähr der Zeit
zurückentwickelt, in der Sie sie antrainiert haben.

DAS SAID-PRINZIP

Gleichgültig welches Trainingsziel Sie verfolgen, die bisher besprochenen Prinzipien, also das Prinzip der Superkompensation, der ständig steigenden Belastung oder der Kontinuität, bilden die Grundlage. Das heißt, egal ob Sie Ihre Kraft steigern oder aber Ihre Ausdauer verbessern wollen, Sie müssen kontinuierlich trainieren, die Belastung ständig erhöhen und die nötigen Ruhephasen einhalten.

Wann aber nun trainiere ich die Kraft und wann die Ausdauer? Wo liegt der Unterschied zwischen einem Muskelaufbau- und einem Muskelstraffungstraining? Welche Trainingsform ist die beste, um etwas gegen mein Übergewicht zu tun? Das sind die Fragen, die Ihnen in diesem Kapitel beantwortet werden sollen.

Was heißt SAID?

SAID ist die Abkürzung von „Specific Adaptation to Imposed Demands", womit ausgedrückt werden soll, dass spezifische Belastungen immer auch zu spezifischen Anpassungen des Organismus führen. Dazu ein einfaches Beispiel: Fahren Sie eine Stunde Fahrrad, trainieren Sie nicht Ihre Maximalkraft, sondern Ihre Ausdauer. Sechs schwere Wiederholungen Kniebeugen dagegen trainieren nicht Ihre Ausdauer, sondern Ihre Kraft.

Während also umfangreiche Belastungen zu Anpassungen des Herz-Kreislauf-Systems führen, bewirkt ein kurzes und intensives Training Veränderungen innerhalb des Muskels. Doch auch der Muskel selbst reagiert in ganz unterschiedlicher Weise auf ein Krafttraining. Seien es die Gewichte, die Wiederholungszahlen, die Bewegungsausführung (explosiv-dynamisch oder kontinuierlich), die Pausen oder die Satzzahl, die verändert werden, jede Veränderung der Belastung führt zu Anpassungen anderer Teilstrukturen des Muskels. Deshalb reicht es an dieser Stelle nicht mehr aus, sich den Muskel als ein Ganzes vorzustellen. Zerlegen wir ihn also in seine Strukturen.

DER AUFBAU DES MUSKELS

Der gesamte Muskel wird von einer Muskelhaut, der Fascie, umspannt. Durchzogen von Nerven und Blutgefäßen, auch Haar- oder Kapillargefäße genannt, fasst er eine Vielzahl von Muskelsträngen zusammen. Der einzelne Muskelstrang wiederum umschließt mit einer Bindegewebshülle eine große Anzahl von Muskelfaserbündeln.

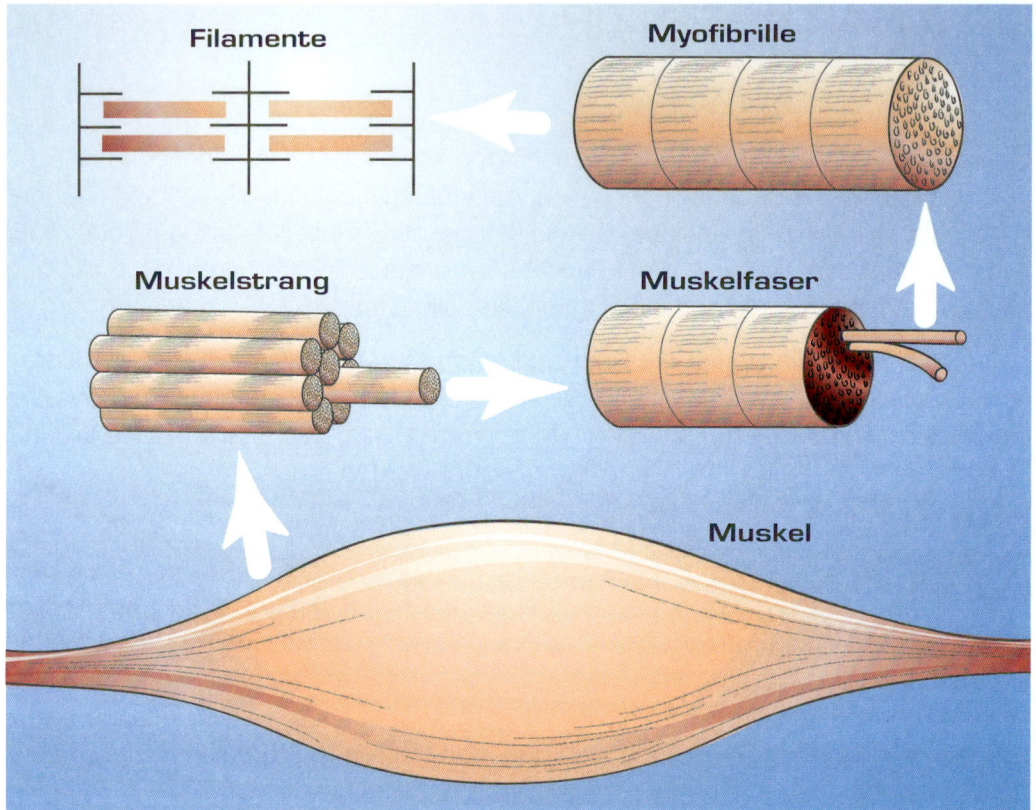

Abb. 8: Aufbau des Skelettmuskels

Innerhalb eines Muskelfaserbündels sind die einzelnen Muskelfasern zusammengefasst, ebenfalls umgeben von einer Bindegewebshülle. Abbildung 8 veranschaulicht
das sicher besser, als man es in Worten ausdrücken kann.

Die roten und die weißen Fasern

Nun sind jedoch die Muskelfasern nicht alle gleich. Man unterscheidet sogenannte
schnell und langsam zuckende oder auch weiße und rote Fasern. Die langsam zuckenden Muskelfasern sind insgesamt schlanker. Ihre rote Farbe erhalten sie durch
einen wesentlich höheren Myoglobingehalt, als ihn die weißen Fasern haben. Mit
dem höheren Myoglobingehalt, dem Sauerstoffspeicher des Muskels, verfügen sie
über eine höhere Kapazität zur Energiegewinnung für Ausdauerleistungen (aerobe
Energiegewinnung). Sie kontrahieren (zusammenziehen) und erschlaffen insgesamt

langsamer als die weißen Fasern und kommen aufgrund ihrer besseren Ausdauer-leistung vorwiegend in der Haltemuskulatur vor, zum Beispiel Bauch und Rücken.

Die schnell zuckenden Fasern sind dicker als die roten und enthalten weniger Myo-globin. Aufgrund ihres blasseren Aussehens werden sie auch als weiße Muskelfasern bezeichnet. Sie verfügen über eine sehr hohe Kapazität für kurzfristige Kraftleistun-gen (anaerobe Energiegewinnung). Die weißen Fasern kontrahieren und erschlaffen schnell und befinden sich vorwiegend in der Bewegungsmuskulatur, zum Beispiel im Beinbeuger.

Ein Blick in die Muskelzelle

Die Muskelfaser ist die eigentliche Muskelzelle. In ihr befindet sich das Sarkoplas-ma – eine salz- und eiweißhaltige Flüssigkeit –, der Zellkern sowie die kontraktilen Myofibrillen, wiederum kleine Eiweißfasern, die für die Zusammenziehung des Mus-kels verantwortlich sind. Im Sarkoplasma, der Muskelflüssigkeit, finden wir große Hohlräume, die sogenannten Mitochondrien. In ihnen findet die aerobe Energiege-winnung statt, das heißt die Verbrennung von Nährstoffen unter Nutzung von Sauer-stoff. Außer den Mitochondrien, die auch als Kraftwerke der Muskelzelle bezeichnet werden, finden wir im Sarkoplasma unter anderem noch den roten Muskelfarbstoff Myoglobin, der als Sauerstoffspeicher dient, und eine gewisse Anzahl an Glykogen-depots. Schauen wir uns in der folgenden Tabelle einmal an, mit welchem Anteil die einzelnen Zellstrukturen am Gesamtvolumen des Muskels beteiligt sind.

Tab. 1: Der Anteil aller am Muskelvolumen beteiligten Zellstrukturen (Hatfield 1984)

Zellstruktur	Ungefährer Anteil am Muskelvolumen
Myofibrillen	20 bis 30 %
Sarkoplasma	20 bis 30 %
Mitochondrien	15 bis 20 %
Kapillargefäße	3 bis 5 %
Fettdepots	10 bis 15 %
Glykogen	2 bis 5 %
Bindegewebe	2 bis 3 %
Sonstiges	4 bis 7 %

Die Tabelle zeigt, dass der Löwenanteil am Gesamtvolumen der Muskelzelle mit jeweils 20 bis 30 Prozent auf die Myofibrillen und das Sarkoplasma sowie mit 15 bis
20 Prozent auf die Mitochondrien entfällt. Einen Blick in die Muskelzelle gestattet die
folgende Abbildung:

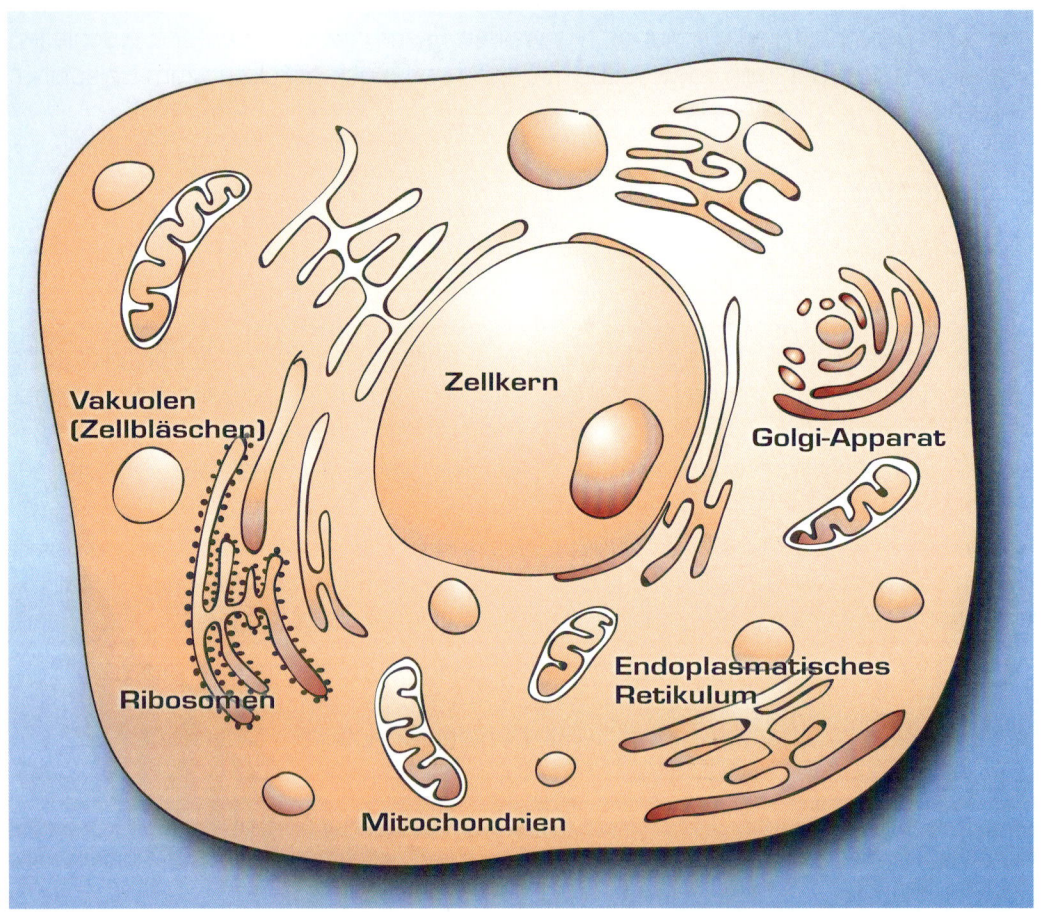

Abb. 9: Ein Blick in die Muskelzelle

Nun stellt sich natürlich die Frage, wie die für den Muskelumfang und seine Leistungsfähigkeit entscheidenden Zellstrukturen zu trainieren sind. Dabei interessiert
uns vor allem das Training der Myofibrillen, der Mitochondrien und des Kapillarsys-
tems.

DIE TRAININGSANPASSUNGEN DES MUSKELS

Mit einer Trainingsform allein sind Anpassungen all dieser Anteile des Muskels nicht zu erreichen. So reagieren beispielsweise die weißen Muskelfasern, deren Wachstumspotential größer ist, in erster Linie auf explosive, die roten vornehmlich auf kontinuierlich-gleichmäßige Bewegungen. Doch auch die einzelnen Zellstrukturen innerhalb der Fasern reagieren immer nur auf spezifische Formen der Belastung. Deshalb sind viele unterschiedliche Trainingsformen nötig, um den Muskel in seiner Gesamtheit zu trainieren.

Das Training der Myofibrillen (Muskelaufbautraining)

Vielleicht haben Sie schon einmal das Vorurteil gehört, Bodybuilder hätten keine Kraft. Nun, was die Maximalkraft angeht, ist das häufig kein Vorurteil, sondern Tatsache. Vorausgesetzt natürlich, dieser Bodybuilder trainiert auch wie ein Bodybuilder, und zwar mit ca. 6 bis 12 Wiederholungen pro Satz bei gleichmäßiger Bewegungsausführung. Das entspräche einer Belastungsdauer von 20 bis 25 Sekunden. Auf ein solches Training reagieren die Myofibrillen mit Dickenwachstum. Der Kraftgewinn steht bei dieser Trainingsform jedoch in keinem Verhältnis zum Wachstum. Das heißt, trainieren Sie ausnahmslos im Bereich von 6 bis 12 Wiederholungen pro Satz, wird Ihr Muskel zwar dicker, im Verhältnis dazu aber nicht stärker. Daher wird diese spezielle Trainingsform auch als reines ,,Muskelaufbautraining" bezeichnet.

Das Training der intramuskulären Koordination (Krafttraining)

Gewichtheber und Kraftdreikämpfer dagegen trainieren in der Regel mit höheren Gewichten (2 bis 6 Wiederholungen pro Satz) und explosiver Bewegungsausführung. Ein solches Training bewirkt weniger Muskelwachstum, dafür jedoch eine Verbesserung der intramuskulären Koordination.

Intramuskuläre Koordination meint den gleichzeitigen Einsatz möglichst vieler Muskelfasern eines Muskels. So ist beispielsweise ein Untrainierter bestenfalls in der Lage, 40 bis 50 Prozent seiner Muskelfasern gleichzeitig anzuspannen. Die restlichen 50 bis 60 Prozent, die auch bei größter Anstrengung nicht mobilisiert werden können, bilden das so genannte Kraftdefizit des Muskels. Ein Training, welches eine Verbesserung der intramuskulären Koordination zur Folge hat, verringert dieses Kraftdefizit. Oder um es anders auszudrücken: Wer über eine gute intramuskuläre Koordination verfügt, ist in der Lage, bis zu 95 Prozent seiner Muskelfasern gleichzeitig anzuspannen. Das hat logischerweise einen Anstieg der Kraftfähigkeit (Maximalkraft) zur Folge, ohne dass der Muskel an Umfang zunimmt.

Klären wir in diesem Zusammenhang auch noch den Begriff „intermuskuläre Koordination". Die intermuskuläre Koordination meint nicht das Zusammenspiel der Fasern eines einzigen Muskels, sondern das Zusammenwirken verschiedener Muskeln in Form einer Muskelkette. Nehmen Sie als Beispiel für eine solche Muskelkette die Brust-, Schulter- und Trizepsmuskulatur beim Bankdrücken: eine gute intermuskuläre Koordination ermöglicht ein reibungsloses Zusammenspiel Ihrer Brust-, Schulter- und Trizepsmuskulatur und deren Antagonisten, während die intramuskuläre Koordination verantwortlich dafür ist, wie viele Fasern Ihres Brustmuskels Sie gleichzeitig anspannen können.

Hier stellt sich die Frage, ob die Verbesserung der intramuskulären Koordination, das heißt die Fähigkeit, möglichst viele Muskelfasern gleichzeitig anspannen zu können, nicht vielleicht auch der springende Punkt bei der Muskelstraffung sein könnte. Ein einfacher Test macht das deutlich: Versuchen Sie einmal, mit dem Finger den angespannten Bizeps eines Kraftsportlers einzudrücken. Das wird Ihnen kaum gelingen. Der Muskel ist hart wie ein Gipsverband. Der Grund dafür liegt nicht zuletzt in der guten Koordinationsfähigkeit eines durchtrainierten Muskels. Es sind bis zu 95 Prozent der Fasern tatsächlich angespannt. Drücken Sie nun einmal auf den angespannten Bizeps eines völlig Untrainierten. Spüren Sie den Unterschied? – Und diesen Unterschied werden Sie keineswegs nur im angespannten Zustand spüren, denn die bessere intramuskuläre Koordination führt auch zu einer insgesamt höheren Grundspannung des Muskels, dem sogenannten Muskeltonus. Ein höherer Muskeltonus wiederum bedeutet einen festeren und strafferen Muskel. Kurz: Alles, was kräftigt, strafft auch! Wir hatten das im Kapitel „Vorurteile und Wahrheiten" schon besprochen.

Neben der Verbesserung der intramuskulären Koordination sowie dem Dickenwachstum der Myofibrillen hat der Muskel eine dritte Möglichkeit, sich an die Anforderungen eines Krafttrainings anzupassen.

Das Training der Mitochondrien und des Kapillarsystems

Ein Training mit einer Wiederholungszahl zwischen 20 bis 25 Wiederholungen pro Satz, dementsprechend also mit relativ leichten Gewichten, führt zu einer erhöhten Schlängelung der Blutgefäße oder aber zu einer Neubildung von Blutgefäßen, die ins Innere des Muskels aussprossen, sowie zu einer Vergrößerung der Mitochondrien, den Kraftwerken der Muskelzelle.

Möglicherweise kennen Sie Sportler, die während des Trainings beachtlich an Substanz gewinnen, das heißt, deren Muskeln während des Trainings an Umfang zunehmen. Schauen Sie diesen Athleten einmal beim Training zu. Sie werden feststellen, dass sie vorwiegend mit hohen Wiederholungszahlen und relativ geringem Gewicht trainieren. Der spezielle Trainingseffekt liegt dabei in einem gut entwickelten Kapillargefäßsystem, das es ihnen erlaubt, bei Belastung sehr viel Blut in den Muskel zu pumpen. Daher der Substanzgewinn! Entsprechend verfügen diese Athleten häufig über eine relativ geringe Maximalkraft, dafür aber über eine ausgesprochen gute lokale Muskelausdauer.

Fassen wir die spezifischen Anpassungen des Muskels an unterschiedliche Belastungen (SAID) noch einmal kurz zusammen:

1. Das Dickenwachstum der Myofibrillen durch ein spezielles Muskelaufbautraining (6 bis 12 Wiederholungen pro Satz)
2. Die Entwicklung der Maximalkraft und die Straffung des Muskels durch ein IK- (Intramuskuläres Koordinations) Training (2 bis 6 Wiederholungen pro Satz)
3. Eine Verbesserung der Kapillarisierung (mehr Blutgefäße – bessere Blutversorgung) und Vergrößerung der Mitochondrien durch ein Muskelausdauertraining (20 bis 25 Wiederholungen pro Satz)

DIE TRAININGSANPASSUNGEN DES HERZ-KREISLAUFSYSTEMS

Bisher haben wir uns nur mit den Anpassungen des Muskels beschäftigt. Das war auch durchaus gerechtfertigt, da der Trainingsreiz immer zuerst die Muskelzelle angreift, während das Herz-Kreislaufsystem aus dem Blickwinkel der Trainingsanpassung nur die Stellung eines Zulieferers einnimmt, der die Anforderungen der Muskelzelle zu erfüllen hat. Erst wenn mehr als 1/6 bis 1/7 der gesamten Muskelmasse über einen längeren Zeitraum hinweg belastet werden, z. B. auf dem Laufband oder beim Fahrrad fahren, reichen die Anpassungen im Muskel allein nicht mehr aus, so dass der Organismus nun auch die Leistungsfähigkeit des Herz-Kreislaufsystems optimieren muss.

Wie bereits erwähnt, schafft der Organismus zuerst einmal optimale Voraussetzungen für eine bessere Ausnutzung des Sauerstoffs und der Nährstoffe im Muskel selbst. Dabei ist die Kapillarisierung des Muskels der wohl wesentlichste Faktor. Zum einen werden neue Blutgefäße gebildet, zum anderen nehmen die bereits vorhandenen durch vermehrte Schlängelung an Fläche zu. Während lediglich 3 bis 5 Prozent der Kapillargefäße in Ruhe durchblutet werden, ist der Muskel in der Lage, unter Belastung die Gesamtoberfläche auf das Hundertfache zu vergrößern. So erreicht der Organismus eine Verlangsamung der Durchflußgeschwindigkeit des Blutes.

Am Beispiel eines unterschiedlich breiten Flusses ist dieser Effekt sehr schön zu veranschaulichen. Und zwar ist die Strömung dort am größten, wo das Flussbett besonders eng ist. Je breiter also der Fluss wird, um so mehr nimmt die Strömungsgeschwindigkeit ab. Ähnlich fließt auch das Blut bei einer größeren Gesamtoberfläche langsamer durch den Muskel – sogar bei beschleunigtem Kreislauf. Die längere Verweildauer des Blutes im Muskel garantiert wiederum eine bessere Versorgung des Muskels mit Sauerstoff und Nährstoffen.

Neben der Kapillarisierung gibt es jedoch noch einige weitere Anpassungen innerhalb des Muskels:
· eine verbesserte Sauerstoffausschöpfung durch eine vermehrte Aktivität aerob wirksamer Enzyme,
· eine 2- bis 3-fache Vergrößerung der Mitochondrien, in denen sich die aerobe Energiegewinnung abspielt
· sowie eine Vermehrung der intramuskulären Energiespeicher. Das heißt, dass über 100 Prozent mehr Zucker (besser: Glykogen) im Muskel bevorratet werden können.

Die Trainingsanpassungen des Blutes

Über die besseren Voraussetzungen im Muskel hinaus passt der Organismus auch sein Transportmittel, das Blut, den höheren Anforderungen an. So steigert er zum einen das Blutvolumen um 1 bis 2 l und stockt zusätzlich das Sauerstofftransportmittel, Hämoglobin, um 200 bis 300 g auf.

Die Trainingsanpassungen des Herzens

Vom gesundheitlichen Standpunkt her besonders hoch einzuschätzen sind die Anpassungen des Herzens. Der Organismus ist bestrebt, die Förderleistung seiner „Pumpe" zu erhöhen und gleichzeitig auch noch wirtschaftlicher zu arbeiten. Zu diesem Zweck werden die Herzhöhlen als Folge von Trainingsbelastungen vergrößert (Dilatation) und die Herzwand verstärkt (Hypertrophie). Damit steigt das Herzvolumen eines Untrainierten von 600 bis 800 ml bei einem Ausdauersportler auf 900 bis 1300 ml. Das Herz ist aufgrund des größeren Fassungsvolumens und der größeren Kontraktionskraft nun in der Lage, pro Herzschlag mehr Blut in den Kreislauf zu pumpen. Man spricht vom größeren Schlagvolumen des Herzens. Damit wird auch verständlich, warum die Pulsfrequenz bei Ausdauersportlern niedriger liegt als bei Nichtsportlern. Während nämlich der Untrainierte nur über eine Steigerung der Herzschläge

(Herzfrequenz) in der Lage ist, mehr Blut in den Kreislauf zu befördern, arbeitet das trainierte Herz mit seinem höheren Schlagvolumen und geringerer Frequenz wesentlich ökonomischer.

Anpassungen des Herz-Kreislaufsystems erreichen Sie durch Dauerleistungen bei einer entsprechenden Pulsfrequenz von 130 bis 180 Schlägen pro Minute. Ein Dauerleistungstraining ist auch eine geeignete Belastungsform zur Fettreduktion.

DAS VERHÄLTNIS VON INTENSITÄT UND UMFANG

Entscheidend dafür, ob Sie Ihre Ausdauer verbessern oder aber Ihre Kraft trainieren wollen, ob Ihr Muskel dicker oder nur straffer werden soll, ist das richtige Verhältnis von Trainingsintensität und Trainingsumfang.

Intensität und Umfang stehen in einer wechselseitigen Beziehung zueinander. Das heißt, dass Sie niemals intensiv und umfangreich gleichzeitig trainieren können. Je mehr Sie die Intensität erhöhen, desto weniger umfangreich kann die Belastung sein und umgekehrt. Auch hierzu ein Beispiel: Stellen Sie sich vor, Sie laufen 100 m in Ihrer Bestzeit, sagen wir in 9,79 Sekunden. Klar, dass Sie nach diesem Kraftakt völlig erschöpft sind. 1000 m würden Sie so niemals durchhalten können. Je weiter Sie laufen wollen, um so mehr müssen Sie bereits auf den ersten 100 m Ihre Kraft einteilen, das heißt, langsamer laufen. Steigender Umfang bedeutet dementsprechend immer auch eine geringere Intensität pro Einheit. Schauen Sie sich dazu bitte einmal die Abbildung 10 an.

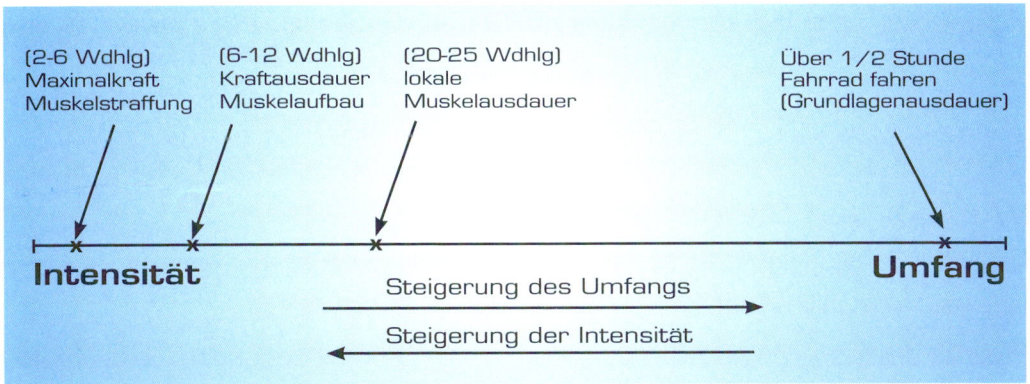

Abb. 10: Das Verhältnis von Intensität und Umfang

Was heißt „intensiv" . . .

Ein intensives Training muss kurz, aber hart sein! So hört man es von den Profis. Leider tun Sie häufig genau das Gegenteil. Im Sportstudio lässt sich immer wieder beobachten, dass große Muskeln wie der Beinstrecker oder der Brustmuskel mit mehr Sätzen trainiert werden als der kleine Bizeps (Armbeuger) oder Trizeps (Armstrecker). Aber welchen Muskel hat man denn nun wirklich intensiver trainiert, den großen oder den kleinen? – Paradoxerweise den kleinen. Denn wenn der Bizeps oder der Trizeps nach wenigen Sätzen bereits ermüdet ist, dann muss die Intensität innerhalb dieser wenigen Sätze entsprechend hoch gewesen sein. Mit steigender Satzzahl nimmt die Intensität pro Satz ständig ab. Deshalb ist nicht die Satzzahl ausschlaggebend, ob ich einen großen oder einen kleinen Muskel trainiere, sondern der zu überwindende Widerstand (Gewicht). Vielleicht sind Sie in der Lage, mit 200 kg Kniebeugen auszuführen, niemals aber Bizepscurls. Muskelwachstum und Straffung erfordern ein intensives und damit ein kurzes Training. Verstehen Sie nun auch, weshalb ich selbst für einen Spitzensportler mehr als sechs bis maximal neun Sätze für nicht notwendig halte?

. . . und was heißt „umfangreich"?

Umgekehrt verhält es sich nicht anders. Wollen Sie beispielsweise Ihre Ausdauer verbessern ist der Umfang der Belastung entscheidend. Wie häufig wird aber auf dem Fahrradergometer einfach die Wattzahl erhöht, weil der Trainierende nicht genügend Zeit oder Lust hat, Fahrrad zu fahren. Auf diese Weise ist er bereits nach 5 Minuten ermüdet. Für sein eigentliches Ziel aber, seine Ausdauer zu verbessern, hat er nicht viel geleistet, denn hier kommt es gar nicht so sehr darauf an, wie schwer oder wie schnell er Fahrrad fährt, sondern dass er ausreichend lange fährt. Im Gegensatz zum Kraft-, Straffungs- und Muskelaufbautraining steht bei Verbesserungen der Ausdauer also nicht die Intensität, sondern der Umfang der Belastung im Vordergrund.

Wie würden Sie entscheiden?

Wie würden Sie, nachdem Sie sich das SAID-Prinzip vor Augen geführt haben, auf eine häufig gestellte Frage im Sportstudio antworten?

„Was ist besser, viele Wiederholungen und wenig Gewicht oder hohe Gewichte und wenig Wiederholungen?" bzw. „Was ist besser, eine gleichmäßige, ruhige Bewegungsausführung bei den Kraftübungen oder explosive Bewegungen?" Richtig! – besser ist keine der angeführten Alternativen, sondern ihre Effekte sind anders. Das heißt, der Körper reagiert auf unterschiedliche Belastungen mit unterschiedlichen Anpassungen (SAID). Dementsprechend müsste die Frage genauer gestellt werden:

„Wenn ich stärker werden will, jedoch ohne dass der Muskel dicker wird, muss ich dann mit hohen Gewichten explosiv trainieren oder mit mittleren Gewichten gleichmäßig und langsam?" Nun sind Sie in der Lage, unter Berücksichtigung des SAID-Prinzips die Frage zu beantworten. Die Antwort lautet: „Mit hohen Gewichten und explosiver Bewegungsausführung!"

DAS SAID-PRINZIP IM ÜBERBLICK

Der Übersichtlichkeit halber wollen wir an dieser Stelle noch einmal die unterschiedlichen Anpassungen des Organismus an gezielte Belastungen in einer Tabelle darstellen:

Tab. 2: Die unterschiedlichen Anpassungen des Organismus an unterschiedliche Formen der Belastung (SAID)

TRAINING				
KRAFT			**AUSDAUER**	
Wiederholungen			Puls	
2 - 6	6 - 12	20 - 25	180 - 150	150 - 120
Kraft Straffung	Muskel- aufbau	Muskel- ausdauer	Herz-Kreislauf	Aktivierung Fettstoffwechsel

NEUEINSTEIGER TRAINING	
10-20	150 - 120

DIE PRINZIPIEN DES TRAININGSAUFBAUS

Dieses Kapitel hätte auch „Trainingsperiodisierung" heißen können. Allerdings wird mit dem Begriff „Periodisierung" häufig nur der mittel- und langfristige Aufbau des Trainings assoziiert. Man denkt sofort an Vorbereitungs-, Wettkampf- und Übergangsperiode. Damit ist der Begriff jedoch viel zu eng gefasst, denn auch der zeitlich richtige Aufbau der kleinsten Einheit im Trainingsprozess, die Trainingseinheit bzw. der Trainingstag, fällt unter den Begriff der Periodisierung.

DER RICHTIGE AUFBAU EINER TRAININGSEINHEIT

Gleichgültig, ob Sie zweimal die Woche oder zweimal am Tag zum Training gehen, jede einzelne dieser Trainingseinheiten sollte unterteilt sein in Aufwärmen, Hauptteil und Ausklang. Von diesen Gliederungsabschnitten darf keiner fehlen oder vertauscht werden. Am Anfang eines jeden Trainings steht das Aufwärmen.

Das Aufwärmen

In puncto „Aufwärmen" gehen die Ansichten der Sportler häufig weit auseinander. Die einen können sich für das Aufwärmen gar nicht erwärmen, die anderen sind mit Beendigung ihres Aufwärmprogramms häufig auch schon am Ende ihrer Kraft. Am besten wählen Sie den gesunden Mittelweg.

Hin und wieder stößt man nicht nur in der Umkleidekabine, sondern auch in der Literatur sogar auf die Empfehlung, das Aufwärmen völlig zu unterlassen, um den Effekt des Trainings zu erhöhen. Das halte ich nicht für ratsam, denn gerade für Leistungssportler und ältere Menschen ist die Verletzungsvorbeugung von zentraler Bedeutung. Training sollte vor allem der Gesundheit dienen und sie nicht gefährden. Sowohl für den älteren Menschen als auch für den Leistungssportler ist ein gesunder und funktionierender Organismus vorrangiges Trainingsziel, das durch mangelndes Aufwärmen nicht aufs Spiel gesetzt werden darf. Es ist andererseits jedoch ebenso unsinnig, die eigenen Kräfte schon während des Aufwärmens zu vergeuden, zumal bei einsetzender Ermüdung nicht nur die Leistungsfähigkeit abnimmt, sondern zudem die Verletzungsanfälligkeit wieder steigt. Warum schon vor dem eigentlichen Brusttraining den Brustmuskel durch viele Sätze Bankdrücken ermüden? Das Aufwärmen sollte kurz und effektiv sein, keinesfalls ermüdend.

Aktives und passives Aufwärmen

Von passivem Aufwärmen durch Duschen und Einreiben mit durchblutungsfördernden Ölen muss abgeraten werden. Während nämlich durch ein aktives Aufwärmen der Muskel über die Blutdepots wie Leber und Milz mit einer größeren Blutmenge versorgt wird und aufgrund einer gleichzeitigen Verengung der Hautgefäße der Blutdruck ansteigt, bewirken sogenannte durchblutungsfördernde Öle im Gegensatz dazu eine Mehrdurchblutung der Haut und der peripheren Körperregionen, nicht aber des Muskels. Die unsinnige Blutverteilung führt überdies zu einem Blutdruckabfall, der sich wiederum nachteilig auf die Leistung auswirkt. Aus diesem Grund soll im folgenden auch nur noch vom aktiven Aufwärmen die Rede sein. Dabei wird wiederum zwischen einem allgemeinen und einem speziellen Aufwärmen unterschieden.

Allgemeines Aufwärmen

Das allgemeine Aufwärmen, beispielsweise in Form von Laufen oder Fahrrad fahren und gymnastischen Übungen, dient der Erwärmung des ganzen Körpers. Mit dem Temperaturanstieg sinkt die Reibung innerhalb des Muskels, vergleichbar mit einem warmgelaufenen Automotor. Die Verbesserung der Elastizität und Dehnfähigkeit von Muskulatur, Sehnen und Bändern schafft die Voraussetzung für ein Training auf höchstem Niveau und vermindert das Verletzungsrisiko. Sein Umfang richtet sich nach der Tageszeit, der Außentemperatur, dem Alter und der Befindlichkeit des Sportlers sowie den im nachfolgenden Training auftretenden Spannungsspitzen. Während ein Training an einem warmen Nachmittag das allgemeine Aufwärmen stark verkürzt, eventuell überflüssig macht, sollten Sie sich an einem regnerischen, kalten Morgen besonders behutsam und allmählich aufwärmen. 10 Minuten bei einer Pulsfrequenz von 130 bis 150 Schlägen pro Minute sind in der Regel ausreichend. Eine den Verhältnissen angepasste Trainingskleidung versteht sich von selbst.

Das spezielle Aufwärmen

Das spezielle Aufwärmen beschränkt sich auf die Muskelgruppen, die im anschließenden Hauptteil trainiert werden sollen. Zu Beginn ist ein Satz der entsprechenden Übung mit leichtem Gewicht zu empfehlen, sozusagen als Einstimmung auf den nachfolgenden Bewegungsablauf. Weitere Aufwärmsätze sind eigentlich nicht notwendig. Versuchen Sie es stattdessen lieber einmal mit einem vorgeschalteten Dehntraining. Aber aufgepasst: Dehnen ist nicht gleich Dehnen. Früher wurde die Muskulatur zumeist durch ruckartiges Wippen und Federn gedehnt. Das war zwar sehr zackig, aber nicht unbedingt effektiv. Mit unserem heutigen Wissen über die Muskel- und Sehnenreflexe scheidet das Wippen und Federn zumindest als Dehntechnik aus. In unseren Muskeln verlaufen nämlich parallel zur Muskelfaser kleine Empfänger, sogenannte Rezeptoren, die den Dehnungszustand des Muskels überwachen. Das sind die Muskelspindeln. Ihre Aufgabe besteht darin, die Muskelfaser und das betreffende Gelenk bei zunehmender Dehnung vor Verletzungen zu schützen. Je ruckartiger die Bewegung, um so intensiver ist die Erregung der Muskelspindeln. Sie melden die Gefahrensituation über sehr sensible Nervenfasern ans Rückenmark, von wo als Schutzmaßnahme umgehend die Information „Zusammenziehen! (kontrahieren)" zur Muskelfaser zurückgelangt. In Ausholbewegungen machen sich Sportler diesen Dehnungsreflex auch für eine schnellere und intensivere Muskelkontraktion zunutze. Vermeintliche Dehnungsübungen, wie beispielsweise das oben angeführte Wippen und Federn, die diesen Funktionskreis nicht berücksichtigen, führen deshalb nicht zu einer besseren Dehnfähigkeit des Muskels. Erst nach Verharren von mehreren Sekunden in der maximalen Dehnungsposition akzeptiert die Muskelspindel den neuen Dehnungszustand. So lässt sich der Muskel nach und nach weiter dehnen. Wir kennen diese Methode als „Stretching". Das Stretching führt allerdings zu einer Senkung des Muskeltonus. Es eignet sich deshalb insbesondere zur Förderung der Erholungsfähigkeit nach dem Training. Und wie dehnen Sie vor dem Training?

Die PNF-Dehntechnik nach Dr. Hatfield

Es gibt eine Dehntechnik, mit der wir nicht nur unseren Muskel optimal auf das nachfolgende Training vorbereiten, sondern mit dem wir außerdem noch unser aktuelles Kraftpotential besser ausschöpfen können, denn wir sind keinesfalls in der Lage, 100 Prozent unserer theoretisch maximalen Leistung auch tatsächlich willentlich zu nutzen. Ein Schutzmechanismus des Körpers hindert uns, die sogenannten ,,autonom geschützten Reserven" unserer Leistungsfähigkeit einzusetzen. Die Abbildung 11 auf der folgenden Seite zeigt, dass sich unsere Leistungsfähigkeit in vier Bereiche unterteilt:
· die automatisierten Leistungen,
· die physiologische Leistungsbereitschaft,
· die gewöhnlichen Einsatzreserven und
· die autonom geschützten Reserven.

Alltagsbewegungen, die nur einer geringen Motivation bedürfen, fallen unter die automatisierten Leistungen. Etwas höhere Anforderungen erfüllen wir mit unserer physiologischen Leistungsbereitschaft. Im Training benötigen wir bereits unsere gewöhnlichen Einsatzreserven. Damit können wir zirka 65 Prozent unserer Leistungsfähigkeit willentlich mobilisieren. Die verbleibenden zirka 35 Prozent stellen die sogenannten autonom geschützten Reserven dar. Sie können etwa unter Todesangst mobilisiert werden. Darüber hinaus ist dieser Bereich nur durch Doping, Hypnose etc. zugänglich zu machen.

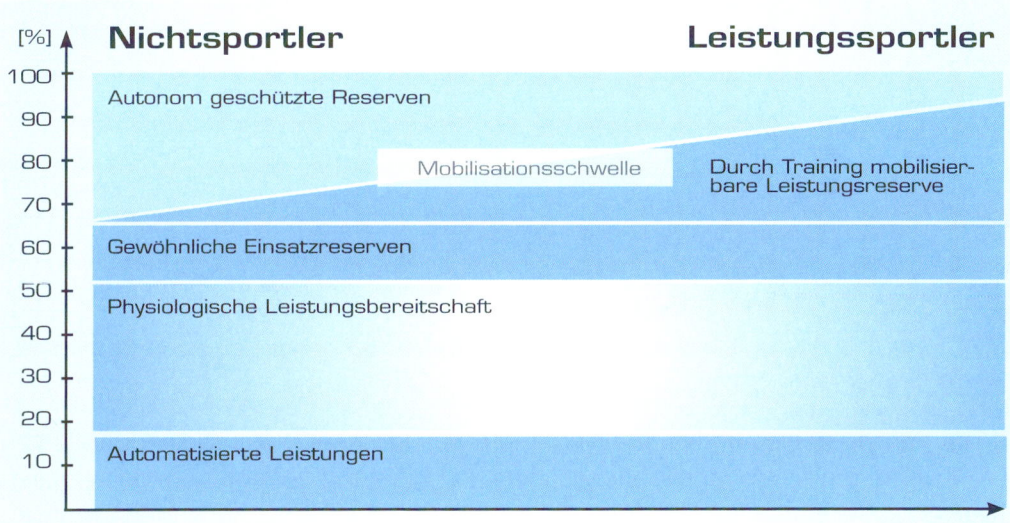

Abb. 11: Die autonom geschützten Reserven

Zwischen den geschützten und den gewöhnlichen Reserven liegt ein Grenzbereich – die Mobilisationsschwelle. Diese Grenze ist unter anderem mitbestimmt durch die Empfindlichkeit des sogenannten Golgi-Sehnenorgans. Das Golgi-Organ ist neben den Muskelspindeln ein weiterer, wichtiger Rezeptor unseres Muskels, der sich im Sehnenansatzbereich befindet. Dieses kleine Organ entscheidet unter anderem mit, wie viel unserer Kraft wir tatsächlich einsetzen können. Während die Muskelspindeln bei zunehmender Dehnung des Muskels aktiv werden, reagiert das Golgi-Sehnenorgan auf eine Dehnung der Sehne, die logischerweise insbesondere dann auftritt, wenn sich der Muskel verkürzt. Hat die Sehne einen gewissen Dehnungsgrad erreicht, werden vom Golgi-Apparat über die Nerven Warnsignale an das Rückenmark gegeben. Hemmende Impulse vom Rückenmark aus begrenzen nun wiederum die weitere Kontraktion des Muskels. Das Golgi-Organ wirkt damit in gewisser Weise entgegengesetzt zu den Muskelspindeln. Die folgende Abbildung dient der Veranschaulichung.

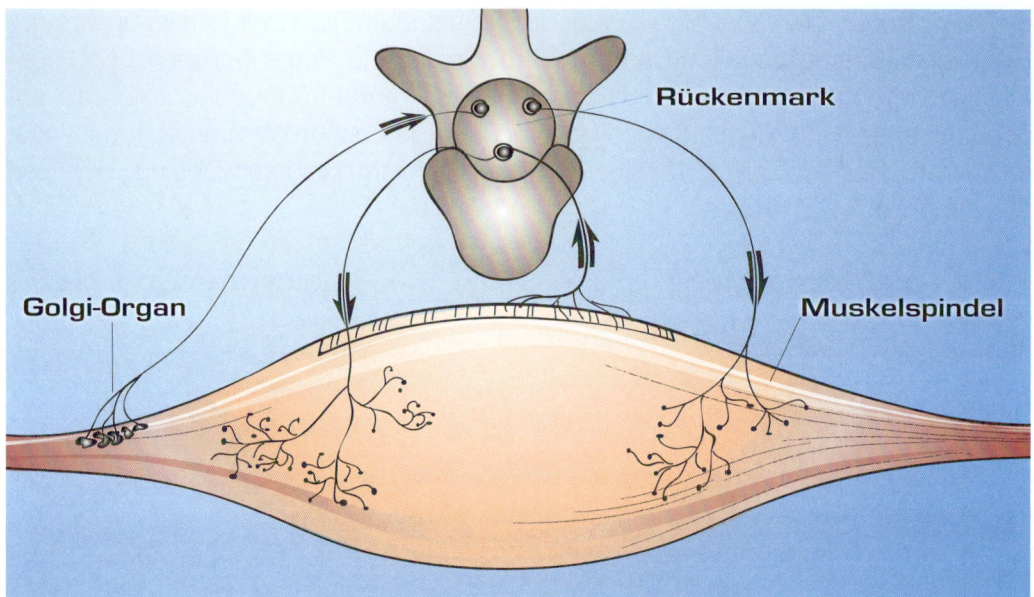

Abb. 12: Vereinfachte Darstellung des neuromuskulären Zusammenspiels

Es gibt nun Strategien im Krafttraining, die Empfindlichkeit des Golgi-Apparates zu beeinflussen, um so die Mobilisationsschwelle in Richtung der autonom geschützten Reserven zu verschieben. Damit besteht die Möglichkeit, das vorhandene Kraftpotential höher auszuschöpfen. Eine dieser Strategien ist die Manipulation des Golgi-Sehnenorgans durch wiederholtes Dehnen nach der PNF-Methode.

„PNF" ist die Abkürzung von „Proprioceptive Neuromuscular Facilitation". Haben Sie den Mund wieder frei? – Belasten Sie sich nicht mit Unnötigem, merken Sie sich einfach PNF.

Gemeint ist die Optimierung des Zusammenspiels von Gehirn, Nervensystem und Rezeptoren. Ursprünglich entwickelt in der Rehabilitation, hat Hatfield, auch Dr. Kniebeuge genannt, die PNF-Dehntechnik durch leichte Veränderungen den Bedürfnissen von Kraftsportlern angepasst. Er empfiehlt folgende Ausführung:

1. Setzen Sie Ihren Muskel einer leichten Dehnung aus. Dabei hält Ihr Partner Ihre Gliedmaßen, während Sie Widerstand gegen die Dehnung leisten. Halten Sie die Spannung 6 Sekunden.

2. Entspannen Sie Ihre Muskeln, damit Ihr Partner etwas weiter dehnen kann.

3. Spannen Sie Ihre Muskeln erneut an, und leisten Sie abermals 6 Sekunden Widerstand gegen die Dehnung.

4. Anschließend noch einmal entspannen, damit Ihr Partner Sie bis nahe an die Grenze Ihrer maximalen Dehnungsamplitude weiter dehnen kann.
5. Spannen Sie Ihre Muskeln jetzt nochmals 6 Sekunden an.
6. Entspannen Sie erneut. Nun dehnt Sie Ihr Partner bis zur Dehnungsgrenze. In dieser Position lassen Sie sich einige Sekunden entspannt halten.
7. Ihr Partner verringert allmählich die Spannung und führt Sie langsam zurück in die Ausgangsposition.

Wichtig: Achten Sie darauf, dass Ihr Partner während der Anspannungsphase im gedehnten Zustand des Muskels auf keinen Fall federnde Bewegungen ausführt, sondern einen kontinuierlichen Druck ausübt. (Die einzelnen Dehnungsübungen wurden im Kapitel „Trainingsmittel und -übungen" bereits erläutert.)

Ein Dehntraining nach Hatfields PNF-Methode schafft auf zweierlei Weise die Voraussetzung für Höchstleistungen. Erstens wird der Muskel durch Verbesserung seiner elastischen Eigenschaften vor Verletzungen geschützt, und zweitens bewirkt die Spannungssteigerung im gedehnten Zustand des Muskels eine Manipulation der Golgi-Organe, deren hemmender Einfluss auf die Muskelkontraktion vorzeitig zum Abbruch der Belastung führen würde. Ein Dehntraining nach der PNF-Methode erlaubt auf diese Weise eine physiologisch unbedenkliche Verschiebung der Mobilisationsschwelle in Richtung der autonom geschützten Reserven und bewirkt so eine Verbesserung der Kraftleistung.

Zusammenfassung: So wärmen Sie sich auf

Dehntechniken, Muskel- und Sehnenreflexe, PNF, autonom geschützte Reserven, das Golgi-Sehnenorgan. Wissen Sie noch, worum es eigentlich geht? – Richtig, es geht immer noch ums Aufwärmen. Fassen wir deshalb das komplette Aufwärmprogramm hier noch einmal kurz zusammen:

1. Allgemeines Aufwärmen auf dem Laufband oder Fahrradergometer bei einer Pulsfrequenz von 130 bis 150 Schlägen. Die Dauer richtet sich nach Tageszeil, Uhrzeit, Alter des Athleten und den im Hauptteil des Trainings auftretenden Spitzenbelastungen. In der Regel sind 10 Minuten ausreichend.
2. Spezielles Aufwärmen durch Ausführung eines Satzes der im Hauptteil folgenden Trainingsübung mit relativ leichtem Gewicht, ohne den Muskel zu ermüden. Diese Übung soll Sie auf den Bewegungsablauf einstimmen.
3. Dehnen der Muskulatur, die im Hauptteil trainiert werden soll, nach Hatfields PNF-Methode.

Im Anschluss an dieses Aufwärmprogramm sind Sie auf die Belastungen im nachfolgenden Hauptteil des Trainings bestens vorbereitet.

Der Hauptteil (Das eigentliche Training)

Auch der Aufbau des Hauptteiles einer Trainingseinheit unterliegt gewissen Regeln. Davon basiert ein Großteil auf der Tatsache, dass sich die Ermüdung der motorischen Grundeigenschaften Kraft, Ausdauer, Schnelligkeit, Beweglichkeit und Koordination zuerst auf die Koordination auswirkt. Dafür hat Professor Liesen einmal ein schönes Beispiel gebracht. Er vertritt die Ansicht, Tennisspielen sei gesünder als Joggen. Damit hat er sicherlich nicht die Auswirkungen des Tennisspiels auf Wirbelsäule und Gelenke gemeint. Er wollte vielmehr ausdrücken, dass die meisten Jogger viel zu schnell laufen und sich damit eher schaden als nützen. Beim Tennisspielen dagegen ist eine Überforderung so leicht nicht möglich, da mit zunehmender Ermüdung die Koordination nachlässt. Das wiederum führt zu einem häufigeren Ballverlust und damit zu einer Verkürzung der Belastungsphasen. Aus der Tatsache, dass die Koordination mit steigender Ermüdung nachlässt, ergeben sich auch im Sportstudio grundlegende Regeln für den Aufbau von Trainingseinheiten:

1. Ein Techniktraining gehört grundsätzlich an den Anfang des Hauptteils Ihres Trainings. Wollen Sie beispielsweise einen Bewegungsablauf wie die Kniebeuge, Kreuzheben oder Rudern erlernen, wäre das im ermüdeten Zustand mangels Koordination nicht nur weniger erfolgversprechend, sondern auch ausgesprochen verletzungsträchtig.

2. Auch wenn die unter 1. genannten koordinativ anspruchsvollen Techniken beherrscht werden, sollten sie im nicht ermüdeten Zustand durchgeführt werden, das heißt, wenn das neuro-muskuläre Zusammenspiel noch optimal funktioniert.

3. Grundübungen, die eine gute Koordination erfordern, sollten im Regelfall vor Isolationsübungen durchgeführt werden.

4. Laufen Sie nicht erst eine halbe Stunde und versuchen Sie anschließend schwere Kniebeugen zu machen. Beachten Sie das Prinzip: Kraft vor Ausdauer. Demnach sollten Sie sich vor dem eigentlichen Training wohl erst aufwärmen, anschließend aber Ihr Krafttraining absolvieren und dann erst laufen. Kraftübungen gehören vor die Ausdauerbelastung, da kraftintensives Training eine noch höhere intra- und intermuskuläre Koordination erfordert als das Ausdauertraining.

5. Wie alle anderen Ketten, so ist auch die Muskelkette immer nur so stark wie ihr schwächstes Glied. Das ist, zum Beispiel beim Bankdrücken, der Trizeps. Es wäre also völlig unsinnig, den Trizeps schon vor dem Brusttraining zu ermüden.

Achten Sie deshalb darauf, dass Sie die großen Muskelgruppen immer vor den kleineren Muskeln trainieren.

6. Vor der Kniebeuge ist es außerdem sinnvoll, vorab ein kurzes Programm für die Rumpfmuskulatur durchzuführen. Dieses Kurzprogramm darf nicht ermüdend sein. Es soll lediglich für eine höhere Muskelspannung (Tonus) der Rumpfmuskulatur sorgen, die gerade bei Kniebeugen mit der freien Hantel oft leistungsbegrenzend ist.

7. Beginnen Sie nie eine Übung, während Sie gedanklich noch ganz woanders sind oder während Sie sich noch immer mit Ihrem Trainingskameraden unterhalten. Konzentrieren Sie sich direkt vor der Übung, und führen Sie den Bewegungsablauf einige Male in Gedanken durch. So schaffen sie die Voraussetzung für Höchstleistungen und schützen sich vor Verletzungen.

8. Auch zur Pausengestaltung zwischen den Sätzen einige Hinweise: Die Erholung läuft schneller ab, wenn der Kreislauf zwischen den Hauptübungen angeregt bleibt, so dass entstandene Stoffwechselschlacken schneller abtransportiert werden können. Eine Anhäufung dieser Abfallprodukte des Stoffwechsels würde zu einer schnelleren Ermüdung führen. Sollte Ihnen also des öfteren bereits nach der Hälfte Ihres Programms die Luft und die Lust ausgehen, gestalten Sie die Pausen zwischen den Sätzen aktiv. Lockerungs- und Dehnübungen der beanspruchten Muskulatur sowie leichtes Traben beschleunigen den Wiederherstellungsprozess und halten Sie in Schwung. Versuchen Sie es einfach mal.

Fassen wir nun auch die grundlegenden Regeln zum Aufbau des Trainingshauptteils noch einmal stichwortartig zusammen:

Regeln für den Aufbau des Hauptteils:

· Erlernen neuer Übungen immer am Anfang des Trainings

· Risikoreiche Übungen ebenfalls voranstellen

· Grundübungen vor Isolationsübungen

· Kraft vor Ausdauer

· Große Muskelgruppen vor kleinen Muskelgruppen trainieren

· Vorbereiten der Rumpfmuskulatur vor dem Beintraining

· Konzentration vor der Übung

· Aktive Pausengestaltung

Der Schlussteil

Aktiv sollte aber nicht nur die Pausengestaltung zwischen den Sätzen sein, sondern auch der Schlussteil der Trainingseinheit. Ein Auslaufen, das sogenannte Cooldown, beschleunigt die längerfristigen Wiederherstellungprozesse. Sie wirken so einem Muskelkater entgegen.

Außerdem sollten Sie sich nicht nur vor, sondern auch nach dem Training dehnen, denn Dehnen der Muskulatur erhält Ihre Beweglichkeit und beschleunigt den Erholungsprozess innerhalb Ihres Muskels.

Wir sind im Kapitel „Aufwärmen" bereits auf das „Stretching" eingegangen. Stretching bietet sich nach dem Training als Dehnmethode an, auch wenn einige Sportwissenschaftler nach Extrembelastungen im Hauptteil des Trainings, die einen schweren Muskelkater zur Folge haben werden, ein Dehnen der Muskulatur ablehnen. Versteht man den Muskelkater als Risse und Entzündungszustände in der kleinsten Einheit des Muskels, kann ein weiteres Dehnen diese Zustände verschlimmern. Trotzdem haben empirische Untersuchungen an der Universität Münster, Fb. Sportwissenschaft, ergeben, dass ein Dehntraining auch nach extremen Belastungen empfohlen werden darf.

DER AUFBAU EINER TRAININGSWOCHE

Nur um es einmal erwähnt zu haben, der Aufbau einer Trainingswoche wird auch als Mikrozyklus bezeichnet. Innerhalb eines solchen Mikrozyklusses mag bei Anfängern ein einmaliges Training pro Woche zwar ausreichen, um das aktuelle Leistungsniveau zu halten, für eine Leistungsverbesserung ist das jedoch zu wenig. Einmal ist eben keinmal. Zweimal die Woche sollten Sie schon investieren für Gesundheit und Fitness.

Bei zwei Trainingseinheiten pro Woche trainieren Sie am besten alle Muskelgruppen an einem Tag. Ein so umfangreiches Programm erlaubt jedoch relativ wenig Sätze für den einzelnen Muskel. Mehr als drei Sätze pro Muskelgruppe sind bei einem zweimal wöchentlichen Training aber auch weder nötig noch sinnvoll. Trainieren Sie dabei, wenn möglich, nicht an zwei aufeinander folgenden Tagen, sondern verteilen Sie die beiden Trainingseinheiten gleichmäßig über die Woche. Vielleicht montags und donnerstags oder dienstags und freitags. Nur so können Sie die nötigen Ruhephasen einhalten und dafür sorgen, dass die Pausen andererseits aber auch nicht zu lang werden (vgl. Prinzip der Superkompensation).

Ein Splitprogramm, das heißt eine Aufteilung der verschiedenen Muskelgruppen auf mehrere Tage, wird erst ab drei, besser noch ab vier Trainingseinheiten pro Woche sinnvoll. Möchten Sie nach einem Splitprogramm trainieren, sollten Sie die Aufteilung zuerst einmal nach dem sogenannten „Pull and Push"-System vornehmen. „Pull" – das kennen Sie vom Rudern. Damit sind alle Muskeln gemeint, die in Form einer Muskelkette an der Zugbewegung beteiligt sind, also die Rückenmuskulatur, z. B. der Latissimus, und der Bizeps. Trainieren Sie diese Muskeln an einem Tag, damit sich die komplette Muskelkette erholen kann, während Sie an den anderen Tagen Ihre Beine oder aber die an der Druck(Push)-Bewegung beteiligten Muskeln, wie Brust, Schultern und Trizeps, trainieren. Für drei Trainingseinheiten pro Woche könnten Sie dementsprechend folgende Aufteilung wählen (die besprochenen Muskelketten sind fett gedruckt).

Aufteilung in der 1. Woche:

Montag:	Oberschenkelvorder- und -rückseite, **Rücken**, **Bizeps***
Dienstag:	Ruhetag
Mittwoch:	Bauch, **Brust**, **Schultern**, **Trizeps**, Waden
Donnerstag:	Ruhetag
Freitag:	wie Montag
Samstag und Sonntag:	Ruhetag

Aufteilung in der 2. Woche:

Montag und Freitag:	Bauch, **Brust**, **Schultern**, **Trizeps**, Waden
Mittwoch:	Oberschenkelvorder- und -rückseite, **Rücken**, **Bizeps***

Bei einem viermaligen Training kann die Aufteilung der Muskelgruppen beibehalten werden.

Aufteilung für ein viermaliges Training pro Woche:

Montag:	Oberschenkelvorder- und -rückseite, **Rücken**, **Bizeps***
Dienstag:	Bauch, **Brust**, **Schultern**, **Trizeps**, Waden
Mittwoch:	Ruhetag
Donnerstag:	wie Montag
Freitag:	wie Dienstag
Samstag und Sonntag:	Ruhetag

Bei täglichem Training bietet sich eine weitere Aufsplittung der Muskelgruppen an. Aufteilung für ein tägliches Training:

Montag:	**Brust**, **Schultern**, **Trizeps**
Dienstag:	Oberschenkelvorder- und -rückseite, Waden
Mittwoch:	**Rücken**, **Bizeps,** Bauch
Donnerstag:	wie Montag
Freitag:	wie Dienstag
Samstag	wie Mittwoch
Sonntag:	Ruhetag

Sollten Sie vom Pull-and-Push-System abweichen wollen, berücksichtigen Sie bitte bestimmte Abhängigkeiten zwischen den einzelnen Muskelgruppen, die, wie bereits erwähnt, immer in Form von Muskelketten zusammenwirken. Trainieren Sie weder Schultern noch Trizeps am Tage vor Ihrem Brusttraining und den Bizeps nicht am Tage vor Ihrem Latissimustraining. Sie können Ihren Latissimus am Mittwoch nicht trainieren, wenn Ihr Bizeps, der als das schwächere Glied der Muskelkette an dieser Bewegung ebenfalls beteiligt ist, sich vom Training am Dienstag noch nicht erholen konnte.

Beachten Sie auch, dass, wenn Sie mit der Übung „Rudern" den unteren Rücken ermüdet haben, schwere Kniebeugen am nächsten Tag sowohl vom leistungsphy-siologischen als auch vom gesundheitlichen Standpunkt her nicht ratsam sind, da, auch das wurde bereits erläutert, der untere Rücken an der Leistung in der Kniebeu-ge maßgeblich beteiligt ist.

MAKROZYKLEN

Nachdem wir uns nun einige Gedanken über den Aufbau einer Trainingswoche, eines Mikrozyklusses also, gemacht haben, stellen Sie sich vielleicht die Frage, ob es zu dem Mikro- wohl auch einen Makrozyklus gibt. Den gibt es. Ein Makrozyklus fasst Trainingsabschnitte von vier bis acht Wochen zusammen.

Um die Wichtigkeit einer Einteilung des Trainings in Makrozyklen zu erkennen, müssen wir uns noch einmal das SAID-Prinzip in Erinnerung rufen. – Wie war das noch? Unterschiedliche Belastungen haben auch immer unterschiedliche Anpassungen zur Folge: Gewichte, mit denen Sie maximal 6 Wiederholungen schaffen, führen nicht zum Muskelaufbau, sondern steigern die Kraft und straffen den Muskel durch eine Verbesserung der intramuskulären Koordination. Ein solches Training wird auch als ,,IK-Training" bezeichnet, wobei IK für ,,Intramuskuläre Koordination" steht. Gewichte, die zwischen 6 bis 12 Wiederholungen erlauben, steigern den Muskelumfang. Allerdings steht hier der Kraftgewinn in keinem Verhältnis zum Muskelwachstum. Deshalb wird ein Training innerhalb dieses Intensitätsbereichs auch als ,,Muskelaufbautraining" bezeichnet.

Und nun zu der Wichtigkeit von Makrozyklen: Im Krafttraining findet ein ständiger systematischer Wechsel von IK- und Muskelaufbau-Trainingsperioden statt, der auch als die klassische Form der Periodisierung bezeichnet werden kann.

Die klassische Periodisierung

Während Ihrer Muskelaufbauphase schaffen Sie mit einem bestimmten Gewicht, sagen wir 50 kg, sechs Wiederholungen, im nächsten Training sieben, dann acht, bis Sie schließlich 12 Wiederholungen bewältigen. Nun erhöhen Sie das Gewicht: 52,5 kg. Das Spiel beginnt von neuem. Im ersten Training sechs Wiederholungen, im nächsten sieben, acht usw. Plötzlich erreichen Sie jedoch einen Punkt, an dem Sie sich nicht mehr steigern können. Sie schaffen es nicht, sich von neun auf zehn Wiederholungen zu verbessern und finden auch keinen offensichtlichen Grund, der für den Leistungsstillstand verantwortlich sein könnte. Dann wäre es an der Zeit, eine IK-Trainingsphase einzulegen.

Wenden Sie an dieser Stelle die sprunghafte Belastungssteigerung an. Dafür erhöhen Sie das Gewicht eventuell um 10 kg und führen damit nur 2 Wiederholungen aus. Im nächsten Training sind es bereits drei Wiederholungen. Sobald Sie sechs vollständige Wiederholungen nach oben bringen, erhöhen Sie wiederum das Gewicht, fangen erneut mit zwei Wiederholungen an und versuchen abermals, sich auf sechs Wiederholungen zu steigern. Innerhalb dieser IK-Trainingsphase verbessern Sie Ihre intramuskuläre Koordination und erhöhen damit Ihre Kraft, so dass Sie während der nächsten Muskelaufbauperiode die erforderlichen 6 bis 12 Wiederholungen mit höheren Gewichten bewältigen können. In dieser Weise wechseln Sie ständig zwischen Kraft- und Muskelaufbauperioden ab. Im allgemeinen wird dabei für das Muskelquerschnittstraining ein grober Zeitraum von sechs bis zehn Wochen angegeben. Sie bilden den Makrozyklus Muskelaufbau. Das IK-Training ist dagegen nur für drei bis fünf Wochen effektiv. 3 bis 5 Wochen umfasst dementsprechend der Makrozyklus IK-Training.

Diese Zeitvorgaben stellen allerdings nur grobe Richtwerte dar. Wesentlich genauer ist es, wenn Sie sich an Ihrer Leistung orientieren. Dann nämlich wechseln Sie von einem Makrozyklus in den nächsten, nicht weil 3 bis 5 Wochen verstrichen sind, sondern weil Sie innerhalb des jetzigen Zyklusses keine Erfolge mehr erzielen. Auch hierfür benötigen Sie ein gut geführtes Trainingsprotokoll!

Das ganzheitliche Training nach Hatfield

Abweichend von der klassischen Periodisierung empfiehlt Hatfield ein Trainingssystem, in dem ganzjährig beide Aufgaben, sprich: Muskelaufbau und IK-Training, parallel gelöst werden. Er nennt diese Trainingsform, die in der folgenden Tabelle dargestellt ist, das ganzheitliche Trainingssystem. Mit beiden Vorgehensweisen lassen sich überragende Erfolge erzielen. Es ist deshalb auch keine der beiden Methoden zu bevorzugen. Probieren Sie am besten beide einmal aus.

Tab. 3: Das ganzheitliche Training nach Hatfield

Sätze	Wiederh.	Gewicht	Pause	Anpassung
2	2 bis 6	maximal	4 bis 6 Min.	IK
2	6 bis 12	maximal	3 bis 4 Min.	Muskelaufbau
2	20 bis 25	maximal	1 bis 2 Min.	lokale Muskelausdauer (Kapillargefäße und Mitochondrien)

DER AUFBAU EINES TRAININGSJAHRES

Während die Gliederung des Trainings in Mikro- und Makrozyklen für den Fitness-sportler genauso wichtig ist wie für den Profi, ist die Jahresplanung (Jahreszyklus) eigentlich nur für Wettkampfsportler interessant.

Sollten Sie an Wettkämpfen teilnehmen, wissen Sie, dass kein Profi in der Lage ist, eine hohe Leistung über das ganze Jahr hinweg zu halten. Er muss die sportliche Form auf den Wettkampf hin systematisch aufbauen, sie auf dem Wettkampf unter Beweis stellen und sich im Anschluss davon erholen. Dementsprechend orientiert er sich bei der Aufstellung seines Jahresplanes an seinen Wettkampfterminen. Der Fitnesssportler dagegen hat in der Regel keine Wettkämpfe zu bestreiten. Er strebt eine ganzjährige, stetige Verbesserung seiner Leistungsfähigkeit an. Die Planung sei-nes Trainingsjahres ist damit wesentlich einfacher gehalten als die der Profis. Für ihn ist von den Trainingsstufen des Leistungssports, dem „Grundlagen-", „Aufbau-" und „Höchstleistungstraining" in erster Linie das ,,Grundlagentraining" interessant.

Das Grundlagentraining

Das Grundlagentraining soll eine breite Basis für alle späteren sportlichen Leistungen schaffen. Bezeichnen Sie es als ein umfassendes Fitnessprogramm, in dem genauso viel Wert auf das Training von Beweglichkeit und Ausdauer gelegt werden sollte wie auf die Entwicklung der Kraft. Trainieren Sie innerhalb des Grundlagentrainings bitte auch tatsächlich alle Muskelgruppen. Es gibt Sportler, die würden am liebsten den ganzen Tag nur bankdrücken, oder andere, die haben nur ein einziges Ziel, und zwar das Problem mit den Problemzonen zu beseitigen. Spezialisieren Sie sich nicht zu früh, damit Sie Ihre physische Leistungsfähigkeit vollständig entfalten können.

Das Aufbau- und Höchstleistungstraining

Erst im Aufbautraining ist eine Spezialisierung sinnvoll. Ab jetzt unterscheiden sich die Programme je nach Zielsetzung. Der Fitnesssportler, der seinen Muskel straffen und sein Herz-Kreislauf-System auf Trab bringen möchte, trainiert nun schon ganz anders als jemand, der Muskeln aufbauen möchte.

Das Höchstleistungstraining letztendlich ist alleinige Angelegenheit des Leis-tungssportlers. Hier gilt es die sportliche Leistung zu stabilisieren und weiter zu steigern. Normalerweise vergehen 6 bis 8 Jahre systematischen Trainings, ehe von Höchstleistungen überhaupt die Rede sein kann.

Die Jahresperiodisierung für Wettkampfsportler

Im Wettkampfsport wird das Trainingsjahr üblicherweise in die Vorbereitungs-, Wettkampf- und Übergangsperiode gegliedert. Die Jahresplanung im Bodybuilding ist ebenfalls dreiteilig: die Muskelaufbauphase, die Definitionsphase und die Erholungsphase.

Ziel der Muskelaufbauphase ist, wie der Name schon sagt, das Muskelwachstum. Wissen Sie noch, in welche Makrozyklen die Muskelaufbauphase unterteilt wird? – Richtig, in Muskelaufbau- und IK-Trainingszyklen. Wir sind darauf bereits ausführlich eingegangen.

Die Erholungsphase nach dem Wettkampf umfasst etwa vier Wochen, in denen nicht spezifisch trainiert werden sollte. Empfehlenswert wäre ein allgemeines Fitnessprogramm, das sowohl Ausdauer-, Kraft- sowie gymnastische Anteile enthält. Klammern Sie während dieser Zeit Übungen der Aufbauphase bewusst aus, oder führen Sie sie zumindest mit stark reduzierter Intensität durch. Damit entspräche die Erholungsphase des Wettkampfathleten weitestgehend dem Grundlagentraining des Fitnesssportlers.

Ziel der Definitionsphase ist es, die in der Aufbauphase antrainierte Muskelmasse zu erhalten, den Unterhautfettanteil und die extrazelluläre Wasserspeicherung (ausserhalb der Zelle/unter der Haut) jedoch zu reduzieren.

Das Training während der Definitionsphase ist ein besonders strittiges Thema, deshalb möchte ich etwas ausführlicher darauf eingehen. Im Bodybuilding meint der Begriff Definition die plastische Muskelteilung des Athleten. – Wie erreicht man ein so außergewöhnliches Erscheinungsbild? – Ganz sicher nicht durch die sogenannten Definitionsübungen wie Beinstrecken oder Kabelziehen, da die tiefen Einschnitte, die die Muskeln voneinander trennen und den einzelnen Muskel sichtbar werden lassen, keinesfalls direkte Folgen des Krafttrainings sind. Sie ergeben sich vielmehr bei einer Reduzierung von Unterhautfettgewebe und extrazellulärer Wasserspeicherung von ganz allein. Damit ist das plastische Hervortreten des Muskels in erster Linie Sache der Ernährung. Professor Hamm wird im Ernährungsteil dieses Buches noch ausführlicher darauf eingehen.

Definitionstraining bedeutet demnach nicht, von sogenannten „Masseübungen" wie der Kniebeuge auf vermeintliche „Definitionsübungen" wie Beinstrecken überzuwechseln. Die eigentlichen „Definitionsübungen", wenn man davon überhaupt sprechen will, sind im Gegenteil genau die Übungen, bei denen große Muskelgruppen bewegt werden, also die Grundübungen im Krafttraining oder aber Dauerbelastungen wie Laufen und Fahrrad fahren. Ausdauerübungen also, die große Muskelgruppen in Bewegung setzen und in Verbindung mit einer Diät für eine Verringerung des Unterhautfettgewebes sorgen. Dabei hat das Krafttraining während der Definitionsphase einen wichtigen Stellenwert, da sich der Muskel nicht nur an steigende Belastung durch Wachstum anpasst, sondern auch an eine sinkende Belastung durch Muskelschwund. Jede Reduzierung der Intensität führt demnach automatisch zu einer Rückbildung des Muskels, besonders im Zusammenhang mit einer Diät. Sorgen Sie deshalb auch in der Definitionsphase für eine hohe Intensität im Training. Bedenken Sie aber, dass Ihre Erholungsfähigkeit aufgrund der Diät vermindert ist. Sie benötigen dementsprechend längere Regenerationszeiten als in der Aufbauphase. Trainieren Sie Ihre Kraft also weiterhin mit hohen Gewichten, aber nicht mehr so häufig, das heißt, führen Sie weniger Sätze pro Trainingseinheit durch und weniger Krafttrainingseinheiten pro Woche. Zwei schwere Sätze pro Muskelgruppe zweimal die Woche reichen aus. Erhöhen Sie dafür den Ausdaueranteil im Training. So erhalten Sie durch das intensive Training Ihre Muskelsubstanz und unterstützen mit dem Ausdauertraining Ihre Diät.

ÜBERLASTUNGSPRINZIPIEN

Auch dieses Kapitel behandelt spezielle Trainingsprinzipien für Leistungssportler. Sie sind Fitnesssportler, hätten es aber trotzdem gern gelesen? – Kein Problem! Es wäre allerdings falsch verstandener Ehrgeiz, die hier beschriebenen Überlastungsprinzipien früher als notwendig einsetzen zu wollen. Getreu dem Motto: Was für Leistungssportler gut ist, das nützt mir allemal. Sollten Sie der Meinung sein: „Training ist gut, härteres Training ist besser" oder „Viel hilft viel!", dann erinnern Sie sich noch einmal an das Beispiel „Schwielenbildung": Der feste Griff an der Hantelstange führt zum Abrieb von Haut. Auf den erhöhten Verschleiß reagiert der Organismus mit einer Verstärkung der Handinnenfläche durch die Bildung von Hornhaut. Nun stellen Sie sich vor, Sie würden versuchen, die Schwielenbildung zu beschleunigen, indem Sie mehr Haut verschleißen. Dazu reiben Sie nicht über die Hantelstange, sondern über ein Reibeisen. Anschließend ist die Hand blutig. Es bildet sich keine Hornhaut, sondern Borken, Schorf, Kruste. Der Verschleiß war so groß, dass der Organismus nicht mehr mit Anpassung (Superkompensation), sondern nur noch mit Heilung reagieren kann.

Überlastungen wirken auf Ihren Muskel wie das Reibeisen auf die Hand. Eine zu hohe Belastung trifft auf Ihren nicht vorbereiteten Organismus. Das Ergebnis ist Heilung, nicht Anpassung. Beanspruchen Sie Ihren Muskel also immer nur so stark, dass er sich auch durch Anpassung davon erholen kann. Der Einsatz von Überlastungsprinzipien ist demnach erst sinnvoll, wenn Sie sich auf einem Leistungsplateau befinden.

Als Sie angefangen haben zu trainieren, waren Leistungssteigerungen kein Problem. Sie sind fünf Minuten länger gelaufen als im vorigen Training, sie haben eine Wiederholung mehr geschafft oder das Gewicht erhöht. Womöglich hören Sie sich noch sagen: „Wenn das so weiter geht, bin ich in zwei Jahren Profi!" Nun, es ging nicht so weiter, und Sie sind auch noch kein Profi. Im Gegenteil, Sie treten schon lange auf der Stelle und haben sich vielleicht sogar schon damit abgefunden, dass Sie nicht mehr weiter kommen. Sie schaffen 97,5 kg im Bankdrücken, und das schon seit einem Jahr. Nur die 100 kg, die schaffen Sie nicht. Das ist der geeignete Zeitpunkt, um ein Überlastungsprinzip einzusetzen. Eines dieser Überlastungsprinzipien, das sich in einem solchen Fall anbieten würde, ist das Prinzip der aufstockenden Ermüdung.

DAS PRINZIP DER AUFSTOCKENDEN ERMÜDUNG

Dem Prinzip der Superkompensation zufolge ist die Anpassung des Organismus abhängig vom Grad der Ermüdung. Da sich der Leistungssportler an die ständigen hohen Trainingsbelastungen weitestgehend gewöhnt hat, ist bei ihm die Störung des inneren chemischen Gleichgewichtes nicht mehr so ausgeprägt. Dementsprechend fällt jedoch auch seine Anpassung an das Training geringer aus. Vergleichen Sie dazu noch einmal Abbildung 6 auf Seite 114.

Es ist also naheliegend, zu versuchen, den Organismus stärker zu ermüden, um erneut genügend hohe Anpassungen für weitere Fortschritte zu erzielen. Ein Weg zu höherer Ermüdung ist die Verkürzung der Pausen zwischen den Trainingseinheiten. Lassen Sie dem Muskel keine Zeit, sich zu erholen, sondern trainieren Sie ihn im ermüdeten Zustand erneut. Eventuell am nächsten oder übernächsten Tag. Das führt zu einem weiteren Abfall der Leistungskurve und zu einer tieferen Ausschöpfung der Energiereserven. Anschließend halten Sie eine ausreichend lange Ruhephase ein, um dem Muskel die Gelegenheit zu geben, sich von dem Zustand der Ermüdung völlig zu erholen. Die Folge ist eine höhere Superkompensation, mit der erneute Leistungsverbesserungen möglich werden. Schauen Sie sich dazu die folgende Abbildung an.

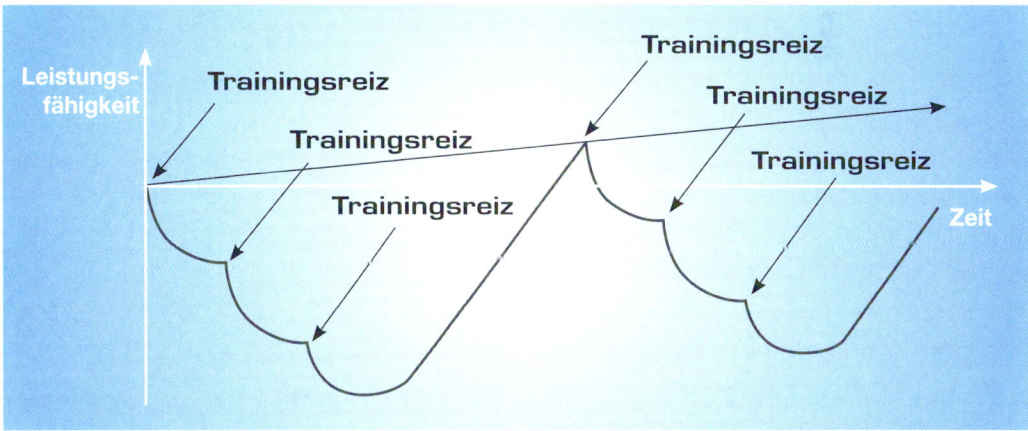

Abb. 13: Aufstockende Ermüdung

Leistungssportler erreichen so erst durch mehrere hintereinander geschaltete Trainingseinheiten einen Ermüdungsgrad, den Anfänger schon aus einer Trainingseinheit davontragen. Den Ermüdungsverlauf eines Fortgeschrittenen nach zwei Trainingseinheiten im Vergleich zu einem Einsteiger nach einer Trainingseinheit zeigt Abbildung 14.

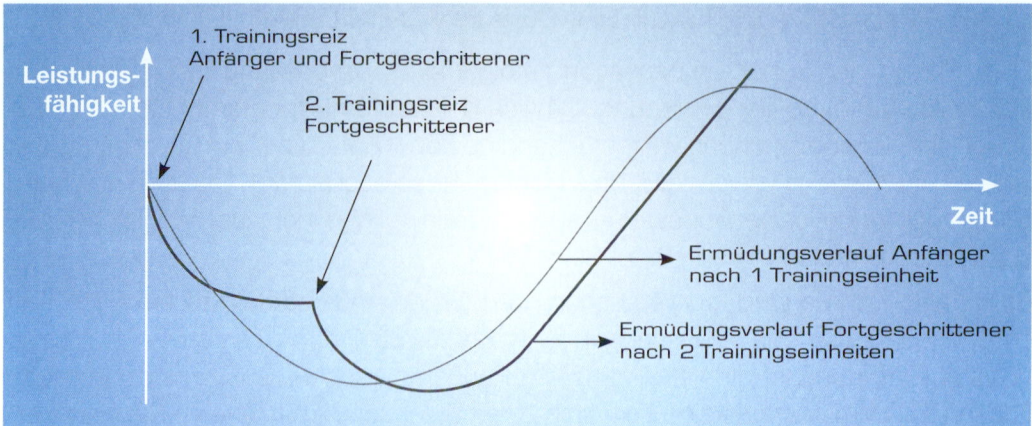

Abb. 14: Vergleich Anfänger – Fortgeschritttener

So ist auch zu verstehen, warum ein Leistungssportler für die Steigerung seiner Leistung viel mehr Zeit benötigt als ein Anfänger. Mit steigendem Trainingsniveau nimmt die Geschwindigkeit in der Leistungsentwicklung kontinuierlich ab. Möglich sind Verbesserungen jedoch immer noch, auch für Spitzensportler.

STRATEGIEN DER ÜBERLASTUNG

Findige Bodybuilder haben über das Prinzip der aufstockenden Ermüdung hinaus unterschiedlichste Techniken entwickelt, die Intensität im Training zu erhöhen. „Es waren einmal" zwei Brüder, die Brüder Weider, die haben diese Techniken gesammelt so wie die Brüder Grimm Märchen. Ihr Verdienst war es, diese Überlastungsstrategien unter der Bezeichnung „Weider-Prinzipien" einer breiten Öffentlichkeit zugänglich gemacht zu haben. Hier die wichtigsten:

Negativwiederholungen (negative reps)

Der Sportler wählt ein Gewicht, welches er zwar kontrolliert herablassen kann, allein jedoch nicht wieder hinauf bekommt. Er führt mit anderen Worten lediglich die Negativbewegung aus, während seine Trainingspartner das Gewicht immer wieder in die Ausgangsposition zurück bringen. Der Trainierende leistet somit ausschließlich nachgebende (exzentrisch-dynamische) Arbeit.

Die erzwungenen Wiederholungen (forced reps)

Nachdem der Sportler fünf bis sechs Wiederholungen selbständig ausgeführt hat, schließt er weitere Wiederholungen an, bei denen sein Partner hilft.

Die Wiederholungen im nicht-maximalen Belastungsbereich (burns)

Nach ungefähr sechs ermüdenden Wiederholungen werden zwischen zwei bis vier Wiederholungen angeschlossen, bei denen die Bewegung nur noch unvollständig ausgeführt wird. Bizeps-Curls beispielsweise werden aus der gestreckten Position des Armes nur so weit gebeugt, wie es dem Übenden noch möglich ist.

Die mogelnden Wiederholungen (cheatings)

,,Cheatings" heißt die offizielle Erlaubnis abzufälschen. Es wird bewusst mit einer unkorrekten Bewegungsausführung trainiert. Ein Beispiel:

Beim Schulterdrücken (military press) sollte die Hantel eigentlich nur unter Einsatz der Schultern und Arme bewegt werden. Durch ein Wippen in den Beinen wird die Bewegung bei den letzten zwei Wiederholungen unterstützt.

Die Wiederholungen nach Vor-Ermüdung (pre-exhaustion principle)

Dieses Prinzip ist innerhalb der bereits erläuterten Muskelketten anwendbar. Wählen wir als Beispiel noch einmal das Bankdrücken. Bei dieser Übung ist der Trizeps das schwächste Glied der Muskelkette und begrenzt mit seiner Kraft die Möglichkeiten, den Brustmuskel vollständig zu ermüden. Übungen wie Seitheben im Liegen, auch als „Fliegende Bewegungen" oder „Flyes" bezeichnet, erlauben ein Training des Brustmuskels ohne Einsatz des Trizeps. Schaltet man diese Übung dem Bankdrücken vor, so hat man für das Bankdrücken ein neues Verhältnis innerhalb der Muskelkette geschaffen. Jetzt nämlich trifft ein bereits vorermüdeter Brustmuskel auf einen frischen Trizeps. Damit ist die Kraft des Trizeps für das Bankdrücken nicht mehr leistungsbegrenzend, und der Brustmuskel kann bis zur vollständigen Ermüdung trainiert werden.

WANN IST ÜBERLASTUNG SINNVOLL?

Überlastungsprinzipien taugen nicht für Anfänger, das haben wir bereits erläutert. Aber auch im Leistungssport muss ihr Einsatz genau dosiert und zum richtigen Zeitpunkt erfolgen, sonst richten sie mehr Schaden an, als dass sie nützen. Nehmen wir als Beispiel die Negativwiederholungen:

Sie befinden sich auf einem Leistungsplateau. Obwohl Sie konsequent trainieren, werden Sie nicht besser. Im Gegenteil, Ihre Leistung entwickelt sich so langsam in den Keller. Der Grund dafür sind häufig zu kurze Erholungsphasen zwischen den einzelnen Trainingseinheiten. Dieses Phänomen kennen wir bereits: Das Prinzip der aufstockenden Ermüdung (vgl. Seite 151ff.).

Viele Sportler kennen dieses Prinzip jedoch nicht. Für sie gibt es eigentlich nur ein Prinzip, nach dem sie trainieren, und das heißt: „Mehr bringt mehr!" Dementsprechend sind sie der Meinung, ihren Muskel zum Wachsen zwingen zu müssen. Überlastungsprinzipien scheinen ihnen dafür genau das geeignete Mittel zu sein. Sehen Sie sich in diesem Zusammenhang bitte noch einmal die Abb. 13 auf Seite 151 an. Wozu führt es, wenn Sportler im Zustand großer Ermüdung Negativwiederholungen einsetzen? – Richtig, zu einem weiteren Abfall ihrer Leistung. Sinnvoll wäre an dieser Stelle nicht Training, und auf gar keinen Fall Negativwiederholungen, sondern eine ausreichend lange Erholungspause.

Ein Negativsatz im höchsten Punkt der Anpassungsphase (Superkompensation) kann dagegen sehr hilfreich sein. Wie bereits erwähnt, führt ein längerfristiges Trainieren mit gleichbleibenden Gewichten zur Einschleifung eines „motorisch-dynamischen Bewegungsstereotyps", der weitere Verbesserungen verhindert. Dem Sportler fehlt in einem solchen Fall keineswegs die Kraft, er ist nur nicht in der Lage, sie abzurufen. In diesem Fall kann ein vorgeschalteter Negativsatz, beispielsweise mit 130 kg, wahre Wunder wirken, wenn in den folgenden eigentlichen Trainingssätzen mit 102,5 kg trainiert werden soll. Heben Sie nach einem Satz mit 130 kg ein Gewicht von 102,5 kg aus dem Ständer, haben Sie das Gefühl, ein wesentlich leichteres Gewicht in der Hand zu halten. Wirkungsvoller ist es noch, mit 130 kg gar keinen vollständigen Negativsatz auszuführen, sondern dieses Gewicht nur aus dem Ständer zu heben und drei Sekunden zu halten. Das Ganze dreimal hintereinander. Allein diese Irritation lässt Sie die anschließenden Trainingsgewichte als leicht empfinden.

Überlastungsprinzipien wie Negativsätze haben also ihre Berechtigung, wenn man versteht, sie sinnvoll einzusetzen. In dem oben geschilderten Fall wirken sie als

„Schockmechanismus" auf das Nervensystem, so dass Sie in der Lage sind, Ihre aktuellen Kraftfähigkeiten zu aktivieren. Fehlt Ihnen jedoch die Kraft, z. B. aufgrund von Ermüdung, dann können Ihnen auch Schockmechanismen nicht helfen.

Und noch etwas sollten Sie bedenken: Wer jeden Tag schockt, der schockt keinen mehr. Der Organismus stellt sich sehr schnell auf die neuen Anforderungen ein. Überlastungen erfüllen ihren Zweck demnach nur, wenn sie kurzfristig und gezielt eingesetzt werden. Auf Dauer würden sie ihren Effekt einbüßen. Das gilt auch für die sogenannten „forced reps", Wiederholungen mit Partnerhilfe.

„Ich habe überhaupt nicht geholfen!" Kennen Sie das nicht irgendwo her? Wahrscheinlich haben Sie es das letzte Mal im Sportstudio gehört, als Sie an der Drückerbank vorbeigingen. Hier waren gerade zwei Sportler mit Bankdrücken beschäftigt. Besser gesagt, der eine mit Bankdrücken, der andere mit Kreuzheben. Schauen wir den beiden doch einmal etwas genauer zu:

Die ersten drei Wiederholungen schafft der Trainierende allein, bei der vierten hilft sein Partner mit zwei Fingern vorsichtig nach. Für die fünfte Wiederholung reichen die zwei Finger schon nicht mehr aus. Sein Trainingskamerad benötigt jetzt bereits die ganze Hand. Bei der neunten Wiederholung steht dem Partner bereits der Schweiß auf der Stirn. Trotzdem werden mindestens zwölf Wiederholungen durchgeführt, in denen der Trainierende immer gerade so gut ist wie sein Trainingspartner im Kreuzheben. Die Krone setzte dem einmal ein Sportler auf, der seinen Trainingskameraden anfeuerte mit den Worten: „Los, versuch noch einen – ich kann noch!"

Derartige Praktiken können nicht als „forced reps", sondern nur als Unsinn bezeichnet werden. Anstatt die Intensität im Training zu erhöhen, wird sie durch ständige Partnerhilfe im Gegenteil gesenkt. Warum? – Das ist einfach erklärt. Ihr Körper hat nicht das Bedürfnis, stärker, straffer, schlanker oder muskulöser zu werden. Eigentlich möchte er nur seine Ruhe haben. Wenn Sie nun bankdrücken, in der dritten Wiederholung zögern und es plötzlich leichter wird, weil Ihr Partner Ihnen hilft, dann findet Ihr Körper das ausgezeichnet, dass ihm geholfen wird. Fortan wird er bei der dritten Wiederholung von vornherein auf Unterstützung warten, selbst wenn Sie in der Lage wären, diese Wiederholung auch noch allein zu schaffen. Willentlich sind Sie kaum in der Lage, sich diesem Schutzmechanismus des Körpers vor Überlastung zu widersetzen. Versuchen Sie also allein zu trainieren. Ihr Partner steht lediglich aus Sicherheitsgründen hinter der Bank. Helfen wird er Ihnen nicht. Es sei denn, das Gewicht bewegt sich langsam rückwärts. „Forced reps", Wiederholungen mit Partnerhilfe also, erfüllen ihren Zweck nur, wenn sie gezielt und nicht ständig eingesetzt werden.

Optimierung vor Maximierung

Bevor Sie allerdings überhaupt einen Gedanken an Überlastungsprinzipien verschwenden, seien Sie gewiss, dass Sie im Training keine Fehler mehr machen. Jeder Intensivierung muss immer eine Optimierung vorangehen. Dazu nur ein Beispiel:

Sie bauen keine Muskeln auf, weil Sie nicht mehr essen, als Sie bereits zur Erhaltung Ihres Körpergewichtes benötigen. Wie soll das funktionieren? Substanz entwickelt sich nicht aus dem Nichts. Um Muskeln aufzubauen, müssen Sie einen Überschuss an Nahrung zuführen. Dieser Fehler ist Ihnen jedoch nicht bewusst. Sie sind der Meinung, nur durch intensiveres Training, sprich: unter Einsatz von Überlastungsprinzipien, weitere Erfolge erzielen zu können. Dieser Schuss wird ganz sicher nach hinten losgehen. Denn jede weitere Steigerung der Intensität lässt das Verhältnis von Kalorienaufnahme und -verbrauch nur noch ungünstiger ausfallen. Das Ergebnis – Sie bauen ab statt auf. Nicht Überlastungsprinzipien können Ihnen in einem solchen Fall helfen, sondern einzig und allein eine vernünftig durchgeführte Fehleranalyse anhand Ihres Trainingsplanes.

ÜBERTRAINING

Wo sonst würde das Thema ,,Übertraining" besser hinein passen als in das Kapitel ,,Überlastungsprinzipien". Im Freizeitsport wird die Gefahr im allgemeinen eher überschätzt. Müdigkeit an drei aufeinander folgenden Tagen ist noch kein Übertraining. Aufgrund seiner Bedeutung im Leistungssport soll hier jedoch kurz darauf eingegangen werden.

Als Übertraining bezeichnet man eine längerfristige Überforderung des Organismus durch zu hohe Reize. Darunter sind alle Belastungen im sportlichen, beruflichen und privaten Bereich zu fassen. Falsche Ernährung spielt ebenfalls eine nicht unerhebliche Rolle.

Entstehungsursache im sportlichen Bereich sind unter anderem:

· eine zu schnelle Erhöhung der Belastungsparameter Intensität, Belastungsdauer und Trainingshäufigkeit,

· monotone Trainingsinhalte und -methoden sowie

· zu kurze Erholungsphasen.

Es ist relativ schwierig, den Zustand des Übertrainings zu erkennen, zumal es zwei unterschiedliche Erscheinungsformen von Überforderungsreaktionen gibt.

Das basedowoide Übertraining

Im Zustand des basedowoiden Übertrainings ist der Sportler nervös, er ermüdet schneller bei Belastung und fühlt sich regelrecht krank. Die Behandlung dauert ca. ein bis zwei Wochen.

Das addisonoide Übertraining

Bei dieser Erscheinungsform zeigt der Sportler eher entgegengesetzte Symptome zum basedowoiden Übertraining. Es überwiegt Antriebslosigkeit, kombiniert mit einem körperlichen Schwächegefühl. Die Anzeichen für ein addisonoides Übertraining sind noch schwieriger festzustellen als beim basedowoiden Übertraining, vor allem, weil in Ruhe häufig keinerlei Symptome auftreten. Die Behandlung dauert häufig Wochen, ja sogar Monate.

Übertraining — was tun?

Auf jeden Fall sollten Sie den Trainingsumfang und die -intensität reduzieren. Es wäre sinnvoll, vom gewohnten Training Abstand zu nehmen und dafür spaßorientierte Sportarten in Form eines Erholungstrainings durchzuführen. Auch passive Erholungsmaßnahmen wie Sauna und Massagen sind durchaus angebracht, ebenso wie eine bewusste, vollwertige Ernährung.

Noch viel sinnvoller ist es natürlich, es gar nicht erst soweit kommen zu lassen. Vorbeugen ist besser als Heilen. Das trifft auch hier zu. Eine einzige Maßnahme reicht aus, um der Gefahr des Übertrainings von vornherein zu begegnen: Führen Sie einen Trainingsplan! Auf diesem Plan protokollieren und kontrollieren Sie Ihre Leistungsentwicklung. Sollten Sie erkennen, dass Sie trotz regelmäßigen Trainings keine Fortschritte erzielen, ist Vorsicht angebracht. Trainieren Sie in diesem Fall nicht einfach weiter, sondern versuchen Sie den Fehler zu ermitteln. – Wie eine solche Fehleranalyse aussehen muss, wird im Kapitel „Trainingsplanung und -protokollierung" ausführlich beschrieben.

REGELN FÜR IHR TRAINING

Zusammengefasst lassen sich folgende Regeln für Ihr Training ableiten:

1. Achten Sie auf das richtige Verhältnis von Belastung und Erholung!
   (Das Prinzip der Superkompensation)

2. Achten Sie auf ständige Verbesserungen Ihrer Leistung!
   (Das Prinzip der steigenden Belastung)

3. Achten Sie auf das richtige Verhältnis von Intensität und Umfang!
   (Das SAID-Prinzip)

4. Achten Sie auf den zeitlich richtigen Aufbau Ihres Trainings!
   (Das Prinzip der Periodisierung)

5. Trainieren Sie kontinuierlich! (Das Prinzip der Kontinuität)

6. Trainieren Sie nicht zu einseitig! (Das Prinzip der Variation)

7. Setzen Sie bei einem Leistungsstillstand auf hohem Trainingsniveau gezielt Überlastungsstrategien ein! (Überlastungsprinzipien)

TRAININGSMETHODEN

Nachdem Sie nun die Übungen kennen, aus denen Sie sich Ihr Training zusammenstellen können, und Sie um die Regeln wissen, die Sie beachten müssen, stelle ich
Ihnen nun noch die Trainingsmethoden vor, aus denen Sie zum Erreichen Ihrer Ziele
die geeignete Methode auswählen dürfen. Nun wird in wer weiß wie vielen Zusammenhängen von „Methoden" gesprochen. Im Bereich Kraft- und Ausdauertraining
gibt es jedoch eigentlich nur vier:
· Die Wiederholungsmethode
· die intensive Intervallmethode
· die extensive Intervallmethode
· die Dauermethode
· und zusätzlich die Wettkampf- und Kontrollmethode,
die in unserem Zusammenhang aber nicht weiter interessant ist. Der einzige prinzipi-
elle Unterschied zwischen den vier Methoden liegt in der Dauer der Pausen:
· die Dauermethode beinhaltet keinerlei Pausen,
· die Intervallmethode arbeitet mit lohnenden Pausen,
· die Wiederholungmethode mit beinahe vollständigen Pausen.
Innerhalb Ihres Trainings werden Sie auf jeden Fall eine dieser Methoden anwenden.

Gleichgültig, ob Sie minuten- oder stundenlang laufen, laufen Sie ohne Pause durch,
dann trainieren Sie nach der Dauermethode. Erfolgen jedoch in regelmäßigen Abständen Erholungspausen, die nur so lange dauern, bis Ihr Puls auf ca. 120 Schläge
pro Minute abgefallen ist – in diesem Fall spricht man von so genannten „lohnenden
Pausen" –, dann wenden Sie die Intervallmethode an. Bei der intensiven Intervallmethode ist der Belastungsreiz relativ kurz, aber von höherer Intensität, bei der extensiven Methode ist das umgekehrt. Sind die Pausen jedoch so lang, dass sie zur
beinahe vollständigen Erholung führen, trainieren Sie nach der Wiederholungsmethode. Nun stellt sich die Frage, für welches Trainingsziel welche Trainingsmethode
geeignet ist?

Die Dauermethode

Die Auswirkungen der Dauermethode liegen vorwiegend im Bereich Herz-Kreislauf-
System. Der Körper reagiert unter anderem mit einer Vergrößerung des Herzvolu-
mens und einer Verstärkung der Herzwände, einer Verbesserung der Kapillarisierung
im Muskel sowie einer Aufstockung der Glykogenspeicher und einer Aktivierung
des Kohlehydrat- und Fettsäureabbaus. Innerhalb der Dauermethode führt dabei insbesondere ein umfangreiches Training mit geringeren Intensitäten, damit ist
eine Belastungsdauer von über einer halben Stunde gemeint, zur Aktivierung des

Fettstoffwechsels. Deshalb ist diese Methode bei ausreichendem Belastungsumfang besonders für übergewichtige Personen zur Reduzierung ihres Körpergewichtes geeignet.

Sie können ein Fettstoffwechselaktivierungstraining, ein Training mit einer Pulsfrequenz von 140 bis 160 Schlägen pro Minute, jeden Tag absolvieren. Zur Verbesserung der allgemeinen Grundlagenausdauer muss allerdings innerhalb der Dauermethode auch mit höheren Intensitäten gearbeitet werden. Die Belastung liegt dabei über der Dauerleistungsgrenze. (Bei dieser Laufgeschwindigkeit werden Sie sich während des Laufens nur noch mit Mühe unterhalten können.) Für diese intensive Form des Ausdauertrainings benötigen Sie längere Erholungsphasen. Ein zweimaliges Training pro Woche kann bereits ausreichend sein.

Auch Kraftsportlern sei ein Ausdauertraining empfohlen. Ihren Befürchtungen, sie würden ihre Muskeln „weglaufen", sind unbegründet, vorausgesetzt, sie achten sorgfältig auf eine gut abgestimmte überkalorische Ernährung. Das heißt, sie essen etwas mehr, als sie zur Erhaltung ihres Körpergewichtes brauchen.

Mit ihren positiven Auswirkungen auf das Herz-Kreislauf-System und den Fettstoffwechsel eignet sich die Dauermethode insbesondere
· für Übergewichtige als Gewichtsreduktionstraining
· als Ausgleich bei beruflich bedingtem Bewegungsmangel
· und als Basistraining für alle weiteren sportlichen Leistungen.
Mit anderen Worten ist die Dauermethode die grundlegende Trainingsmethode überhaupt, gleichgültig welches Trainingsziel Sie verfolgen. Sie ersetzt andererseits aber auf keinen Fall ein intensives Krafttraining zur Erhaltung Ihrer Muskulatur. Für Ihr Krafttraining verwenden Sie die Intervall- oder Wiederholungsmethode.

Die Wiederholungsmethode

Sie ist im Gegensatz zur Dauermethode die Krafttrainingsmethode schlechthin. Die beinahe vollständigen Erholungspausen zwischen den einzelnen Belastungsphasen erlauben die Aufrechterhaltung einer hohen Intensität bis zur Beendigung des Trainings. Während der Haupteffekt der Dauermethode im Bereich Herz/Kreislauf liegt, führen die hohen Trainingsintensitäten der Wiederholungsmethode vorwiegend zu Anpassungen innerhalb des Muskels. Die Wiederholungsmethode ist damit interessant
· für Fitnesssportler zwecks Muskelaufbau und Kraftzuwachs,
· für Fitnessbewusste zur Straffung des Muskels,
· bei Haltungsschwächen zur Kräftigung der abgeschwächten Muskeln,
· als Ausgleich zu einseitigen Belastungen im Beruf oder in anderen Sportarten.

Das Intervalltraining

Das Intervalltraining zeichnet sich durch einen regelmäßigen Wechsel von Belastung und Erholung aus. Die Pause ist dabei unvollständig. Diese sogenannte „lohnende Pause" oder auch „Ein-Drittel-Pause" ist das eigentlich Typische an der Intervallmethode. Grundsätzlich erholen Sie sich nämlich nach einer Belastung nicht gleichmäßig schnell, sondern im ersten Drittel der gesamten Erholungszeit schneller als in den übrigen zwei Dritteln. Als Maßstab für die Dauer der Pause dient die Pulsfrequenz. Sobald der Puls auf 120 Schläge/Minute abgefallen ist, erfolgt die nächste Belastung.

Je nach Intensitätsgrad werden zwei Formen des Intervalltrainings unterschieden, das extensive und das intensive Intervalltraining.

Im extensiven Intervalltraining wird mit hohem Umfang und einer relativ geringen Intensität, ca. 30 bis 50 Prozent der maximalen Kraft, trainiert. Die Belastungsdauer der einzelnen Intervalle reicht von 60 Sekunden bis 15 Minuten. Der Effekt dieser Methode liegt wie bei der Dauermethode in erster Linie im Bereich Herz/Kreislauf. Im Sportstudio kann sie deshalb ergänzend zur Dauermethode eingesetzt werden.

Der wesentliche Effekt des intensiven Intervalltrainings dagegen liegt in der Verbesserung der anaeroben Kapazität. Damit ist die Fähigkeit zur Energiegewinnung ohne Beisein von Sauerstoff gemeint. Im Fitnesscenter kann sie ergänzend zur Wiederholungsmethode eingesetzt werden, eventuell im Rahmen eines Zirkeltrainings. Besonders bei Leistungsstagnationen liefert die Intervallmethode neue Reize, um weitere Fortschritte zu erzielen. Sie ist sehr effektiv sowohl für die Kraftentwicklung als auch für Verbesserungen der Ausdauerleistungsfähigkeit.

Gestalten Sie die Pausen im Intervalltraining unbedingt aktiv. Da das Gefäßsystem nach der Belastung weitgestellt ist, könnte Ihnen sonst das Blut in die unteren Extremitäten absacken. Die Bewegung des Muskels übt einen massierenden Druck auf die Venen aus. Auf diese Weise wird das Blut zum Herzen zurückgepumpt.

TRAININGSPROGRAMME

Es gibt Sportler, die ernsthaft glauben, dass Sie nach fünf Jahren Training aussehen wie Arnold Schwarzenegger, weil sie nach dessen Trainingsprogramm trainieren. Glücklicherweise sind das nicht viele. Wesentlich mehr sind da schon der Ansicht, dass ein Trainingsprogramm, mit dem Arnold Schwarzenegger Erfolg hatte, ihnen auch nicht schaden kann. Das ist ebenso falsch. Es kann! Als Beispiel soll uns noch einmal der Krankenhauspatient dienen, der ein viertel Jahr im Bett gelegen hat. Vorsichtiges Treppensteigen wäre für ihn das geeignete Trainingsprogramm zur Kräftigung seiner Beinmuskulatur und nicht etwa Arnolds Programm für die Waden. Das nämlich würde ihm schaden.

Was anderen Erfolg gebracht hat, das muss nicht auch für Sie das Richtige sein. Übernehmen Sie deshalb nicht ungeprüft Trainingsprogramme anderer Sportler, gleichgültig wie erfolgreich diese damit waren. Sie tun besser daran, sich Ihr individuelles Trainingsprogramm selbst zusammenzustellen, denn keiner kennt Sie so gut, wie Sie sich selbst. Die Voraussetzungen dafür haben Sie:

Sie kennen die **Trainingsmittel und -übungen**, aus denen Sie Ihr persönliches Trainingsprogramm zusammenstellen können,

Sie kennen die **Trainingsprinzipien**, die die Grundlage Ihres Programmes darstellen und

Sie kennen die **Trainingsmethoden**, die Sie für das Erreichen eines bestimmten Trainingszieles einsetzen müssen.

Damit lassen sich beliebig viele Trainingsprogramme entwickeln. So viele, dass an dieser Stelle nur einige beispielhaft aufgeführt werden können.

EIN TRAININGSPROGRAMM FÜR EINSTEIGER

Da das Ausgangsniveau bei Einsteigern vom Krankenhauspatienten bis zum durchtrainierten Sportler reicht, ist vor Erstellung eines Einsteiger-Trainingsprogramms ein Fitnesstest zur Beurteilung des aktuellen Leistungsvermögens empfehlenswert. Fragen Sie zunächst vor Aufnahme des Trainings Ihren Arzt. Gibt er Ihnen „grünes Licht", können Sie mit dem Training beginnen. Aufgabe des Einsteigerprogramms ist es dabei, den Körper langsam an die Belastung heranzuführen und eine breite, solide Basis für alle weiteren konditionellen Anforderungen zu schaffen. Aus diesem Grund umfasst das Einsteigertraining neben einem Übungsteil, in dem schwierigere Bewegungsabläufe ohne Gewicht geübt werden (Techniktraining), einen Kraft- und einen Ausdauerteil und könnte damit folgenden Aufbau haben.

Tab. 4: Trainingsprogramm für Einsteiger

1. Aufwärmen: Führen Sie ein kurzes Aufwärmprogramm durch, z. B. fünf Minuten Fahrrad fahren, und dehnen Sie zur Vorbereitung auf die Übung schwieriger Bewegungsabläufe die entsprechende Muskulatur.

2. Techniktraining: Üben Sie einen schwierigeren Bewegungsablauf wie Kniebeugen, Kreuzheben oder vorgebeugtes Rudern ohne Gewicht, damit Sie auch diese Übungen in zukünftige Trainingsprogramme einbeziehen können.

3. Krafttraining: Wählen Sie pro Muskelgruppe eine Übung aus, und führen Sie pro Übung ein oder zwei Sätze durch. Die Pausendauer zwischen den Sätzen sollte vollständig sein. Orientieren Sie sich an zwei bis drei Minuten.

4. Ausdauertraining: Fahren Sie beispielsweise zur Verbesserung Ihrer Ausdauerleistungsfähigkeit im Anschluss an das Krafttraining Fahrrad.

Lassen Sie keine Muskelgruppe aus, aber achten Sie darauf, dass Sie sich nicht überfordern. Wählen Sie deshalb für Ihr Krafttraining ein Gewicht, mit dem Sie sich ca. 20 Wiederholungen zutrauen. Führen Sie davon jedoch nur 10 Wiederholungen aus. Bleiben Sie also freiwillig weit unter Ihrer maximalen Leistung. Steigern Sie sich erst im nächsten Training auf 11 Wiederholungen, dann auf 12, bis Sie die 20 Wiederholungen erreicht haben. Nun wählen Sie ein höheres Gewicht und beginnen erneut mit 10 Wiederholungen. Auf diese Weise führen Sie Ihren Körper langsam an die Belastung heran.

Halten Sie es mit dem Fahrrad fahren ebenso. Beginnen Sie Ihr Ergometerprogramm mit 5 Minuten, und fahren Sie dann kontinuierlich in jedem Training etwas länger, bis Sie in der Lage sind, 30 Minuten durchzufahren.

Ihre Fahrgeschwindigkeit innerhalb des Einsteigerprogramms bestimmen Sie anhand Ihrer Pulsfrequenz (Pulsschläge pro Minute). Orientieren Sie sich an der Faustformel „180 minus Lebensalter". Auf der nebenstehenden Seite finden Sie ein beispielhaft ausgefülltes Trainingsprogramm.

Pulsmessung

Sollte Ihnen in Ihrem Sportstudio kein spezielles Pulsmessgerät zur Verfügung stehen, reicht Ihnen zur Bestimmung Ihres Pulses auch eine Uhr mit Sekundenzeiger. Fühlen Sie Ihren Puls mit zwei Fingern am Hals oder aber am Unterarm. Wo genau, zeigen Ihnen die folgenden Fotos.

Zählen Sie direkt nach der Belastung 15 Sekunden lang die Schläge. Nehmen Sie diesen Wert mal vier, und Sie haben Ihre Pulsfrequenz ermittelt. Nach einigen Tests werden Sie ein Gespür dafür bekommen, mit welchem Puls Sie trainieren.

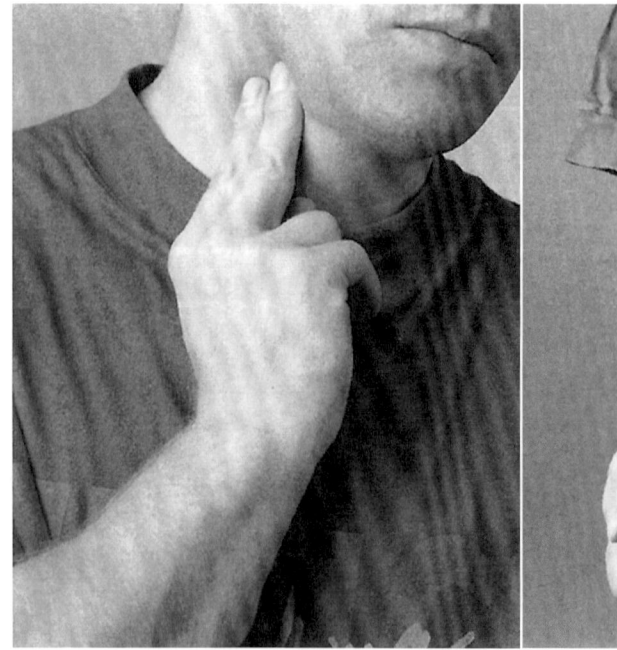
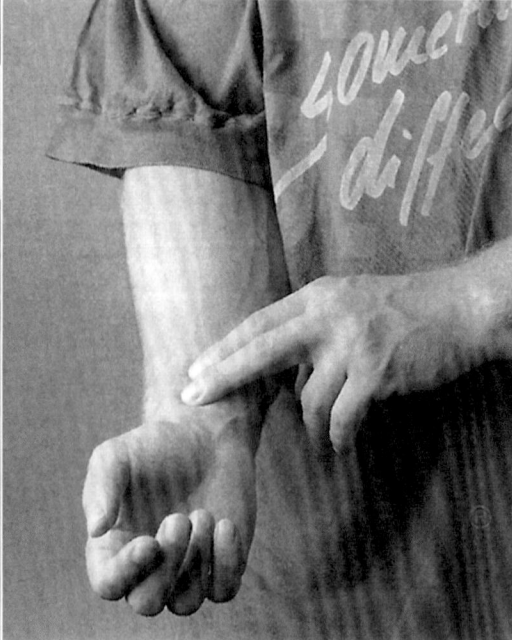

Bild 66: Pulsmessung am Hals   Bild 67: Pulsmessung am Unterarm

Trainingsprogramm
für Neueinsteiger

Aufwärmprogramm

Allgemeines Aufwärmen:	Übung: FAHRRAD	Dauer: 5 Min.
Spezielles Aufwärmen:	Übung: DEHNEN	Dauer: 2x6sec.

Techniktraining

Übung/Wiederholung:	KNIEBEUGEN	
Übung/Wiederholung:	KREUZHEBEN	
Übung/Wiederholung:	VORGEBEUGTES RUDERN	

Krafttraining

Muskeln	Übung	Sätze/Pause	Wiederholungen	Gewicht
OBERSCHENKEL VORN	BEINPRESSE	1	10-20	
OBERSCHENKEL HINTEN	BEINBEUGER	1	10-20	
WADEN	WADENHEBEN	1	10-20	
UNTERER RÜCKEN	RÜCKENAUFRICHTEN	1	ENTSPRECHEND	
BAUCH	BAUCHPRESSEN	1	ENTSPRECHEND	
OBERER RÜCKEN	FRONTZIEHEN	1	10-20	
BRUST	BUTTERFLY	1	10-20	
SCHULTERN	NACKENDRÜCKEN	1	10-20	
TRIZEPS	KABELZIEHEN	1	10-20	
BIZEPS	ARMBEUGEN	1	10-20	

Ausdauertraining

Übung	Watt/Programm	Puls	Dauer/Min.
FAHRRAD	P3	130-150	

Trainingshäufigkeit

MO	DI ✗	MI	DO	✗	SA	SO

Wie lange bin ich Einsteiger?

Genaue Angaben in Wochen und Monaten werden zwar immer wieder gegeben, sind aufgrund der individuellen Unterschiede jedoch eigentlich gar nicht möglich. Orientieren Sie sich besser an Ihrer persönlichen Leistungsentwicklung. Jedes Trainingsprogramm ist genau so lange gut, wie Sie damit Erfolg haben. Solange Sie also Leistungssteigerungen erzielen, trainieren Sie auch nach dem richtigen Programm. Reicht die Belastung innerhalb des Einsteigerprogramms für weitere Leistungsverbesserungen jedoch nicht mehr aus, sind höhere Intensitäten erforderlich, und damit sind Sie dem Einsteigerstadium entwachsen.

Wie oft sollte ich trainieren?

Auch diese Frage wird häufig viel zu allgemein mit „zwei- oder dreimal die Woche" beantwortet. Eine wesentlich individuellere und verlässlichere Auskunft gibt Ihnen Ihr Trainingsplan bzw. Trainingsprotokoll. Orientieren Sie sich mit anderen Worten auch in dieser Frage nicht an Pauschalaussagen, sondern an Ihrer persönlichen Leistungsentwicklung. Verbessern Sie sich bei einem zweimaligen Training pro Woche, ist die Belastung ausreichend. Haben Sie damit keinen Erfolg, müssen Sie zwangsläufig häufiger trainieren.

Sollten Sie andererseits so motiviert sein, dass Sie jeden Tag trainieren möchten, ist auch dagegen nichts einzuwenden, vorausgesetzt, Sie verbessern sich in Ihrer Leistung. Stagnieren Sie, oder Ihre Leistung fällt sogar noch ab, sind Sie auf dem besten Wege, sich zu überlasten. Sollte das der Fall sein, müssen Sie entweder Ihre Trainingsintensität oder aber Ihre Trainingshäufigkeit reduzieren.

TRAININGSPROGRAMME FÜR FORTGESCHRITTENE

Während das Ziel des Einsteigertrainings in erster Linie darin besteht, den Sportler langsam an höhere Belastungen heranzuführen und eine breite Grundlage für künftige Anforderungen zu schaffen, sind die Trainingsprogramme Fortgeschrittener bereits differenzierter. Sie werden unterschieden in Programme zur Verbesserung der Ausdauerleistungsfähigkeit, zur Gewichtsreduktion, zur Kräftigung und Straffung des Muskels und zum Muskelaufbau.

TRAININGSPROGRAMME ZUR VERBESSERUNG DER AUSDAUER UND ZUR GEWICHTSREDUKTION

Wie bereits erwähnt, sollten Sie zum Zwecke der Gewichtsreduzierung große Muskelgruppen in Bewegung setzen. Dafür bieten sich Ihnen mehrere Möglichkeiten. Sie können ein Cardio-Fitnessprogramm auf einem Ergometer (Fahrrad, Laufband, Rudern) absolvieren oder aber einen Gerätezirkel durchlaufen. Sofern in Ihrem Sportstudio die Möglichkeit besteht, ist auch ein Aerobicprogramm wirkungsvoll.

Entscheidend ist die Trainingsdauer, denn erst nach 20 bis 30 Minuten Dauerbelastung stellt der Stoffwechsel allmählich auf Fettverbrennung um. Da Sie bereits innerhalb Ihres Einsteigerprogramms auf eine Dauerbelastung von 30 Minuten hintrainiert haben, sollten Sie diesen Trainingsumfang in Ihren Gewichtsreduktionsprogrammen nun auch nicht mehr unterschreiten.

Fitnessprogramm auf dem Laufband

Die Beanspruchung bei einem Lauftraining ist wesentlich höher als beispielsweise auf dem Fahrradergometer. Sie werden dementsprechend eher eine halbe Stunde Fahrrad fahren durchhalten als 30 Minuten Dauerlauf. Deshalb bietet sich auf dem Laufband eine behutsame Steigerung der Leistung über die extensive Intervallmethode an.

Ein Laufprogramm, bei dem Sie sicher sein können, dass Sie sich als gesunder Mensch nicht überfordern und dennoch bemerkenswerte Fortschritte erzielen, stelle ich Ihnen auf der folgenden Seite vor:

Tab. 5: Laufprogramm

	Gehen	Laufen	Gehen	Laufen	Gehen	Laufen	Gehen	Laufen	Gehen
1. TE	2 Min.	3	3	3	3	3	5 Min.		
2. TE	2	3	3	3	3	3	3	3	5
3. TE	2	3	2	3	2	3	2	3	5
4. TE	2	4	3	3	3	4	3	3	5
5. TE	2	4	2	3	2	4	2	3	5
6. TE	2	4	2	4	2	4	2	4	5
7. TE	2	5	3	3	3	5	3	3	5
8. TE	2	5	2	4	2	5	2	4	5
9. TE	2	5	2	5	2	5	5	5	5
10. TE	2	6	3	5	3	6	3	5	5
11. TE	2	6	2	5	2	6	2	5	5
12. TE	2	6	2	6	2	6	2	6	5
13. TE	2	7	3	6	3	7	3	6	5
14. TE	2	7	2	6	2	7	2	6	5
15. TE	2	7	2	7	2	7	2	7	5
16. TE	2	8	3	7	3	8	3	7	5
17. TE	2	8	2	7	2	8	2	7	5
18. TE	2	10	3	10	3	10	5		
19. TE	2	10	2	10	2	10	5		
20. TE	2	10	1	10	1	10	5		
21. TE	2	15	3	15	5				
22. TE	2	15	2	15	5				
23. TE	2	15	1	15	5				
24. TE	2	30	5						

* TE = Trainingseinheit

Sie können das Programm je nach Wohlbefinden und Leistungsstand drosseln oder verschärfen, indem Sie Trainingseinheiten entweder überspringen oder aber zur Stabilisierung der Leistung mehrfach hintereinander durchlaufen, bevor Sie die nächst höhere Trainingsstufe wählen. Außerdem lässt sich das Programm auf eine Gesamtdauer von einer Stunde erweitern. Erhöhen Sie nach Beendigung des Programms die Laufgeschwindigkeit und beginnen Sie das Programm nun auf höherem Intensitätsniveau von vorn.

Zirkeltraining

Das Zirkeltraining ermöglicht im Fitnessbereich die Verbindung von Muskel- und Herz-Kreislauf-Training. Während dabei ein Zirkel mit höherer Gewichtsbelastung und geringem Umfang schwerpunktmäßig die Kraft trainiert, dienen umfangreiche, leichtere Rundgänge in erster Linie der Verbesserung der Ausdauerleistung. Beide Zirkel dienen der Gewichtsreduzierung. Nachfolgend wird ein Zirkel beschrieben, so wie er im Sportstudio üblicherweise durchgeführt wird. Teil A der Tabelle zeigt dabei den Aufbau und die Zeiteinteilung der vorgesehenen drei Durchgänge, Teil B benennt eine Übungsauswahl für die einzelnen Stationen. Dabei sind Kräftigungsübungen wichtiger Muskelgruppen kombiniert mit einigen Ganzkörperübungen. Sollten Sie andere Übungen bevorzugen, achten Sie darauf, dass ein und dieselbe Muskelgruppe nicht zweimal hintereinander belastet wird.

Tab. 6: Beispiel einer Zirkeltrainingseinheit

a) Aufbau und Zeitaufwand:

1. Aufwärmen: mindestens 5 Minuten				
2. Zirkeltraining mit 3 Durchgängen:				
Durchgang	Gesamtdauer	Belastungsdauer	Pause	Bemerkungen
A	6 Minuten	20 Sekunden	20 Sek.	in der Pause direkt nach der Belastung Pulsmessung
		anschließend 2 Minuten Pause		
B	8 Minuten	30 Sekunden	20 Sek.	gegebenenfalls zu hohe Pulswerte einzelner Teilnehmer durch Temporeduzierung regulieren
		anschließend 2 Minuten Pause		
C	12 Minuten	bei fortgeschr. Teilnehmern 40 Sek.	30 Sek.	ansonsten wie Durchgang 2 erneute Pulsmessung
3. Cooldown: Lockern und Dehnen				

Auf der nächsten Seite folgt Teil B der Tabelle mit den Übungsvorschlägen:

b) Die Übungen:

Station	Muskelgruppe	Übung
1	Bauch	Bauchpressen (Crunches)
2	Brust	Seitheben im Liegen („Fliegende")
3	Ganzkörperübung	Hampelmann springen (je nach Trainingsniveau mit leichten Handgewichten)
4	Oberer Rücken	Latziehen (Front- oder Nackenziehen)
5	Ganzkörperübung	Kniebeugen und Schulterdrücken mit Kurzhantel im Wechsel (Kein Hohlkreuz!)
6	Unterer Rücken	Bauchlage, Oberkörper in der Vorhalte – Arme anziehen und ausstrecken (je nach Trainingsniveau mit leichten Zusatzgewichten)
7	Rücken/Brust	Überzüge mit der Kurzhantel
8	Bizeps	Bizepscurls mit der Kurzhantel
9	Ganzkörperübung	Ausfallschrittkniebeuge nach hinten (für Fortgeschrittene mit Kurzhantel)
10	Trizeps	Kabelziehen (Pushdowns)

Fitnessprogramm auf dem Fahrradergometer

Beachten Sie auch auf dem Fahrradergometer das Prinzip der steigenden Belastung. Beginnen Sie dabei mit einer Erhöhung des Umfanges und dann erst mit einer Steigerung der Intensität. Steigern Sie zum Beispiel Ihre Fahrdauer über die im Einsteigertraining bereits erreichten 30 Minuten hinaus von Training zu Training um ein oder zwei weitere Minuten, bis Sie eine Stunde durchfahren können. Sollten Sie Probleme haben, schieben Sie zwischendurch eine Pause ein. Das heißt, falls Sie noch nicht in der Lage sind, 60 Minuten durchzuhalten, fahren Sie 30 Minuten, lockern Sie sich 3 Minuten, und fahren Sie anschließend noch einmal 30 Minuten.

Wenn Sie in der Lage sind, 1 Stunde durchzufahren, erhöhen Sie die Intensität. Wählen Sie also eine höhere Wattstufe oder bei computergesteuerten Fahrrädern ein schwierigeres Programm. Wichtig: Beginnen Sie das Training auf höherem Intensitätsniveau wiederum mit 30 Minuten und steigern Sie sich wie zuvor auf 60 Minuten. Falls die Belastungssprünge zwischen den einzelnen Programmen zu groß sein sollten, dürfen Sie auch mit einer noch kürzeren Fahrdauer, beispielsweise 15 Minuten, beginnen, um von hier aus minutenweise den Umfang der Belastung zu steigern.

TRAININGSPROGRAMME ZUM MUSKELAUFBAU

Jede Zelle reagiert auf spezielle Belastungen auch mit ganz speziellen Anpassungen. Sie erinnern sich: Das SAID-Prinzip. Diesem Prinzip entsprechend reagiert der Muskel auf eine Belastung im Bereich von 6 bis 12 Wiederholungen pro Satz mit einer Verdickung insbesondere der roten Muskelfasern. Die weißen Fasern jedoch sprechen auf diese spezielle Form der Belastung kaum an, und auch die intramuskuläre Koordination wird nicht geschult. So ist ein Muskel, der über Jahre nur im Bereich von 10er-Wiederholungen trainiert wurde, nicht fähig, seine volle Kraft zu entwickeln. In der Praxis lässt sich ein solches Kraftdefizit an Sportlern beobachten, die zwar mit 100 kg 10er-Wiederholungen ausführen können, maximal aber nur 110 kg nach oben bringen. Dementsprechend sind übrigens auch alle Prozentberechnungen, die sich am Maximum orientieren, falsch.

Nur durch ein eingeschobenes IK-Training, ein Training mit hohen Gewichten zur Verbesserung der intramuskulären Koordination also, lernt der Muskel tatsächlich 95 Prozent seines Leistungsvermögens auszuschöpfen. Die daraus resultierende Kraftsteigerung ist wiederum die Voraussetzung, 10er-Wiederholungen mit höheren Gewichten ausführen zu können. Kurz: Mehr Kraft – mehr Masse!

Entsprechend sollten auch Sportler, die in der Regel im Bereich von 6 bis 12 Wiederholungen trainieren, das Krafttraining mit hohen Gewichten (2 bis 6 Wiederholungen pro Satz) nicht vernachlässigen. Diesem Umstand wird in allen wissenschaftlich aufgebauten Trainingsprogrammen Rechnung getragen. Selbst im guten alten Pyramidentraining.

Das Pyramidentraining

Die Pyramide (Abb. 15 auf der folgenden Seite) sollten Sie eigentlich von unten nach oben durchlaufen. Demnach würden Sie

2 Sätze à 10 Wiederholungen,
2 Sätze à 8 Wiederholungen,
2 Sätze à 6 Wiederholungen,
2 Sätze à 4 Wiederholungen,
2 Sätze à 2 Wiederholungen,
1 Satz   à 1 Wiederholung

ausführen und damit das höchste Gewicht im ermüdeten Zustand des Muskels heben. Das wäre nicht nur vom leistungsphysiologischen Standpunkt her unsinnig,

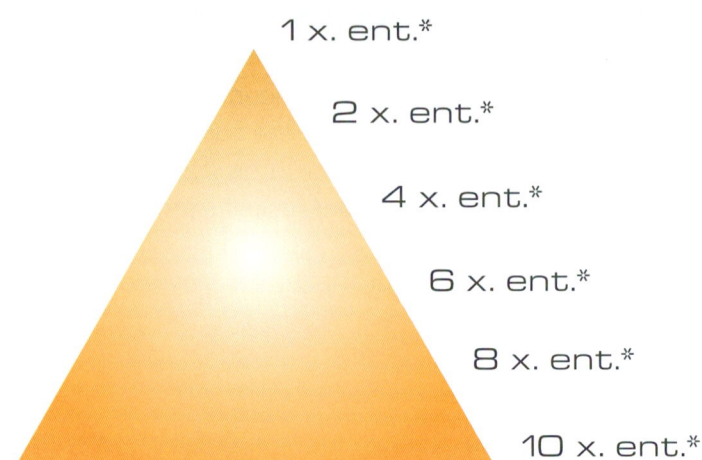

1 x. ent.*

2 x. ent.*

4 x. ent.*

6 x. ent.*

8 x. ent.*

10 x. ent.*

* Die Angabe „ent." bezieht sich auf das entsprechende Trainingsgewicht bei der angegebenen Wiederholungszahl

Abb. 15: Pyramidentraining

sondern auch vom gesundheitlichen, denn gerade der ermüdete Muskel ist besonders anfällig für Verletzungen. Stellen Sie die Pyramide deshalb auf den Kopf oder, anders ausgedrückt, beginnen Sie Ihr Training stets mit dem hohen Gewicht. Selbstverständlich erst nach einer vernünftig durchgeführten Aufwärmphase. Dr. Frederik C. Hatfield empfiehlt darüber hinaus, die Einzelwiederholungen auszulassen. Für Anpassungserscheinungen des Muskels ist bei den sogenannten ,,Singles" die Dauer der Belastung zu kurz, die Verletzungsgefahr dagegen hoch. Selbst Wettkampfsportler im Kraftdreikampf (Powerlifter) führen Einzelwiederholungen im allgemeinen nur in der direkten Vorbereitung auf eine Meisterschaft durch, um ihren Körper an die hohen Anforderungen des Wettkampfs zu gewöhnen.

Beginnen Sie also Ihr Training mit einem Gewicht, mit dem Sie mindestens zwei Wiederholungen schaffen. Wenn Sie Ihr Training auf diese Weise mit hohem Gewicht beginnen und mit leichten Gewichten, dafür aber vielen Wiederholungen beenden, haben Sie entweder die Pyramide auf den Kopf gestellt oder bereits ein neues Trainingsprogramm, und zwar das ganzheitliche Training nach Hatfield.

Das ganzheitliche Training

Auch Dr. Hatfields ganzheitliches Trainingsprogramm zielt darauf ab, den Muskel in seiner Gesamtheit zu trainieren, also die Verbesserung der intramuskulären Koordination (Kraft + Straffung), das Wachstum der Muskelfasern und die Kapillarisierung des

Muskels (Neubildung von Blutgefäßen). Das Training für eine Muskelgruppe umfasst dabei insgesamt sechs Sätze. Während die Sätze 1 und 2 mit 2 bis 6 Wiederholungen und explosiver Bewegungsausführung der Verbesserung der intramuskulären Koordination dienen, bewirken die Sätze 3 und 4 mit 6 bis 12 Wiederholungen und mittlerer Bewegungsgeschwindigkeit ein Wachstum der Muskelfasern. Die Sätze 5 und 6 mit 20 bis 25 Wiederholungen unter ständiger Spannung des Muskels führen zur Neubildung von Blutgefäßen (Kapillargefäße) und zur Vergrößerung der Mitochondrien. Die folgende Tabelle zeigt Hatfields ganzheitliches Training im Überblick.

Tab. 7: Das ganzheitliche Training nach Hatfield

1. Aufwärmen: Durchzuführen wie im Kapitel „Aufwärmen" erläutert			
2. Training:			
Sätze	Wiederh.	Gewicht	Ausführung
1 + 2	2 bis 6	ent.*	Explosive Bewegungsausführung mit Entspannungsphasen zwischen den Wiederholungen, so wie sie sich beim Durchdrücken der Gelenke ergeben
3 + 4	6 bis 12	ent.*	Bewegungen mittlerer Geschwindigkeit, ebenfalls mit kurzen Entspannungsphasen zwischen den Wiederholungen
5 + 6	20 bis 25	ent.*	Gleichmäßige Bewegungen unter ständiger Spannung des Muskels

* Die Angabe „ent." bezieht sich auf das entsprechende Trainingsgewicht bei der angegebenen Wiederholungszahl

Pausengestaltung:	Nach den Sätzen 1 + 2 jeweils 4 bis 6 Minuten Nach den Sätzen 3 + 4 jeweils 3 bis 4 Minuten Nach den Sätzen 5 + 6 jeweils 1 bis 2 Minuten

3. Dehnen: Dehnen Sie sich nach dem Training zur schnelleren Erholung Ihrer Muskeln.

Wie ein ganzheitliches Training zum Beispiel für den Brustmuskel aussehen könnte, zeigt die Tabelle 8 auf der folgenden Seite.

Tab. 8: Das ganzheitliche Training für den Brustmuskel

1. Aufwärmen			
2. Training:			
Sätze	Wiederh.	Gewicht	Übung
2	2 bis 6	ent.*	Bankdrücken
2	6 bis 12	ent.*	Butterfly
2	20 bis 25	ent.*	Kabelziehen
* Die Angabe „ent." bezieht sich auf das entsprechende Trainingsgewicht bei der angegebenen Wiederholungszahl			
3. Dehnen			

Leistungsorientierte Sportler mit einem hohen Anspruch an sich selbst sind häufig der Ansicht, für ein Muskelwachstum seien sechs Sätze zu wenig. Als Begründung führen sie an, dass sie nach dem Training nicht ermüdet sind. Ein sicheres Zeichen dafür, dass sie bisher zwar umfangreich, nicht aber intensiv trainiert haben. Dazu noch einmal ein Beispiel aus der Leichtathletik:

Wer nach einem 100-m-Lauf nicht ermüdet ist, der ist ganz einfach nicht schnell genug gelaufen. 1000 m zu laufen würde nicht helfen, um auf 100 m schneller zu werden. Übertragen Sie das auf Ihr Krafttraining: Sollten Sie nach sechs Sätzen nicht ermüdet sein, helfen Ihnen nicht mehr Sätze, sondern ganz allein höhere Gewichte. Denken Sie daran: Ein intensives und ein umfangreiches Training stehen sich unvereinbar gegenüber.

Das klassische IK- und Muskelaufbautraining

Neben dem ganzheitlichen Training und dem Pyramidentraining ist die Aufteilung in IK- und Muskelaufbauperioden die dritte und inzwischen wohl populärste Methode, den Muskel in seiner Gesamtheit zu trainieren. Dazu teilen Sie Ihr Training in Makrozyklen auf, wobei für die IK-Trainingsperiode im allgemeinen ein Zeitraum von 3 bis 5 Wochen angegeben wird, während die Muskelaufbauperiode bis zu 10 Wochen umfassen kann. Sie trainieren mit anderen Worten 3 bis 5 Wochen ausschließlich im Bereich von 2 bis 6 Wiederholungen und führen anschließend 6 bis 10 Wochen lang mindestens 6 bis 12er Wiederholungen aus. Nun sind die Angaben „3 bis 5 Wochen" und „6 bis 10 Wochen" alles andere als konkret. Den genauen Zeitpunkt, eine

Periode zu beenden und mit der anderen zu beginnen, ersehen Sie aus Ihrer Leistungsentwicklung. Stagnieren Sie im Bereich 6 bis 12 Wiederholungen, ist es an der Zeit, eine IK-Trainingsphase einzuschieben und umgekehrt. Das Training innerhalb der einzelnen Perioden sähe dementsprechend folgendermaßen aus:

Tab. 9: Die klassische Trainingsperiodisierung

Periode	Zeitraum	Anzahl Sätze	Wiederhol.	Gewicht	Bemerkung
1. Muskelauf-bautraining	6 bis 10 Wochen	2 bis 6	6 bis 12	ent.*	gleichmäßige Bewegungsausführung
2. IK-Training	3 bis 5 Wochen	2 bis 6	2 bis 6	ent.*	explosive Bewegungsausführung
3. Regenerations-training	2 bis 4 Wochen	2 bis 6	20 bis 25	mittel	gleichmäßige Bewegungsausführung, zusätzliche Ausdauerbelastungen

* Die Angabe „ent." bezieht sich auf das entsprechende Trainingsgewicht bei der angegebenen Wiederholungszahl

Wählen Sie geeignete Übungen nach den im Kapitel „Trainingsmittel und -übungen" erläuterten Kriterien, d. h. Kabelzuggeräte für die Sätze mit leichtem Gewicht und kontinuierlicher Bewegungsausführung, Grundübungen für die Sätze mit schweren Gewichten, insbesondere bei explosiven Bewegungen.

TRAININGSPROGRAMME ZUR MUSKELSTRAFFUNG

Wie bereits erläutert, erreichen Sie eine Festigung und Straffung des Muskels über eine Verbesserung der Koordination (IK) sowie der Durchblutungssituation innerhalb des Muskels. Die dazu notwendige Belastung liegt im Bereich Ihrer Maximalkraft, also zwischen 2 und 6 Wiederholungen pro Satz. In den anschließenden Sätzen sollten Sie etwas für die Durchblutung und den Sauerstoffhaushalt Ihrer Muskulatur tun. Dafür wählen Sie 2 Sätze mit jeweils 20 bis 25 Wiederholungen. Der entscheidende Unterschied zum Muskelaufbautraining ist demnach das Fortlassen der für den Muskelaufbau verantwortlichen 6 bis 12er Wiederholungen.

Tabelle 10 auf der rechten Seite zeigt ein entsprechendes Straffungsprogramm. Für das dargestellte Trainingsprogramm ergeben sich unterschiedliche Variationsmöglichkeiten:

1. Variante (Trainingsübungen): Die Übungen sind unter den im Kapitel „Trainingsmittel und -übungen" bereits besprochenen Bedingungen austauschbar.

2. Variante (SAID-Prinzip): Sie können das 2-Tage-Splitprogramm in ein Ganzkörpertraining umwandeln, indem Sie die Sätze mit 20 bis 25 Wiederholungen zur Kapillarisierung Ihres Muskels weglassen und stattdessen im Anschluss an das Krafttraining ein Ausdauertrainingsprogramm auf dem Fahrradergometer durchführen. Diese Variante bietet sich besonders an, wenn Sie neben der Straffung Ihrer Muskulatur eine Gewichtsreduzierung anstreben.

3. Variante (Periodisierung): Teilen Sie das Training in Makrozyklen auf. Das heißt, trainieren Sie über einen Zeitraum von drei bis fünf Wochen mit hoher Belastungsintensität (Sätze mit 2 bis 6 Wiederholungen) und anschließend ca. zwei bis vier Wochen mit leichten Gewichten (Sätze mit 20 bis 25 Wiederholungen). Auch diese Variante bietet die Möglichkeit, Muskelstraffung und Gewichtsreduzierung zu kombinieren, indem Sie Ihr Krafttraining mit einem Ausdauertraining koppeln. Die Periodisierung des Trainings in Makrozyklen ist im Kapitel „Prinzipien des Trainingsaufbaus" ausführlich erläutert.

Speziell zum Straffungsprogramm noch zwei Hinweise:

1. Ein Training mit hohem Gewicht (2 bis 6 Wiederholungen) bedarf der Vorbereitung durch ein sinnvoll aufgebautes Einsteigerprogramm.

2. Hohe Gewichte führen nicht zwangsläufig zu dicken Muskeln. Dieses Vorurteil ist so tief verwurzelt, dass ich hier noch einmal extra darauf hinweisen möchte. Sollten Sie sich dennoch sorgen, gibt es einen zusätzlichen Schutz, der ein Wachsen des Muskels unmöglich macht. Essen Sie nicht mehr, als Sie zur Erhaltung Ihrer Körpersubstanz benötigen, denn ohne einen Überschuss an Nährstoffen kann der Körper keine Muskeln aufbauen, gleichgültig wie Sie trainieren.

Tab. 10: Straffungsprogramm

1. Aufwärmen: Durchzuführen wie im Kapitel „Aufwärmen" erläutert

2. Training:

1. Trainingstag

	Sätze	Wiederhol.	Gewicht	Übung
Oberschenkelvorderseite	2	2 bis 6	ent.*	Beinpresse
(Quadrizeps)	2	20 bis 25	ent.*	Beinstrecker
Oberschenkelrückseite	2	2 bis 6	ent.*	Beinbeugen
(Beinbizeps)	2	20 bis 25	ent.*	Beinbeugen
Waden	2	2 bis 6	ent.*	Wadenheben an der Beinpresse
	2	20 bis 25	ent.*	Wadenheben stehend
Unterer Rücken	4	endlos	KG**	Rückenstrecken
Bauch	4	endlos	KG**	Crunches

2. Trainingstag

	Sätze	Wiederhol.	Gewicht	Übung
Oberer Rücken	2	2 bis 6	ent.*	Frontziehen
	2	20 bis 25	ent.*	Nackenziehen
Brust	2	2 bis 6	ent.*	Bankdrücken
	2	20 bis 25	ent.*	Butterfly
Schultern	2	2 bis 6	ent.*	Nackendrücken
	2	20 bis 25	ent.*	Seitheben
Trizeps	2	2 bis 6	ent.*	Armstrecken
	2	20 bis 25	ent.*	Kabelziehen
Bizeps	2	2 bis 6	ent.*	SZ-Curls
	2	20 bis 25	ent.*	Curls an der Maschine

* Die Angabe „ent." bezieht sich auf das entsprechende Trainingsgewicht bei der angegebenen Wiederholungszahl

3. Stretchingprogramm für alle trainierten Muskelgruppen

TRAININGSPROGRAMME ZUR REDUKTION DES KÖRPERFETTES

In den 1990er Jahren des letzten Jahrtausends wurde die Diskussion über das optimale Fettreduktionstraining beherrscht von der Frage, ob man im Ausdauertraining langsam fahren sollte, also bei einer Pulsfrequenz von ca. 130 Schlägen pro Minute, oder ob höhere Pulsfrequenzen wirksamer seien.

Befürworter des langsamen Fahrens führten als Begründung an, bei langsamem Fahren sei der Anteil an Fettkalorien, die verbrannt würden, viel höher als bei schnellem Fahren. Die Gegenpartei machte in Untersuchungen jedoch deutlich, dass man bei schnellerem Fahren prozentual zwar weniger Fettkalorien verbrenne, dass andererseits aber der Gesamtverbrauch an Kalorien um so viel höher liege, dass absolut gesehen mehr Fett verbrannt werde als beim langsamen Fahren.

Eigentlich war diese Diskussion müßig, weil der entscheidende Faktor der Umfang der Belastung ist. Was meinen Sie, wann Sie beim Fahrrad fahren mit einer Pulsfrequenz von ca. 130 Schlägen pro Minute ermüdet sind?

Denken Sie vielleicht einmal an Ihre letzte Fahrradtour. Bei Pulsfrequenzen von ca. 130 Schlägen pro Minute sind Sie in der Lage, stundenlang Rad zu fahren. Wenn Sie also am Tag mehrere Stunden Fahrrad fahren, ist ein Training mit geringer Pulsfrequenz tatsächlich die ideale Fettverbrennungsmethode. Dementsprechend ist und bleiben Belastungen mit einer Pulsfrequenz von ca. 130 Schlägen pro Minute das ideale Training zur Aktivierung des Fettstoffwechsels. Nur lange genug muss es dauern. Eine halbe Stunde im Fitnesscenter reicht bei derartig niedrigen Pulsfrequenzen tatsächlich nicht aus.

Fazit: Wer mit langsamem Fahrrad fahren Fett reduzieren möchte, der muss Zeit haben. Andernfalls sollte im Fitnessclub auf dem Fahrradergometer schon etwas Gas gegeben werden, damit man seine Kondition verbessert. Die bessere Kondition wiederum sollte im Alltag eine gute Ausgangsbasis darstellen, um sich wieder mit mehr Freude umfangreicher zu bewegen.

Soweit meine Stellungnahme zu der Diskussion im Ausdauerlager. Aber wie es eben häufig so ist: Wo zwei sich streiten, da freut sich der Dritte. Und der Dritte im

Bunde ist in diesem Falle das Krafttraining. Im letzten Jahrtausend sträflich vernachlässigt, zeigen neuere Untersuchungen, dass das Krafttraining dem Ausdauertraining in Sachen Fettreduktion gleich in vielerlei Hinsicht überlegen ist. Zwar werden im Ausdauertraining mehr Kalorien verbrannt als im Krafttraining, unberücksichtigt blieb aber bisher der sogenannte „Nachbrenn-Effekt" des Krafttrainings. In einer neuen Studie aus dem Jahre 2001 belegt Dr. Korte, dass aufgrund dieses Nachbrenneffektes die Gruppe, die ein intensives Krafttraining durchführte, viel wirkungsvoller Fett verbrannte als alle anderen Gruppen, auch die Ausdauergruppe.

Die Begründung liegt auf der Hand: Jedes Kilo Muskeln verbrennt Fett, und zwar auch in Ruhe. Bauen Sie also Muskeln auf und Sie reduzieren noch im Schlaf wirkungsvoll Ihre Fettdepots.

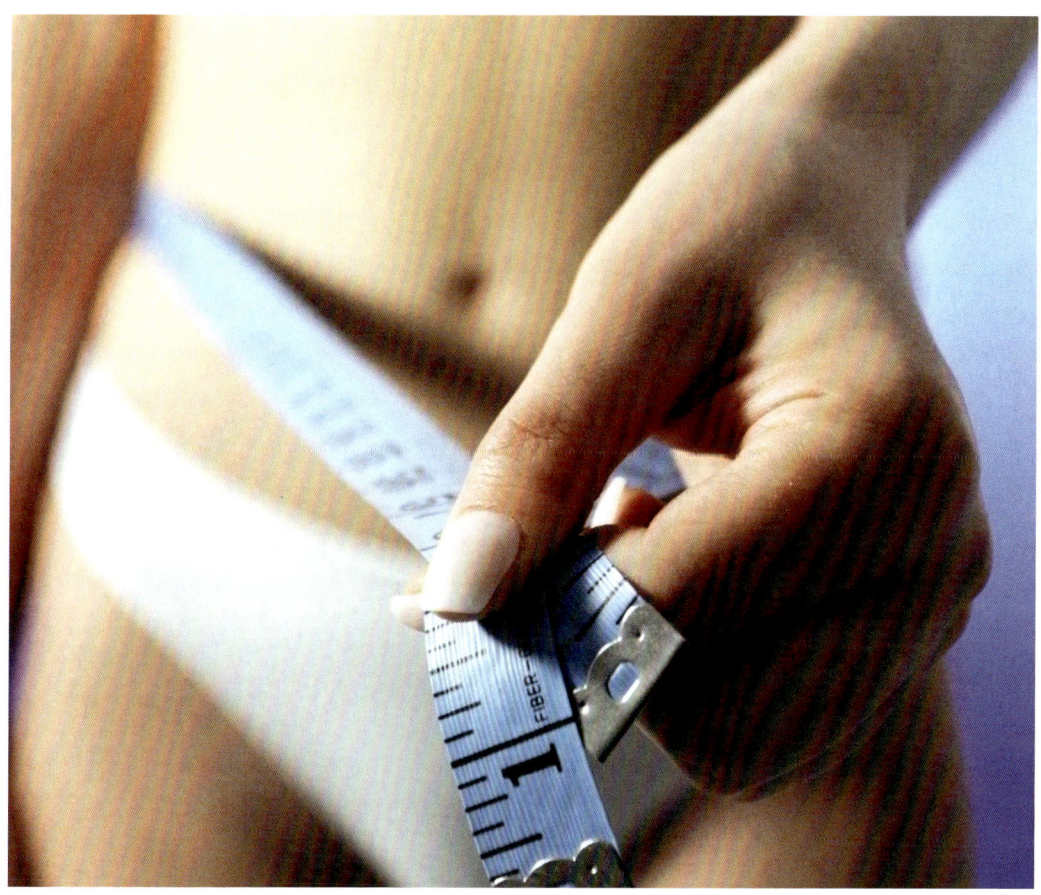

Vielleicht denken Sie jetzt: Ich will aber doch nicht Fett abnehmen, um sie durch Muskeln zu ersetzen. Das dürfen Sie ruhig! Muskeln sind von ihrem spezifischen Gewicht her viel schwerer als Fett es ist. Damit ist gemeint, dass sie mit mehr Muskulatur und weniger Fett bei gleichem Gewicht bereits wesentlich schlanker sein werden. Andererseits ist der höhere Kalorienumsatz von 3 kg mehr Muskeln die beste Grundlage, um 6 kg Fett zu reduzieren.

Ganz nebenbei bemerkt: Mit Muskeltraining nehmen sie nicht nur ab, sondern sie formen und straffen auch den Körper. Das sind Vorteile des Krafttrainings, die sie allein mit einer Diät und auch mit Ausdauertraining nicht erreichen werden.

Demnach ist die beste Empfehlung für ein Fettreduktionstraining, dass eine zu tun, ohne das andere zu lassen: Betreiben Sie Ausdauertraining mit höheren Pulsfrequenzen im Fitnessclub, setzen Sie die neugewonnene Kondition in mehr Bewegung im Alltag um und trainieren Sie Ihre Muskeln. Damit straffen Sie Ihren Körper und verbrennen mit einem leistungsstarken Motor (Muskeln) zusätzliche Kalorien, den ganzen Tag lang. Jedes der in diesem Kapitel beschriebenen Kraft- und Ausdauerprogramme ist dabei für Sie wirksam.

TRAININGSPROGRAMME ZUR BEHEBUNG VON HALTUNGSSCHWÄCHEN

Die Haltung des Menschen wird unterschieden in eine aktive und eine passive Haltung. Die aktive Haltung ergibt sich aus der ständigen Spannung von Muskeln, Sehnen und Bändern. Dementsprechend ist sie infolge der Ermüdung zeitlich begrenzt.

Die unvermeidliche Ruhehaltung bei erschlaffter Rumpfmuskulatur ist durch ein Abkippen des Beckens und ein Nachvornsinken der Schultern gekennzeichnet. Je nach Konstitution entsteht auf diese Weise entweder ein Hohlkreuz mit nach vorn gekipptem Beckengürtel oder aber ein Rundrücken mit einer Überstreckung in den Hüftgelenken.

Kann aufgrund zu schwacher Muskeln und Bänder die aktive Haltung nur noch sehr kurzfristig durchgehalten werden, wird die passive Ruhehaltung zur Dauerhaltung. Damit liegt eine Haltungsschwäche vor. So gesehen handelt es sich also im Gegensatz zum Haltungsschaden bei der Haltungsschwäche noch keineswegs um einen krankhaften Zustand. Gesundheitliche Probleme wie frühzeitige Verschleißerscheinungen an Gelenken, Sehnen und Bändern ergeben sich erst, wenn zur Behebung der Haltungsschwäche nichts unternommen wird.

WAS KÖNNEN SIE UNTERNEHMEN?

Haltungsschwächen sind in erster Linie die Folge zu schwacher Muskeln. Betreiben Sie also Krafttraining. Damit Sie ein sinnvolles Trainingsprogramm zur Behebung von Haltungsschwächen aufbauen können, müssen Sie jedoch erst einmal wissen, welche spezielle Schwäche vorliegt. Haben Sie ein Hohlkreuz, einen Rundrücken, einen Hohlrundrücken, einen Flachrücken oder bestehen vielleicht seitliche Haltungsabweichungen? Sehen Sie dazu Abb. 16 auf der folgenden Seite.

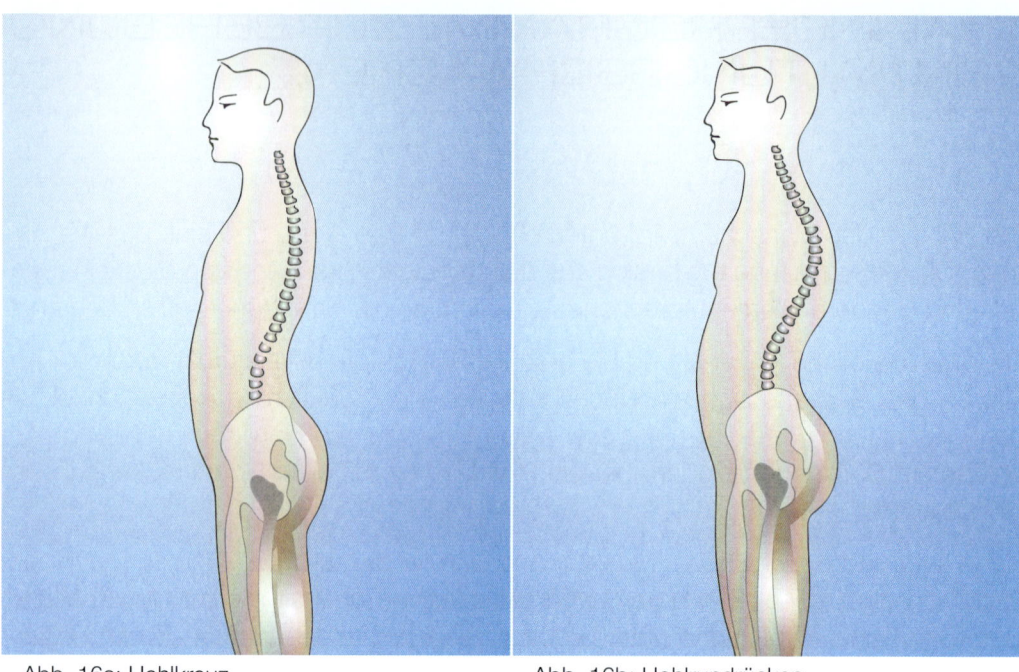

Abb. 16a: Hohlkreuz   Abb. 16b: Hohlrundrücken

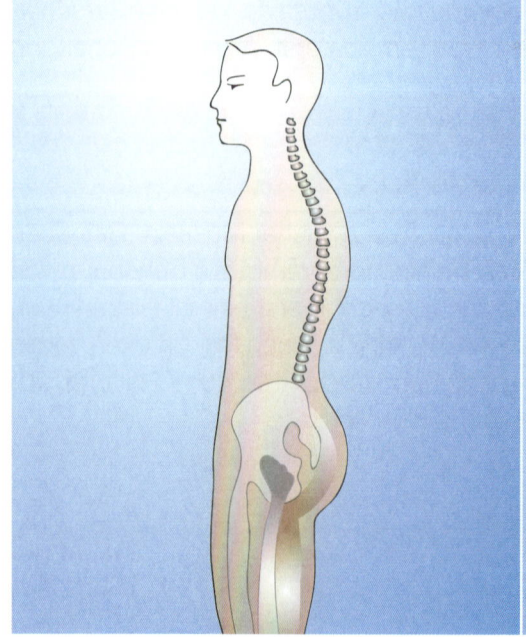
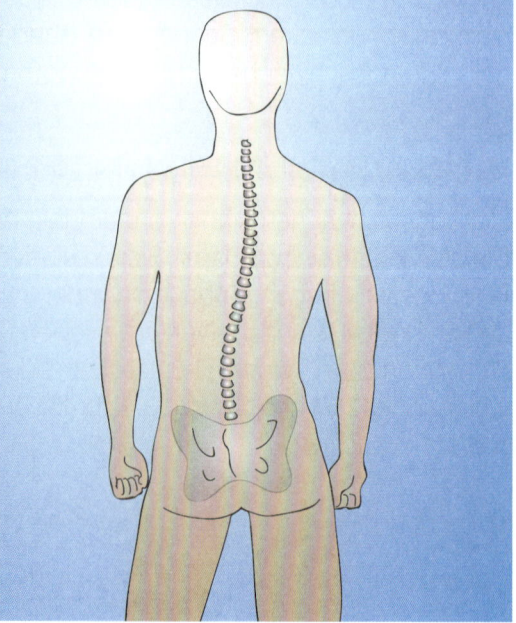

Abb. 16c: Rundrücken   Abb. 16d: seitliche Abweichungen

Der Rund- und Totalrundrücken

Charakteristisch für den Totalrundrücken ist eine Bänder- und Muskelschwäche des gesamten Rückens, des vorderen Oberschenkels und des Hüftbeugers (Ilio-psoas). Verkürzt sind dagegen die Muskeln des hinteren Oberschenkels sowie die Gesäß- und Brustmuskulatur.

Zur Behebung Ihres Rundrückens sollten Sie Übungen wählen, die die unterentwickelte Muskulatur kräftigen. Die verkürzten Muskeln dagegen erfordern ein Dehnen und Lockern. Das bedeutet im einzelnen

· eine Kräftigung des gesamten Rückens, der Bauchmuskulatur, des vorderen Oberschenkels (Quadrizeps) und des Hüftbeugers (Iliopsoas) sowie

· eine Dehnung von Brust, Gesäßmuskel und hinterem Oberschenkel.

Der Hohlrundrücken (Hohlkreuz und Rundrücken)

Der Hohlrundrücken, eine Kombination aus Rundrücken und Hohlkreuz also, ist zurückzuführen auf eine Schwäche der Bauch- und Gesäßmuskulatur sowie der Muskeln des oberen Rückens und des hinteren Oberschenkels. Verkürzt sind dagegen die Brustmuskeln, der vordere Oberschenkelmuskel (Quadrizeps), der Hüftbeuger (Iliopsoas) sowie die untere Rückenmuskulatur. Dementsprechend empfiehlt sich

· eine Kräftigung des oberen Rückens, der Bauchmuskeln, des Gesäßmuskels und der Muskeln des hinteren Oberschenkels sowie

· eine Dehnung des Brustmuskels, des vorderen Oberschenkels, des Hüftbeugers und des Rückenstreckers.

Der Hohlrücken (Hohlkreuz)

Beim Hohlrücken, auch als Hohlkreuz bezeichnet, ist die Brust abgeflacht und das Becken nach vorn gekippt. Ursache ist zumeist eine Schwäche der Bauch- und Gesäßmuskulatur sowie der Muskeln des hinteren Oberschenkels. Verkürzt ist der vordere Oberschenkel, der Hüftbeuger sowie der untere Rückenstrecker. Daher

· Kräftigung von Bauch, Gesäßmuskel und hinterem Oberschenkel sowie

· Dehnung des vorderen Oberschenkels, des Hüftbeugers und des unteren Rückenstreckers.

Der Flachrücken

Beim Flachrücken fehlt die physiologische Krümmung der Wirbelsäule. Sie ist sozusagen flach wie ein Brett. Hervorgerufen werden kann diese Fehlhaltung durch eine Knochenerkrankung im Kleinkindalter (Rachitis) bzw. durch eine angeborene Stützgewebsschwäche. Im allgemeinen liegt eine Schwäche der gesamten Rumpfmuskulatur vor. Die Folge ist eine frühzeitige Abnutzung der Bandscheiben und Wirbelkörper durch verstärkte Stauchungen. Übungen zum Ausgleich eines Flachrückens sollen die physiologische Krümmung der Wirbelsäule unterstützen. Demnach empfiehlt sich vor allem eine Kräftigung der Rücken-, Bauch- und Brustmuskulatur sowie des Hüftbeugers und Gesäßmuskels.

Seitliche Haltungsabweichungen

Seitliche Haltungsabweichungen sind im wesentlichen gekennzeichnet durch eine schiefe Körperhaltung. Sie führen zu einer Verkürzung und Verspannung der Rückenstrecker auf der konkaven Seite, während auf der konvexen Seite eine muskuläre Schwäche vorliegt. Soweit es sich nicht um krankhafte Skoliosen handelt, können bei seitlichen Haltungsabweichungen Kräftigungsübungen für die abgeschwächte Muskulatur (auf der konvexen Seite) bei gleichzeitigen Dehnübungen für die verkürzten Muskeln auf der gegenüberliegenden (konkaven) Seite zu Verbesserungen führen.

Organleistungsschwächen

Unter dem Begriff Organleistungsschwächen wird eine verminderte Leistungsfähigkeit des Herz-Kreislaufsystems und der Atemorgane verstanden. Sie sind häufig die Folge eingefallener Schultern und der damit einhergehenden flachen Atmung. Kennzeichen eines solchen Zustandes sind unter anderem Kopfschmerzen, Herzbeklemmung, Müdigkeit während des Tages, eine verlangsamte Erholungsfähigkeit sowie Schwindelgefühle bis hin zur Ohnmacht. Übungen zur Behebung von Organleistungsschwächen sind alle Dehnübungen der Brustmuskulatur bei gleichzeitiger Kräftigung der oberen Rückenmuskeln sowie der Schultermuskulatur. Darüber hinaus ist ein Ausdauertraining sehr zu empfehlen.

BERÜCKSICHTIGEN SIE IHRE
HALTUNGSSCHWÄCHEN IM TRAINING

Zur Behebung Ihres Hohlkreuzes oder aber Rundrückens benötigen Sie nicht unbedingt ein spezielles Trainingsprogramm. In der Regel reicht es aus, wenn Sie eines der oben beschriebenen Trainingsprogramme durchführen, z. B. das Einsteigerprogramm oder eines der Programme für den Muskelaufbau, jedoch unter besonderer Berücksichtigung Ihrer Haltungsschwäche. Das heißt, dass auch bei einem Rundrücken gegen Bankdrücken zur Entwicklung Ihrer Brustmuskulatur nicht unbedingt etwas einzuwenden ist. Sie sollten jedoch mehr noch als bei einer Normalhaltung besonderen Wert auf das anschließende Dehnen legen und der Kräftigung Ihres Rückens besondere Beachtung schenken. Andernfalls laufen Sie Gefahr, dass Sie

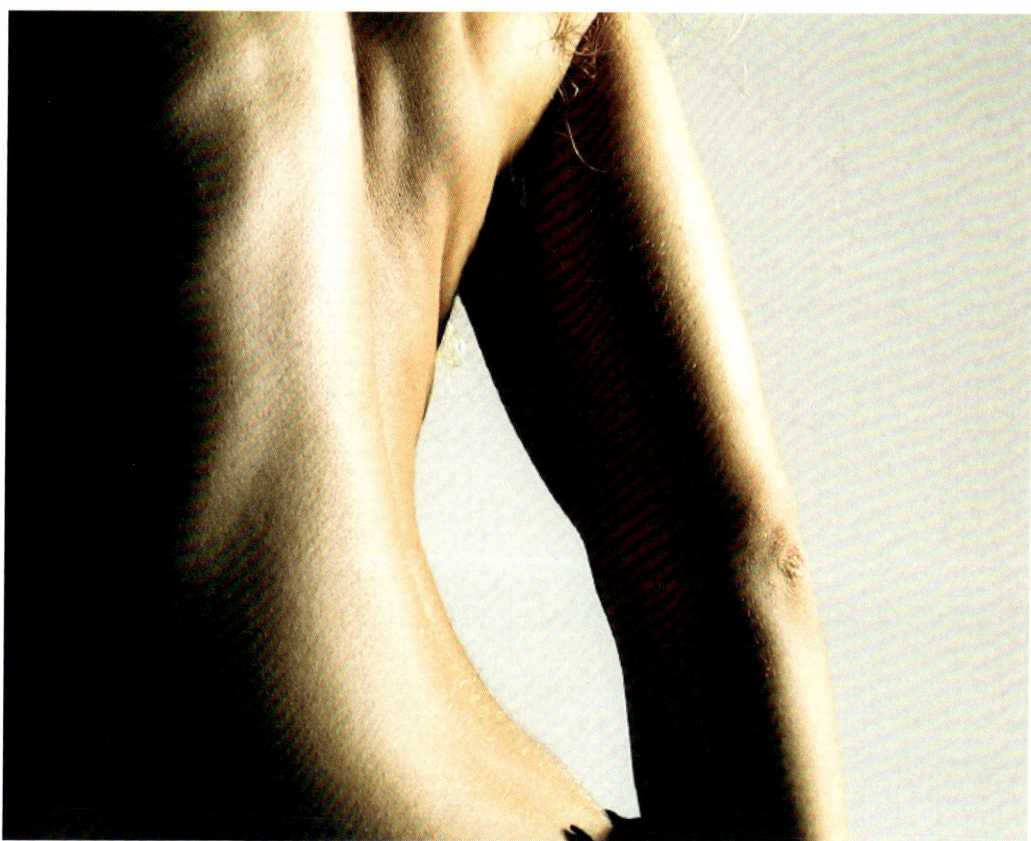

Ihren Rundrücken noch verstärken. Wie ebenfalls schon erwähnt, sollten Sie bei einem Hohlkreuz auch nicht unbedingt Situps ausführen. Wählen Sie zur Entwicklung Ihrer Bauchmuskulatur deshalb lieber das Bauchpressen (Crunches). Achten Sie außerdem stets auf eine korrekte Bewegungsausführung. Gehen Sie beispielsweise beim Bankdrücken nicht ins Hohlkreuz, und heben Sie beim Beinbeugen liegend das Gesäß nicht an. Beide Fehler führen zu einer Überstreckung der Lendenwirbelsäule. Das kann, insbesondere wenn bereits ein Hohlkreuz vorliegt, zu Quetschungen der Bandscheiben führen.

Meiden Sie darüber hinaus alle Übungen, die Ihre Wirbelsäule über Gebühr belasten, z. B. freistehende Bizepscurls, Schulterdrücken, Kreuzheben usw., zumindest so lange, bis Sie Ihre Rückenprobleme durch ein gezieltes Training behoben haben. Weichen Sie bis dahin auf Alternativübungen aus, z. B. Kurzhantelcurls sitzend, Seitheben sitzend, aufgelegtes Rudern und andere. Wenn Sie in dieser Weise Ihren Haltungsproblemen Rechnung tragen, wird sich jedes Trainingsprogramm, in dem Sie alle Muskeln Ihres Körpers sowohl kräftigen als auch dehnen, positiv auf Ihre Gesundheit und Ihre Haltung auswirken.

Suchen Sie sich nun also nach Ihren Wünschen das passende Programm aus. Gleichgültig jedoch, für welches Programm Sie sich entscheiden und wie erfolgreich Sie anfangs damit sein mögen, klammern Sie sich nicht daran fest. Ihr Trainingsprogramm ist kein starres System. Es unterliegt vielmehr einem stetigen Wandel, da Sie Ihre Leistung durch Training verändern und so ständig neue Voraussetzungen schaffen, an die Sie auch Ihr Programm immer wieder aufs neue anpassen müssen. Salopp ausgedrückt: Ihr Trainingsprogramm von heute ist morgen auch schon Schnee von gestern.

DER MILON® ZIRKEL –
ZEITOPTIMIERTES BEWEGEN

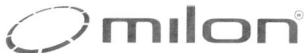

ZEITOPTIMIERTES BEWEGEN

Für viele Menschen ist Muskeltraining kein Sport mehr, sondern der vielleicht wichtigste Bestandteil moderner Körperpflege. Sie verstehen Muskeltraining als eine Form zeitoptimierten Bewegens. Die optimale Lösung für zeitoptimiertes Bewegen ist der milon® Zirkel, den ich Ihnen in diesem Kapitel als die wohl modernste Form des Muskeltrainings vorstellen möchte.

Entwickelt hat den milon® Zirkel Mario Görlach, ehemals Betreiber eines Fitnessclubs in Ulm. Er erkannte im täglichen Studiobetrieb, dass der größte Zeitaufwand im Fitnesstraining verursacht wird durch die Einstellung der Geräte. Hatten sich die Mitglieder ihre Geräte erst mühsam eingestellt, behielten sie sie gern auch in den Pausen besetzt, um sie nicht im nächsten Satz erneut einstellen zu müssen. So erhielt das Training auf der Trainingsfläche etwas Statisches, Langatmiges und schreckte viele Menschen ab.

Darüber hinaus suchte Mario Görlach nach einer Lösung für die Trainingsdokumentation. Die Menge der Mitglieder machte einen Überblick über deren Leistungsentwicklung unmöglich. In dieser Situation erfuhr er von einer neuen Generation von elektronischen Trainingsgeräten, die Dieter Mielich im kleinen Ort Emersacker bei Augsburg entwickelt hatte.

DIE MILON® TRAININGSGERÄTE

Wie bei den herkömmlichen, mechanischen Trainingsgeräten gibt es auch bei den milon® Geräten für alle Hauptmuskelgruppen ein entsprechendes Trainingsgerät. Allerdings werden im Gegensatz zu herkömmlichen Geräten keine Gewichtsblöcke oder Hantelscheiben mehr bewegt. Bei den milon® Geräten wird der Widerstand über einen Elektromotor erzeugt. Das hat den konventionellen Geräten gegenüber einige wesentliche Vorteile. So ist über den Elektromotor eine Feineinstellung des Trainingsgewichts in 1 kg-Schritten möglich. Außerdem ist der Motor in der Lage, während der negativen (exzentrischen) Phase des Bewegungsablaufs ein Zusatzgewicht zu erzeugen. Der Trainierende kann also ein höheres Gewicht herablassen, als

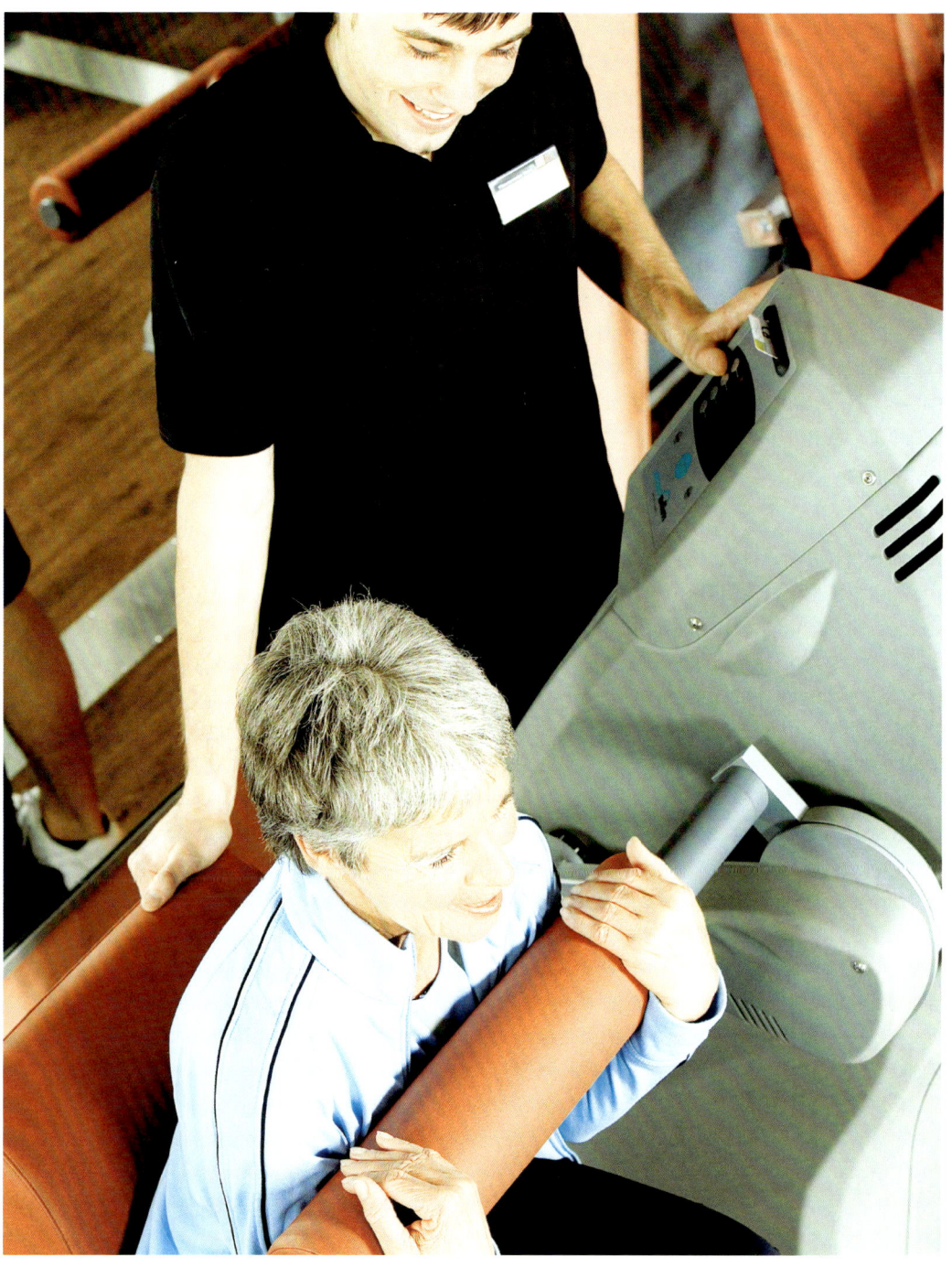

er gehoben hat. Damit wird der Trainingseffekt wesentlich erhöht und die Trainingsdauer verkürzt. Die größten Vorteile elektronischer Trainingsgeräte sind jedoch die Bedienungsfreundlichkeit und die hervorragenden Möglichkeiten der Trainingsdokumentation. Bei den milon® Geräten werden alle trainingsrelevanten Daten des Trainierenden auf einer Chipkarte gespeichert. Zu diesen Daten gehören Sitzposition, Hebellänge der Extremitäten, Bewegungsamplitude, Trainingsgewicht und der optimale Trainingspuls. Der Trainierende führt lediglich die auf seine persönlichen Körperdaten und Trainingsleistungen vorprogrammierte Chipkarte ein und die Einstellung des Gerätes erfolgt automatisch. Da das Display aller Geräte gleich ist, ist die Bedienung kinderleicht. Zudem erhält der Trainierende auf dem Display ein Feedback über seine Bewegungsgeschwindigkeit und seine Bewegungsamplitude, womit Überlastungen durch zu schnelle, meist unkontrollierte Bewegungen vermieden werden. Aufgrund der Technik beträgt die Zeitersparnis in einem Training an milon® Geräten bis zu 30 Minuten.

Bei allen Vorteilen der milon® Geräte schlachtete Mario Görlach mit seinen elektronischen Trainingsgeräten für jeden Kraftsportler die heilige Kuh. Völlig zu Unrecht übrigens, denn der Elektromotor bietet auch ihnen entscheidende neue Trainingsreize. Aber Kraftsportler wollen möglichst vor jedem Satz das Gewicht jeder einzelnen Scheibe spüren, die sie sich auf die Hantel schieben. Ein Ritual, das der Mehrheit der Menschen gar nichts bedeutet. Ihnen macht Gewichte heben keinen Spaß. Sie haben all ihre Intelligenz eingesetzt, um keine Gewichte mehr heben zu müssen. Wenn sie ihre Kraft und ihre Ausdauer nun dennoch trainieren, dann nicht aus Freude am Gewichtheben, sondern aus der Einsicht heraus, dass Muskeltraining zur Erhaltung ihrer körperlichen Leistungsfähigkeit zu einer Notwendigkeit geworden ist. Im modernen Geschäftsleben gehört Muskeltraining zur Körperpflege. Rituale, wie das Einstellen der Geräte und das Aufpacken von Gewichten, sind dabei nur lästig und kosten ihre wertvolle Zeit. Mario Görlach hat diese Zeit irgendwann einmal mit der Stoppuhr gemessen und dabei festgestellt, dass sie tatsächlich mehr Zeit kostet als das eigentliche Training. Daraufhin stellte er seinen Fitnessclub komplett auf die neuen, elektronischen Geräte um und entwickelte insbesondere für diese spezielle Zielgruppe den milon® Zirkel.

DER MILON® ZIRKEL

Im klassischen milon® Zirkel sind 6 Kraft- und 2 Ausdauergeräte im Kreis aufgestellt. Aufgrund der sekundenschnellen, automatischen Einstellung der Geräte können auch Menschen mit stark unterschiedlichem Leistungsniveau problemlos und ohne Zeitverzögerung miteinander trainieren. Je Rundgang müssen alle Kraftgeräte einmal genutzt werden. Die Belastungsdauer beträgt an jedem Kraftgerät 1 Minute – angezeigt durch eine Wassersäule, die 60 Sekunden sprudelt und 30 Sekunden pausiert. An jedem Ausdauergerät beträgt die Belastungsdauer 4 Minuten – dargestellt durch einen Countdown auf den Displays der Geräte.

Nach einer zehnminütigen Aufwärmphase nimmt der Trainierende am Startgerät Platz, schiebt seine Chipkarte ins Gerät und beginnt durch das Drücken der START-Taste bei beginnendem Sprudeln sein Training. Mit Ende der Sprudelphase drückt er die STOP-

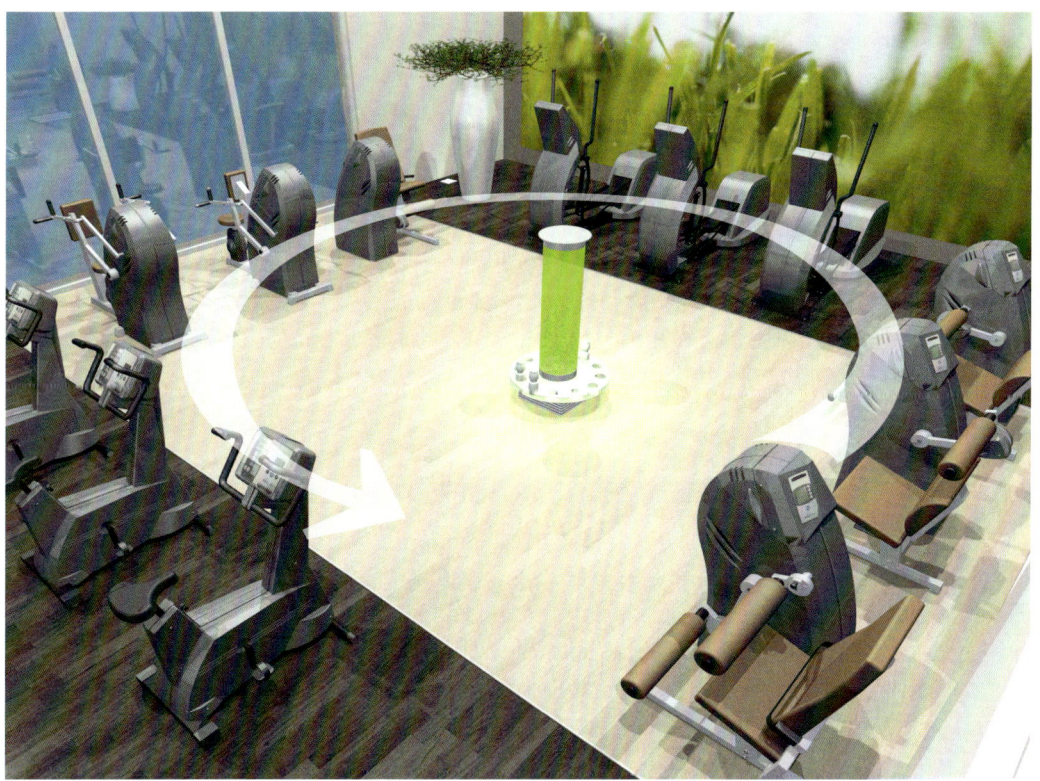

Bild 68: Der Kraftausdauerzirkel

Taste, zieht die Karte aus dem Gerät und geht zum nächsten Kraftgerät. Sind die ersten drei Kraftgeräte durchlaufen, steigt er auf das erste Ausdauergerät. Seine 4 Minuten Ausdauertraining beginnt der Trainierende mit Beginn des Sprudelns, damit später ein reibungsloser Übergang ins weiterführende Krafttraining gewährleistet ist. Anschließend werden die nächsten drei Kraftgeräte durchlaufen und der Durchgang endet mit dem zweiten Ausdauerteil. Nach einem absolvierten Durchgang sollte ein zweiter und kann gegebenenfalls ein dritter direkt angeschlossen werden. Die Gesamtdauer eines Durchganges beträgt 17 Minuten, ein zweimaliges Durchlaufen 34 Minuten.

34 Minuten Zeiteinsatz, der zur Erhaltung und zur Verbesserung der körperlichen Leistungsfähigkeit mehr Nutzen bringt als 6 mal die Woche 5 Stunden lang die Post mit dem Fahrrad auszufahren. Allerdings nur dann – und das sei hier ausdrücklich noch einmal betont –, wenn in dem Zirkel auch trainiert wird. Sich bewegen reicht nicht aus. Bewegung wird – auch im milon® Zirkel – erst dort zu einem planvollen Trainingsprozess, wo die Bewegung stattfindet unter Beachtung der im Kapitel „Trainingsprinzipien" beschriebenen Regeln des Trainings. Achten Sie also bitte auf eine regelmäßige Trainingsbelastung, in der das Verhältnis zwischen Belastung und Erholung stimmt, und steigern Sie in vorgegebenen Zeitabständen auf jeden Fall die Belastung. Sollte eine Steigerung nicht mehr möglich sein, ohne dass Sie sich ständig unverhältnismäßig mehr anstrengen müssen, machen Sie nicht einfach weiter, sondern wenden Sie sich an Ihren Trainer. Wer regelmäßig trainiert, der sollte in der Lage sein, seine Trainingsbelastung erhöhen zu können, ohne sich im Verhältnis dazu mehr anstrengen zu müssen. Höhere Trainingsleistungen sollten nicht die Folge größerer Anstrengung sein, sondern das Resultat einer höheren Leistungsfähigkeit. Wer über mehr Muskelkraft verfügt, der kann höhere Gewichte langfristiger bewegen, ohne sich mehr anstrengen zu müssen.

MACHT MILON® BEWEGEN ÜBERFLÜSSIG?

Im Hinblick auf die Verbesserung der Leistungsfähigkeit ist das Training im milon® Zirkel effektiver als Bewegen, aber es ersetzt die Bewegung nicht. Im Gegenteil! Aufgrund der verbesserten Leistungsfähigkeit soll die Bewegung im Alltag nicht überflüssig werden; im milon® Zirkel wird vielmehr die notwendige Kraft aufgebaut, mit der das Bewegen im Alltag wieder so leicht fällt, dass man sich wieder gern bewegt.

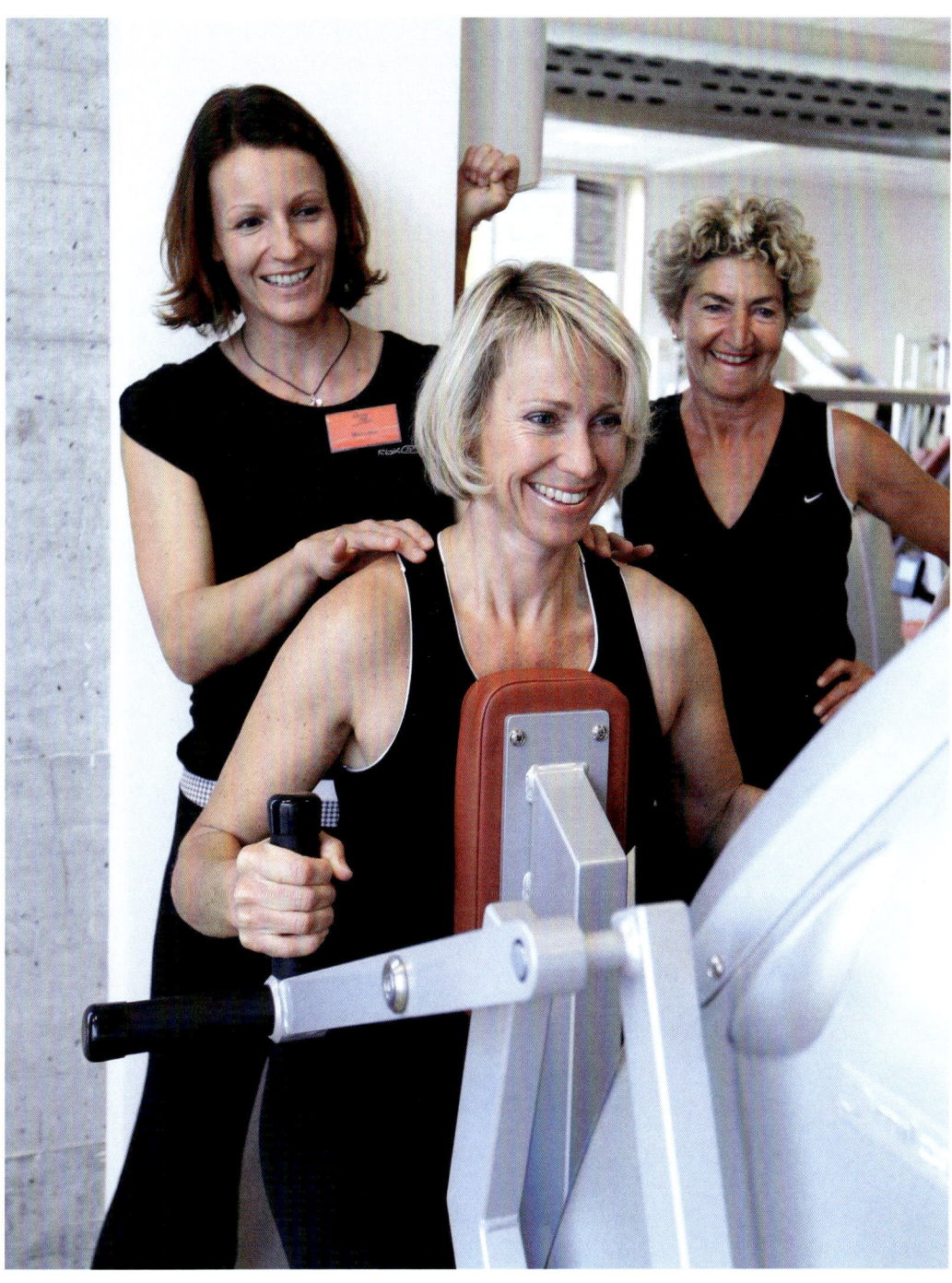

Mehr Bewegung im Alltag, das ist das Ziel. Dabei darf sich die Bewegung jeder gern dort holen, wo es ihm gefällt. Die einen lassen einfach mal den Lift links liegen und nehmen die Treppe, die anderen gehen tanzen, spielen Tennis oder Golf, segeln oder wandern. Eltern und Großeltern begleiten ihre Kinder und Enkel nicht mehr nur zu den Hallenspielplätzen, sondern toben mit ihnen durch die Hüpfburgen und Kletteranlagen. Denn es ist die Bewegung, die uns fit hält. Auch mental! Die Motorik umfasst eines der größten Areale in unserem Gehirn. Deshalb stellen insbesondere koordinative Anforderungen den Auftrag ans Gehirn, seine Leistungsfähigkeit auf einem hohen Niveau zu erhalten. Der milon® Zirkel verleiht Ihnen die nötige Kraft, die Sie im Alltag für viel Bewegung einsetzen, um Ihre geistige und körperliche Vitalität auf hohem Niveau sicher zu stellen.

ENTSPANNUNG UND STRESSBEWÄLTIGUNG

GLÜCKLICH LEBT GESÜNDER – EINE WISSENSCHAFTLICHE STUDIE

„Ich habe mich entschlossen, glücklich zu sein. Es ist besser für die Gesundheit." Machen Sie es genauso, denn Voltaire hatte Recht.

In einer wissenschaftlichen Studie [1] wiesen Prof. Dr. Elke Zimmermann und Dr. Franz-Peter Liebel eine biochemische Kettenreaktion nach, die unter bestimmten, ungünstigen Bedingungen in unserem Körper abläuft und an deren Ende unweigerlich Erkrankungen wie Diabetes oder Bluthochdruck stehen. Ausgelöst wird diese verhängnisvolle Kettenreaktion (Kausalkette), wenn in unserem Körper drei sich gegenseitig negativ beeinflussende Größen aufeinander treffen.

· Die erste Einflussgröße ist eine entsprechende genetische Veranlagung,

· die zweite wichtige Einflussgröße ist die Entgiftungsfähigkeit unseres Körpers. Wie gut kann unser Körper mit der täglichen Dosis an Giften umgehen, die wir aufnehmen?

· die dritte Einflussgröße auf die unglückselige Kettenreaktion ist das sensible sympathische System. Das sensible sympathische System reguliert die Empfindlichkeit, mit der wir auf unsere Gedanken reagieren. So prallen von manchen Dinge einfach ab, die die einen auf die Palme bringen und die die anderen tief in sich hineinfressen.

Bei einer entsprechend ungünstigen genetischen Veranlagung und einer nicht optimalen Entgiftungsfähigkeit unseres Körpers wird durch eine hohe Empfindlichkeit unseres sensiblen sympathischen Systems eine biochemische Kettenreaktion ausgelöst, von der sich unser Körper nicht mehr erholen kann. So dient laut Professor Zimmermann erholsamer Schlaf beispielsweise zu 80 Prozent der Erholung der Leber. Ist der Schlaf nicht erholsam – und auch darauf hat natürlich das sensible sympathische System entscheidenden Einfluss –, kann sich die Leber nicht ausreichend erholen. Die Folge ist eine eingeschränkte Entgiftungsfähigkeit des Körpers. Neben der genetischen Veranlagung ist also die Entspannungsfähigkeit des Menschen einer der wesentlichsten Faktoren für Gesundheit und Vitalität. Woran aber erkennt man, ob der Schlaf erholsam ist? Woran erkennt man die eigene Fähigkeit, entspannen zu können? Sind wir wirklich so entspannt, wie wir oft gern vorgeben?

Heute sind wir in der Lage, die Empfindlichkeit unseres sensiblen sympathischen Systems zu messen. Wir können mit anderen Worten nachvollziehen, ob wir zu den

Menschen gehören, von denen die Dinge abprallen, oder ob wir eher dazu neigen, in die Luft zu gehen oder die Dinge mit uns herumzutragen und sie in uns hineinzufressen. Bei diesem neuartigen Verfahren handelt es sich prinzipiell um eine einfache Blutdruckmessung, die allerdings erstmalig pulssynchron und unter Belastung durchgeführt werden kann. Die Messung des Blutdrucks bei jedem einzelnen Herzschlag erlaubt genaue Aussagen über die Empfindlichkeit, mit der unser vegetatives Nervensystem auf Stress reagiert. Bereits während der Blutdruckmessung kann der Teilnehmer am Monitor verfolgen, welche Auswirkungen es auf sein vegetatives Nervensystem hat, wenn er zum Beispiel aufgefordert wird, eine Rechenaufgabe zu lösen. Es gibt kaum Jemanden, der darauf nicht mit einem Anstieg seines Blutdrucks reagiert.

Zumeist sind die körperlichen Reaktionen auf unvermittelte Auslöser so heftig, dass sie auch ohne ausgeklügeltes Messverfahren spürbar sind. Wer zum Beispiel einen Schreck bekommt, weil er auf der Autobahn zu dicht aufgefahren ist, der weiß, wie es sich anfühlt, wenn der Körper mit Stresshormonen geflutet wird. Uns bricht der Schweiß aus, die Hände beginnen zu zittern, das Herz rast. Nicht selten ist uns nach überstandener Gefahr übel oder wir bekommen stechende Kopfschmerzen.

Nun sind aber ausgerechnet diese plötzlichen und heftigen „Stressoren" eher harmloser Natur. Sie wirken kurz und intensiv, gewähren dem Menschen aber ausreichend Zeit, sich davon wieder vollständig zu erholen. Es ist nicht der plötzliche Schreck, der sich belastend auswirkt. Es sind eher eingefahrene Denkmuster, die in unserem Gehirn ablaufen wie auf einer Autobahn des Denkens. Solche Denkmuster sind es, die langfristig und schleichend unserer Gesundheit schaden. Sie können unbemerkt über lange Zeit hinweg wirken, bis sich das System (unser Körper) nicht mehr davon erholen kann.

Ich habe meinem Kapitel über Entspannung die wissenschaftliche Studie von Prof. Dr. Zimmermann und Dr. Liebol vorangestellt, um vor allem den „Kopfmenschen" und Strategen aufzuzeigen, dass mit Entspannung nicht die Tasse Kaffee zwischen zwei Terminen gemeint ist. Denn wie sieht es in uns aus, wenn wir an Situationen denken, die uns belasten? An Rechnungen, von denen wir nicht mehr wissen, wie wir sie bezahlen sollen? An die ständigen Schikanen unseres Chefs? An die unfreiwillige Situation, allein leben zu müssen? An die Zwistigkeiten in der Familie? An das Mobbing von Arbeitskollegen? Es wird kaum Jemanden geben, der solche oder ähnliche Situationen nicht kennt. Die Reaktion unseres Körpers auf derartigen Stress ist nicht unbedingt sofort spürbar – und selbst wenn er spürbar wird, wird er leider nur allzu oft nicht in Verbindung gebracht mit dem Auslöser. Behandelt werden im Krankheitsfall dann in den meisten Fällen nur noch die Symptome.

WAS UNS WIRKLICH STRESST …

Sonny Schönbächler, Olympiasieger im Trickskispringen von 1994 in Lillehammer, ent-
kommt in den Schweizer Alpen um Haaresbreite einer Lawine, die seinen Freund hinter
ihm unter seinen Schneemassen begräbt. Vier Stunden dauert es, bevor sie den jungen
Mann aus dieser Lawine wieder ausgegraben haben. Er hat noch gelebt, aber er war in
diesen vier Stunden vollständig ergraut.

Ergrauen über Nacht ist ein Phänomen, das von der Wissenschaft nicht erklärt ist.
Viele Wissenschaftler halten es schlicht für ein modernes Märchen. Tatsache ist aber,
dass der Mensch in Zeiten großer seelischer Belastung schneller ergraut und dass es
immer wieder Berichte von Menschen gibt, die innerhalb weniger Stunden und Minuten
ergraut sein sollen. Mir ist aufgefallen, dass das plötzliche Ergrauen in allen Berichten,
die bisher an mich herangetragen wurden, zwei Ursachen hatte:

1. Der Mensch hatte Todesangst
2. In seiner Angst konnte der Mensch sich nicht bewegen

Im Zustand von Todesangst auch nicht den kleinen Finger rühren zu können, um sich
in Sicherheit zu bringen, das scheint für den Organismus der absolute Super-Gau zu
sein. In der Natur gibt es ein ähnliches Phänomen. Ein Hase beispielsweise, der sich
auf dem Feld duckt, weil der Adler über ihm kreist, wird – auch wenn der Adler längst
abgezogen ist – um sein Leben laufen und seine Haken schlagen. Kann er das nicht,
weil er vielleicht in einem Käfig sitzt, wird er an seinem eigenen Stress verenden.

Die Urangst des Menschen war es immer, von einem wilden Tier gefressen zu werden. Seine Antwort darauf war Flucht oder Angriff. Für beides benötigte er im Bruchteil
einer Sekunde 100 Prozent seiner Leistungsfähigkeit. Und die lieferte ihm der Stress.
In unserer modernen Gesellschaft jedoch haben sich die Situationen, die uns Angst
machen, verändert. Wir haben es kaum noch mit ängstigenden Situationen zu tun, die
wir dadurch lösen könnten, dass wir ihnen davonlaufen oder – wie Sonny Schönbächler – davonfahren. Wir sind vielmehr bemüht, unser Leben sicher zu gestalten. Und
damit sind wir auch sehr erfolgreich. Man darf wohl sagen, dass in unserer Heimat das
Leben der Menschen noch nie so sicher war, wie unser Leben heute. Trotzdem lehnen
wir uns nicht zurück und genießen dieses Leben in Sicherheit. Im Gegenteil: Die Angst
– und mit ihr der Stress – nehmen zu. Ist unser Gesundheitssystem im Augenblick
durch Übergewicht im Milliarden-Eurobereich belastet, wird es innerhalb der nächsten
10 Jahre durch ein neues Phänomen im zweistelligen Milliardenbereich belastet werden:
Dem sogenannten Burnout-Syndrom! Es scheint also dringend angeraten, darüber nachzudenken, was es in unseren sicheren Zeiten ist, das uns so stresst …

EIN FALLBEISPIEL

Für eine objektive Beurteilung von Situationen, die heute in uns Stress auslösen, werfen Sie bitte einen Blick auf die Abbildung. Sie basiert ebenfalls auf der Forschungsarbeit von Prof. Dr. med. Elke Zimmermann, die durch eine von ihr entwickelte Messmethode herausfand, dass jeder Arzt, der am offenen Herzen operiert, sich während der Operation auf dem gleichen Stressniveau befindet. Laut Professor Zimmermann ist das so sicher wie ein Naturgesetz. Sie bezeichnet dieses Stressniveau als *„aufmerksam"*. Es ist das Niveau, auf dem der Mensch seine beste Leistung bringt.

Ausgehend von diesem Niveau hat Professor Zimmermann weitere Parameter festgelegt. Oberhalb von *„aufmerksam"* definiert sie einen Zustand als *„angespannt"*. Auf diesem Niveau ist der Stress höher, aber die Leistung wird nicht besser, sondern sie lässt nach.

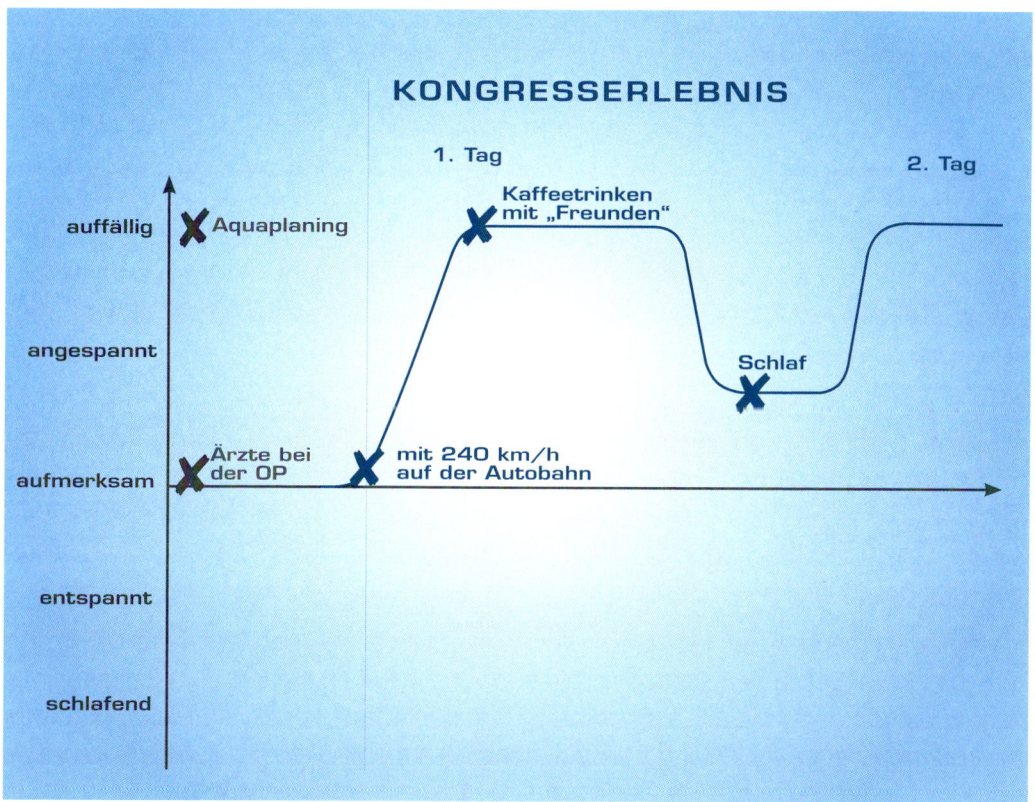

Abb. 17: Stress durch Mobbing

Oberhalb von „*angespannt*" bezeichnet Professor Zimmermann ein Stresslevel als „*auf-fällig*", weil auf diesem Niveau der Stress des Menschen so groß ist, dass seine An-spannung anderen schon auffällt. Auf diesem Niveau hört man Aussprüche wie: „Du stehst ja völlig neben dir" oder „Du machst ja nur noch Fehler."

„*Entspannt*" dagegen ist ein Stressniveau, das unterhalb von „*aufmerksam*" liegt. Vom Gefühl her wird das Niveau „*entspannt*" häufig mit dem Niveau „*aufmerksam*" verwech-selt, weil Menschen, die ihre Aufgaben beherrschen, bei ihrer Arbeit zwar aufmerksam sind, sich dabei aber durchaus entspannt fühlen können. Wirklich entspannt jedoch bringt man keine gute Leistung. Auf dem Niveau „*entspannt*" als auch auf dem Niveau „*schlafend*" ist der Mensch vielmehr in der Lage, sich so zu erholen, dass er zu anderer Zeit zu guten Leistungen wieder fähig ist.

Indem Professor Zimmermann mit ihrer Forschung eine Art „Stressbarometer" entwi-ckelt hat, ist es nun möglich, unterschiedlichste Situationen auf ihre Stressbelastungen hin einzuschätzen – und dabei gelangt man zu erstaunlichen Erkenntnissen.

Der Zufall wollte es, dass Professor Zimmermann meinen Stress einmal während einer Aquaplaning-Situation auf der Autobahn messen konnte. Bei einer Geschwindigkeit von 180 km/h hatte ich plötzlich keinen Kontakt mehr zur Fahrbahn. Es ist nicht ver-wunderlich, dass mein Stress in diesem Moment auf das Niveau „*auffällig*" hochschnell-te. Es handelte sich nur um Bruchteile von Sekunden, da hatte ich wieder Kontakt zur Fahrbahn und mein Stress ging relativ schnell wieder zurück auf das Niveau „*auf-merksam*". Situationen wie diese sind – wenn man sie überlebt – bezogen auf unsere Gesundheit die eher harmlosen Schrecksekunden, von denen sich unser Körper recht gut erholen kann.

Bei einer anderen Gelegenheit jedoch hat Professor Zimmermann meinen Stress wäh-rend einer typischen Mobbingsituation gemessen. Intrigen einer ehemaligen Mitarbeite-rin und eines ehemaligen „Freund und Partners" gefährdeten über mehrere Jahre hin-weg meine wirtschaftliche Existenz. Die Stressmessung fand auf einem Kongress statt, wo ich genau den Menschen die Hand schütteln und mit ihnen Kaffee trinken sollte, die damit beschäftigt waren, mir die Beine von dem Stuhl abzusägen, auf dem ich saß.

Professor Zimmermann erhielt die ersten Messergebnisse von der nächtlichen Autofahrt zum Kongress. Selbst bei Geschwindigkeiten von 240 km/h befand ich mich die ganze Nacht über auf dem Niveau „*aufmerksam*". Am nächsten Morgen jedoch, als ich mei-nen „lieben Kollegen" die Hand schüttelte und mit ihnen Kaffee trank, lag mein Stress auf dem Niveau „*auffällig*". Im Gegensatz zu der Aquaplaning-Situation allerdings, in der mein Stress sofort zurückging, als ich wieder Kontakt zur Fahrbahn hatte, blieb er, umgeben von Menschen, denen ich nicht über den Weg traute, den ganzen Tag über und auch am nächsten Tag auf diesem viel zu hohen Niveau. In der Nacht zwischen den beiden Kongresstagen registrierte Professor Zimmermann während des Schlafes einen höheren Stress bei mir als in der Nacht zuvor, in der ich mit 240 km/h über die Autobahn fuhr. Am dritten Tag nahm ich für die Rückreise den Zug. Obwohl ich den ganzen Tag nur aus dem Zugfenster in die Landschaft schaute, kam ich von dem hohen Stressniveau „auffällig", einem Stressniveau, das so hoch ist wie bei einer Aquaplaning-Situation, nicht herunter.

Das Beispiel zeigt deutlich, dass im Gegensatz zu der lebensgefährlichen Aquaplaning-Situation, die – wenn man sie überlebt – von ihren Stressauswirkungen auf unsere Gesundheit her eher harmlos ist, eine in ihrer Gefährlichkeit dagegen eher harmlose Alltagssituation – „gemeinsames Kaffeetrinken mit Kollegen" – von ihren Stressauswirkungen auf unsere Gesundheit her katastrophal sein kann.

Es ist bedenklich, wenn Menschen in einer Gefahrensituation weniger Stress empfinden als in Phasen der Ruhe. Wie viele Menschen gibt es, die den ganzen Tag beschäftigt sind, und wenn Sie sich dann ausruhen wollen und die Hände einmal in den Schoß legen, nicht wirklich ruhiger werden, sondern in sich eine innere Spannung wachsen spüren, die sie veranlasst, wieder aufzustehen, um sich wieder mit Irgendetwas zu beschäftigen.

Für andere wiederum reicht Beschäftigung gar nicht aus. Die scheinen regelrecht den Druck zu brauchen. Ein gutes Beispiel sind Geschäftsleute, die vielleicht so erfolgreich sind, dass sie selbst für die dritte Generation schon ausgesorgt haben, die es aber immer noch nicht schaffen, einmal entspannt im Garten zu sitzen. Stattdessen investieren Sie lieber noch einmal in ihre Firma, um auch die nächsten Jahre Vollgas geben zu müssen, um das Geschäft zum Erfolg zu führen. Und dann gibt es noch die, denen wirtschaftlicher Druck allein auch noch nicht reicht. Das sind diejenigen, die am Wochenende noch Paragliding machen oder Bungeejumping oder die eben des Nachts mit 240 km/h über die Autobahn fahren.

Es ist ein ernstzunehmendes Signal, wenn der Stress in Gefahrensituationen geringer ist als der Stress in Ruhe. Woher rührt ein solches Phänomen? Wo liegen für einen solchen Stress die Ursachen?

DIE URSACHEN FÜR LANGANDAUERNDEN STRESS

Auf der Suche nach der Ursache für einen erhöhten Stress in Ruhe hatte ich ein Schlüsselerlebnis, als ich einen Tierfilm über das Nachtjagdverhalten von Löwen sah. In dem Film wurde ein Zebra von einem Rudel Löwen gerissen. Was machten in diesem Moment dessen Artgenossen? Es war anzunehmen, dass sie dem Opfer nicht zu Hilfe eilen würden. Sie machten auch nicht den Eindruck, als würden sie Anteil nehmen an dessen schrecklichem Schicksal. Erstaunlich aber war, dass sie auch nicht wegliefen, um ihr eigenes Leben in Sicherheit zu bringen. Stattdessen fingen sie in direkter Nachbarschaft zu den Löwen, die gerade ihren Artgenossen verspeisten, wieder an zu grasen. Damit, dass es den erwischt hatte, war für sie der Tag gelaufen – und zwar gut! Den ganzen Tag über standen sie nun wieder völlig entspannt auf der Steppe, bis in der nächsten Nacht die Löwen wiederkamen.

Wie können die Zebras selbst im Angesicht der Gefahr so vollkommen entspannen?

Die Antwort auf diese Frage ist frappierend einfach: Das Zebra weiß nicht, dass die Löwen wiederkommen. Genau genommen weiß es noch nicht einmal, dass es wieder Nacht wird. Das Zebra kennt kein Gestern und kein Morgen, es kennt nur den jetzigen Augenblick. Und wenn in diesem Augenblick keine Gefahr besteht, ist es völlig entspannt. So kann es sich wunderbar erholen, um in der nächsten Nacht den Löwen frisch und ausgeruht aufs Neue zu entkommen.

Bei Zebras klappt das, weil ihre Chancen, den Löwen zu entkommen, bei fast 90 Prozent liegen. Bei uns Menschen liegen die Chancen bei 100 Prozent, ihnen nicht zu entkommen. Aus diesem Grund musste sich unser Schöpfer für uns schon etwas ganz Besonderes einfallen lassen, um solch arme Gestalten über die Runden zu bringen. Das, was er sich hat einfallen lassen, war dann aber auch wirklich genial. Er hat uns Menschen die Fähigkeit gegeben, Gefahren gedanklich vorwegzunehmen, damit wir sie von uns abwenden können, bevor sie uns getroffen haben. Mit dieser außergewöhnlichen Begabung haben wir nicht nur überlebt, wir sind mit ihr an die Spitze der Nahrungskette gelangt. Allerdings mit einem entscheidenden Nachteil:

In Sicherheit zu sein, heißt bei uns nicht mehr automatisch auch, dass wir entspannen können! Im Gegenteil:

Es scheint so zu sein, als könnten wir Ruhephasen nicht nutzen, weil wir uns in Phasen der Ruhe und der Sicherheit bereits Gedanken machen um all die Gefahren und Probleme, die noch gar nicht da sind. Vielleicht ist das einer der Gründe dafür, dass Depressionen in Friedenszeiten häufiger sind als im Krieg.

Auf der einen Seite ist die Fähigkeit, Gefahren gedanklich vorwegnehmen zu können, eine grandiose Gabe, auf der anderen Seite muss man aber anscheinend auch verstehen, damit umzugehen. Stellen Sie sich das Zebra vor, wie es dort auf der Weide steht und sich Gedanken macht, ob das Gras, das es gerade frisst, wohl mit krebserregenden Chemikalien gespritzt ist und ob es sich wegen des Ärgers mit dem Leithengst wohl noch ein Magengeschwür zuziehen wird. Diesem Zebra würden die Löwen am Abend ganz sicher zum Verhängnis. Man braucht schon ein hohes Maß an Sicherheit, um sich Gedanken machen zu können um all die Probleme und Gefahren, die noch gar nicht da sind.

Uns Menschen bringt heute kein Löwe mehr um. Wir Menschen verschleißen uns an der Angst vor den vorgestellten Löwen. Dabei ist es gleichgültig, ob es sich um einen Angriff auf unser Leben, auf unsere Gesundheit, auf unsere Beziehung oder auf unsere wirtschaftliche bzw. gesellschaftliche Stellung handelt. Wir kaufen uns morgens die Zeitung, durchforsten das Internet, lesen über Naturkatastrophen, Epidemien, schreckliche Verkehrsunfälle, Mord und Todschlag – oder es sind die Börsennachrichten, die uns nicht mehr ruhig schlafen lassen. Wir haben Angst um uns und unsere Angehörigen, und es sind diese Ängste, die unseren Körper unter einer Daueranspannung halten, die ihre Spuren hinterlässt. Wer ständig in Habachtstellung steht, der kann sich nicht erholen. Die körperlichen Folgen von derartigem Dauerstress hat Professor Zimmermann in ihrer Studie nachgewiesen. Gott sei Dank können wir etwas tun …

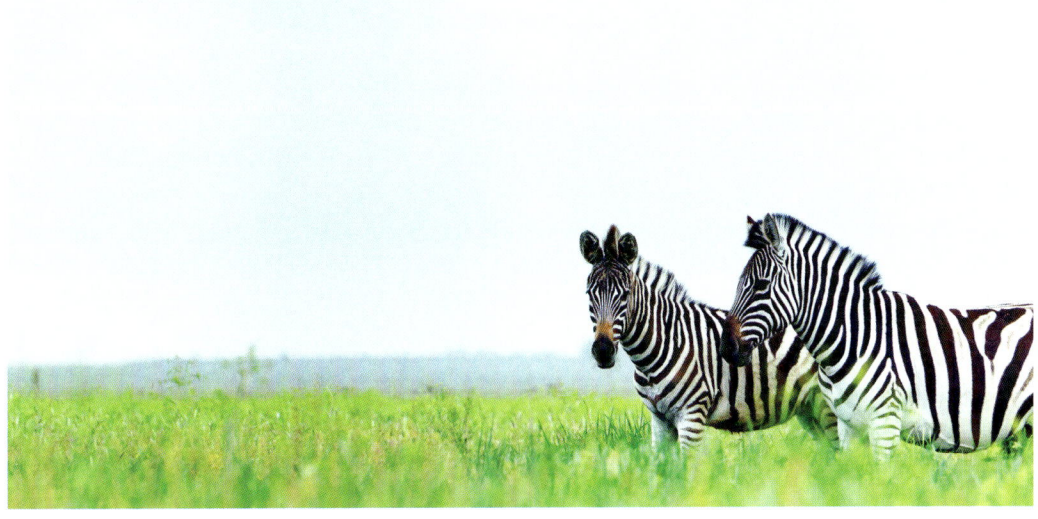

DREI LÖSUNGSVORSCHLÄGE ZUR STRESSBEWÄLTIGUNG

Lösung Nr. 1: Lösen Sie das Problem!

Die erste Lösung ist zugleich auch die beste: Lösen Sie das Problem. Für ein entspanntes Leben gibt es keine bessere Lösung, als seine Probleme sofort zu lösen. Wenn das zynisch klingt, dann aufgrund der Tatsache, dass genau hier unser Problem liegt. Wie sollen wir ein Problem lösen, das noch gar nicht da ist? Wie sollen wir ein Problem lösen, das wir vielleicht erst in ein oder zwei Jahren auf uns zukommen sehen?

Es ist eine Besonderheit im Problemlösungsverhalten des Menschen, dass er es mit Problemen zu tun hat, die er nicht auf der Stelle lösen kann. In der Tierwelt gibt es so etwas nicht. Wenn das Zebra den Löwen wittert, läuft es weg. Wenn es geklappt hat, ist das Problem gelöst, wenn es nicht geklappt hat, auch. Mit anderen Worten ist in der Natur die Zeitspanne zwischen Problementstehung und Problemlösung naturgemäß sehr kurz.

Auch für den Menschen aus Urzeiten kann man Stress auf einen einfachen Nenner bringen:

„Fang' das Mammut!"

Bei den Problemen früherer Zeiten lag zwischen Entstehung (Hunger) und Lösung (Essen) ein überschaubarer Zeitraum. Nach erfolgreicher Jagd war Zeit, um sich von dem Stress zu erholen. Und genau das hat sich verändert. Die Probleme unserer Zeit sind in Zeiträumen von Tagen und Wochen oft nicht zu lösen. Die Lösung unserer Probleme kann Monate oder Jahre, vielleicht Jahrzehnte dauern – oder wir wissen, dass wir ein Problem haben, das wir gar nicht lösen können. Wir wissen, dass es sich um ein Problem handelt, mit dem wir leben müssen. Das sind besondere Umstände, wie sie die Natur ansonsten so nicht kennt.

Ein drastisches Beispiel soll die Tragweite dieser Erkenntnis deutlich machen. Stellen Sie sich vor, der oben erwähnte Kongress, siehe Abbildung S. 227, hätte im Mittelalter stattgefunden. Was hätte ich im Mittelalter mit meinen Widersachern gemacht? Ich hätte mein Langschwert eingesteckt und wäre auf diesen Kongress gefahren, um mein Problem zu lösen.

Nun stellen Sie sich vor, der Kongress hätte im Wilden Westen stattgefunden. Was hätte ich dort gemacht? Ich hätte meinen langen Mantel hinter den Colt geschoben, wäre mitten auf die Straße gegangen und hätte dort mein Problem gelöst.

Und nun stellen Sie sich bitte die Frage, auf welchem Stressniveau sich der Revolverschütze im Wilden Westen während der Schießerei befindet – und das ist laut Professor Zimmermann so sicher wie ein Naturgesetz –, solange er sich sicher ist, der bessere Schütze zu sein? Richtig: Er befände sich auf dem Niveau „aufmerksam".

Das Beispiel soll die irrige Annahme korrigieren, eine Mobbingsituation sei nicht so gefährlich wie eine Schießerei auf Leben und Tod. Was die Überlebenschancen in diesem Moment angeht, mag das sein, nicht aber die Auswirkungen betreffend, die langandauernder Stress auf unsere Gesundheit hat. Denn wir ziehen heute nicht mehr das Schwert, wir ziehen auch nicht mehr den Colt, sondern wir ziehen mit unserem Widersacher vor Gericht – und eine solche Gerichtsverhandlung, die kann Wochen, Monate oder sogar Jahre dauern. Unser Problem heute ist also nicht, den Moment zu überleben, sondern die Zeitspanne zwischen Problementstehung und Problemlösung. Wir müssen Verhaltensweisen trainieren, die sicherstellen, dass wir der Problemlösung gesundheitlich unbeschadet beiwohnen dürfen, ohne an dem Stress, den uns dieses Problem bereitet, vorher schon ausgebrannt zu sein. Insofern liegt genau hier zumindest einer der Gründe für das sogenannte Burnout-Syndrom!

Lösung Nr. 2: Ändern Sie Ihr Denken über das Problem!

Wenn Sie ein Problem, das Sie sehr belastet, zeitnah nicht lösen können, dann ändern Sie Ihr Denken über dieses Problem. Es sind nicht von ungefähr vor allem die Kopfmenschen, die am Burnout-Syndrom erkranken. Die Menschen, die immer und zu jeder Zeit der Meinung sind, die Probleme mit ihrem Denken lösen zu können. Das Denken ist nämlich nur solange hilfreich, wie es auch tatsächlich zu einer Lösung gelangt. Gelangt es zu keiner Lösung, denkt man sich förmlich in die Katastrophe hinein.

Wo das Denken an seine Grenzen stößt, hilft nur noch der Glaube – und sei es nur der Glaube daran, dass die Dinge gut werden. Vielleicht wird der ein oder andere diese banale Feststellung – bezogen auf seine Situation – als schlechten Witz auffassen. Und trotzdem ist es genauso gemeint. Dafür ein Beispiel:

Nach einem Vortrag kommt eine Frau zu mir und sagt:

„Ihr Vortrag hat mir gut gefallen, aber seit mein Freund mit mir Schluss gemacht hat, kann ich gar nicht mehr richtig glücklich sein."

Darauf habe ich ihr geantwortet, ihre Betrübnis habe nichts mit ihrem Freund zu tun, sondern allein mit dem Umstand, dass sie nicht daran glauben könne, dass sie sich mal wieder richtig verlieben werde. Ich fragte sie, ob sie genauso unglücklich wäre, wenn sie sicher wüsste, dass sie sich innerhalb eines halben Jahres in einen Mann verlieben würde. Dieser Mann sei ihr absoluter Traumtyp und sie wüsste sicher, dass sie ihn treffen würde, und auch er würde sie lieben. Nein, meinte sie, dann wäre sie sicher nicht so unglücklich. Ich stimmte ihr zu und führte weiter aus, dass sie wahrscheinlich noch am gleichen Abend mit ihren Freundinnen auf den Neuen anstoßen würde und dass wahrscheinlich nicht nur dieser Abend, sondern das ganze nächste halbe Jahr eine einzige schöne Zeit wäre. Sie stimmte mir zu und ich fragte sie dann noch einmal, wie das Jahr denn nun gewesen wäre, wenn nach einem halben Jahr der Neue vor ihr stünde? Sie sagte:

„Großartig."

„Und wenn er nicht da stünde", fragte ich weiter, „wie wäre dann das halbe Jahr gewesen?"

„Trotzdem großartig", antwortete sie.

„Vielleicht so großartig", sagte an dieser Stelle einmal ein Teilnehmer auf einem meiner Vorträge, dass man vielleicht froh sei, dass er da nicht stünde, denn sonst wäre es ja vorbei mit der schönen Zeit.

Das Beispiel zeigt deutlich, dass allein unser Denken bestimmt, wie wir unseren Tag verleben. Ob wir gut gelaunt sind oder voller böser Vorahnungen. Und jeder Kopfmensch kann dem Optimisten, der daran glaubt, dass die Dinge gut werden, Blauäugigkeit und Naivität vorwerfen, es kann trotzdem nicht darüber hinwegtäuschen, dass ein zielorientiertes Denken, das den Weg zum Ziel unberücksichtigt lässt, den Weg in einen Burnout-Zustand bedeuten kann. Der Weg ist das Ziel, und selbst der, dem sein Ziel wichtig ist, sollte dem Weg genügend Aufmerksamkeit und Wichtigkeit schenken, damit er an seinem Ziel auch unbeschadet ankommt.

Sein Denken überdenken ...

Wenn es das eigene Denken ist, das den Menschen in einen Burnout-Zustand führt, dann wird das eigene Denken kaum geeignet sein, ihn aus diesem Zustand auch wieder herauszuführen. Dort, wo das eigene Denken in eine Sackgasse führt, ist Offenheit gefragt, um sich das Denken anderer zum Vorbild nehmen zu können. Auch dazu ein Beispiel:

Ich habe einmal eine meiner Vortragsreisen unter das Motto gestellt, der Weg sei das Ziel. Ich wollte die Reise selbst zum Ergebnis machen. Reisen allein der Reise wegen. Jeder einzelne Tag der Reise sollte nur ein einziges Ergebnis haben: Das Ergebnis, ein schöner Tag gewesen zu sein. Mit diesem Ziel reiste ich von der nördlichsten Stadt Deutschlands, Westerland auf Sylt, über viele wunderschöne Städte wie Hamburg, Bremen, Emden, Leer, über Magdeburg, Berlin, Lutherstadt Wittenberg und Finster-walde, über Spremberg, Cottbus, Halberstadt, über Leipzig, Naumburg, Bautzen und Dresden, über Chemnitz, Annaberg, Weikersheim und Landshut bis in die südlichste Stadt Deutschlands, nach Mittenwald. Schon in den 80er-Jahren hatte ich ähnliche Reisen unternommen, aber jetzt erst sah ich, wie schön es in Deutschland ist.

Um die Reise entspannt genießen zu können, musste ich alte Denkmuster über Bord werfen und mich darin üben, sie anders zu denken. Ein Beispiel, wie unterschiedlich man ein und denselben Umstand denken kann, und wie man mit seiner Art zu denken, verspannen oder entspannen kann, wird mir immer in Erinnerung bleiben:

Meine Reisen unternahm ich mit dem Zug. Als ich in einer Stadt aus dem Zug steige, ist niemand da, um mich abzuholen. Ich ziehe also meinen Rollkoffer von dem außer-halb gelegenen Bahnhof mitten in das Stadtzentrum des kleinen Ortes hinein und setze mich dort auf den wunderschönen, mittelalterlichen Marktplatz. Es ist Ende September, trotzdem scheint die Sonne, es ist bei über 20 Grad sommerlich warm, ich bestelle mir einen Latte Macchiato, einen Pflaumenkuchen mit Sahne, schaue auf sicher einen der schönsten Marktplätze Deutschlands und – kann es nicht genießen.

„Was ist denn los", frage ich mich selbst, „wenn du einen Tag im Büro verbringst, ist es für dich das Schönste, mittags in die Stadt zu fahren, dich vor ein Café zu setzen, einen Latte Macchiato zu trinken und dich an dem Sonnenschein zu freuen. Und hier sitzt du nun auf einem der schönsten Marktplätze Deutschlands und kannst es nicht genießen."

An irgendeiner Stelle habe ich einmal gehört, es gäbe keine mentale Erschöpfung. Mentale Erschöpfung sei nichts anderes, als das Erleben durchlebter Verletzungen. Kann das sein? Kann das wirklich sein, dass mich die banale Tatsache, nicht abgeholt worden zu sein, diesen schönen Moment hier nicht genießen lassen sollte? Ich versu-che alles, was an Gedanken und Denkmustern irgendwo in mir vergraben sein könnte, nach vorne zu holen, und durchdenke es noch einmal ganz bewusst negativ:

Man bringt mir eine geringe Wertschätzung entgegen. Man respektiert mich nicht. Ob ich hier bin oder in China fällt ein Sack Reis um – und wie man das eben noch so denken kann. Nachdem ich diesen objektiv gesehen lächerlichen Umstand, nicht vom Zug abgeholt worden zu sein, einmal bewusst als schlimme Kränkung durchlebt habe, schaue ich, ob ich das nicht auch anders denken kann. Dabei will ich es mir aber nicht schön reden im Sinne von: „Das kann ja mal passieren." Nein! Ich will es anders denken. Wie macht man das?

Ich beginne damit, dass ich einen imaginären Dritten in die Diskussion mit mir selbst einbeziehe, denn in dieser dritten Person fällt es mir viel leichter, mich auch selbst einmal hochleben zu lassen. Durch diese übergeordnete, dritte Person sage ich zu mir selbst:

„Hör mal zu, Andreas, ich weiß, dass du eine sehr gute Arbeit machst. Ich weiß auch, dass eine solche Reise ganz schön anstrengend ist. Ich dachte mir, ich tu dir mal einen Gefallen und schick dir so ziemlich das beste Wetter, das ich Ende September noch glaubhaft machen kann, führe dich in ein Café, in dem sie einen fantastischen Latte Macchiato und einen hervorragenden Pflaumenkuchen machen – du liebst doch Latte Macchiato und dazu einen leckeren Pflaumenkuchen –, in dem die Bedienung freundlich zu dir ist und von wo aus du einen herrlichen Blick hast auf einen der schönsten Marktplätze, den ich auf meiner bescheidenen, kleinen Welt für dich im Angebot habe. Und ich dachte, es wäre eine gute Idee, wenn ich persönlich dafür sorge, dass dein Kunde noch mindestens eine Stunde verhindert ist, damit du das alles auch so richtig schön entspannt genießen kannst."

Was dann geschah, ist kaum zu glauben. Ich spürte, wie die Muskulatur in meinen Nacken- und Schultermuskeln entspannte, wie sich die Gefäße in meinen Armen weit stellten und das Blut vom Nacken aus in die Arme strömte. Am ganzen Körper wurde mir wohlig warm, mein Körper sank schwer in den Korbsessel und plötzlich konnte ich all das Schöne um mich herum nicht nur entspannt, sondern glücklich genießen. Mich durchströmte ein Glücksempfinden, das mir diesen Moment noch heute in schöner Erinnerung behalten lässt und – das unglaubliche Gefühl, diesen Moment aktiv herbeigeführt zu haben. Schlicht und einfach damit, dass ich ein und denselben Zusammenhang einmal ganz anders gedacht habe. Von diesem Tag an stand für mich fest, dass die Dinge sehr häufig genauso schlimm oder genauso schön sind, wie ich sie mir denke. Ob ich unglücklich sein möchte oder entspannt und glücklich, darüber liegt zu einem erheblichen Teil die Entscheidung bei mir.

Lösung Nr. 3: Aktivieren Sie Ihr parasympathisches Nervensystem!

Wie entspannt wir sind, entscheiden wir durch unser Denken. Aber versuchen Sie mal, Ihr Denken zu verändern. Das kann unter Umständen ein langwieriges Unterfangen sein. Deswegen hier noch eine dritte Lösung. Diese Lösung zeichnet sich dadurch aus, dass sie immer und bei jedem funktioniert, denn diese Lösung läuft nach einem in uns festgeschriebenen Programm ab. Ein Programm, für dessen Erklärung uns noch einmal das Zebrabeispiel dienen soll:

Stellen Sie sich bitte das Zebra vor, wie es entspannt auf der Steppe steht. Jetzt wittert es die Löwen. Sofort wird – wie in der Abbildung dargestellt – über das sympathische Nervensystem Stress erzeugt, um im Bruchteil einer Sekunde 100 Prozent Leistungsfähigkeit bereitzustellen. Allerdings kennt das sympathische Nervensystem kein Maß. Der Stress schießt hoch bis an den Anschlag. In diesem Moment sind die Nerven des Zebras zum Zerreißen gespannt, aber laufen kann es auf diesem hohen Stressniveau nicht. Es wäre so überdreht, dass es über seine eigenen Beine stolpern würde. Aus diesem Grund gibt es neben dem sympathischen Nervensystem das parasympathische Nervensystem, das die Aufgabe hat, den Stress von ganz oben auf ein Niveau herunter zu regulieren, auf dem das Zebra optimal laufen kann. Es gibt also eine gute Lösung, wenn Sie Ihren Stress reduzieren wollen: Aktivieren Sie Ihr parasympathisches Nervensystem!

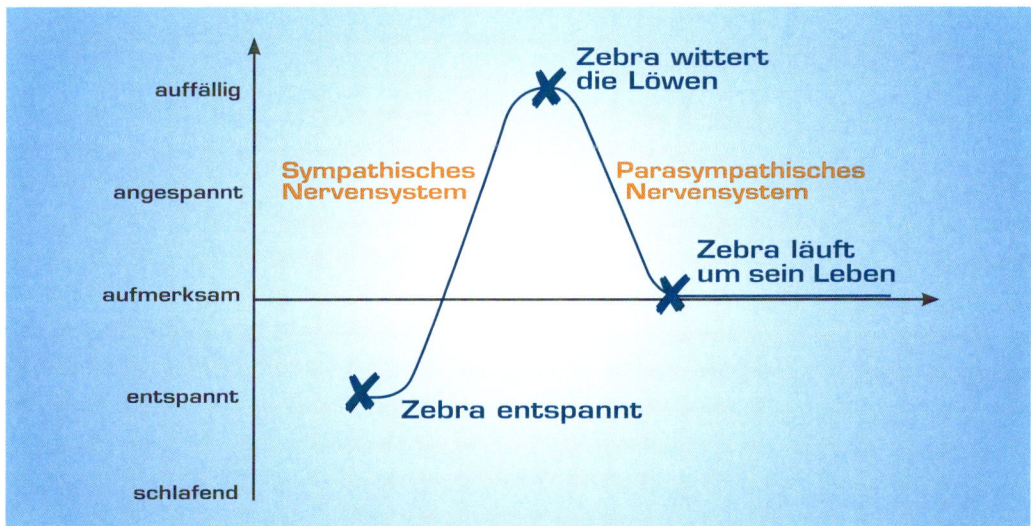

Abb. 18: Das parasympathische Nervensystem

Sollten Sie sich nun fragen, wie man sein parasympathisches Nervensystem aktiviert, so macht es uns das Zebra bereits vor. Was nämlich wird das Zebra augenblicklich tun, wenn es die Löwen wittert? Richtig: Es wird laufen! Es läuft um sein Leben! Und indem es läuft, aktiviert es sein parasympathisches Nervensystem, das den Stress reguliert, damit das Zebra auf dem Niveau *„aufmerksam"* optimal laufen kann.

Durch Laufen schafft die Natur die optimalen Bedingungen für das Laufen. Aber nun stellen Sie sich bitte einmal vor, das Zebra würde nicht laufen? Wie sollte es von dem hohen Stressniveau wieder herunterkommen?

Wenn Sie es also mit einem Problem zu tun haben, das Sie zeitnah nicht lösen können, und Sie schaffen es so schnell auch nicht, Ihr Denken zu verändern, dann gibt es eine Lösung, die immer funktioniert: Laufen! Aktivieren Sie Ihre Muskulatur, denn indem Sie Ihre Muskeln aktivieren, findet Ihr Nervensystem Entspannung.

Leider gibt es noch ein kleines Problem, das Sie hindern könnte, bei Stress das Richtige zu tun. Professor Zimmermann hat herausgefunden, dass Ihr Gehirn, je mehr Sie sich Sorgen machen, umso mehr alles ablehnen wird, was nicht zur Lösung Ihres Problems führen wird. Sollten Sie also beispielsweise Angst um Ihren Arbeitsplatz haben und für Ihr Gehirn stellt Fitnesstraining keine Lösung für dieses Problem dar, werden Sie sich kaum zu einem regelmäßigen Training aufraffen können. Gerade jetzt aber benötigen Sie regelmäßiges Training am dringendsten. Führen Sie sich also vor Augen, dass es unser vorrangiges Ziel sein sollte, die zum Teil langen Zeiträume zwischen Problementstehung und Problemlösung zu überstehen, ohne auf dem Wege an dem Stress, den uns dieses Problem bereitet, vorher schon ausgebrannt zu sein. Regelmäßiges Fitnesstraining gehört deswegen zu den geeignetsten Lösungen.

[1]Prof. Dr. med. Elke Zimmermann, Dr. Franz Peter Liebel: L-diabetes – causes, pathogenesis, therapy. In: Medical Hypothesis (2006) 67, S. 493 – 505.

ERFOLGSDOKUMENTATION

WIE ALT WOLLEN SIE WERDEN?

Die Erfolgsdokumentation umfasst das Sammeln und Auswerten von Daten. Für das Erreichen einer guten Figur, Gesundheit und Vitalität sind damit zuerst einmal ganz allgemeine Körperdaten wie zum Beispiel Körpergewicht, Fettanteil oder Bauchumfang gemeint, aber auch spezielle Trainingsdaten, mit denen wir die Entwicklung unserer Kraft- und Ausdauerleistungsfähigkeit dokumentieren, aussagefähige Daten zu den Themen Ernährung und Entspannung bis hin zur Erhebung spezieller sportmedizinischer Gesundheitsdaten wie Blutdruck, peripherer Gefäßwiderstand oder Herzfrequenzvariabilität. Erfasst man diese Daten, benötigt man ein Ordnungssystem, in dem man sie in Beziehung zueinander setzen und auswerten kann. Zu diesem Zweck zeichnen Profis ihre Leistungen in ausgeklügelten Trainingsplänen auf und führen regelmäßige sportmedizinische Checks durch.

Eine vernünftig aufgebaute Leistungs- und Erfolgsdokumentation ist aber nicht nur für Profis sinnvoll, sondern sollte zur Erhaltung der Gesundheit und Leistungsfähigkeit bei allen Menschen einen festen Bestandteil im Bereich der allgemeinen Körperpflege haben. Warum warten, bis das Kind in den Brunnen gefallen ist, wenn sich der allgemeine Leistungsverfall oder der Weg in die Krankheit doch häufig schon frühzeitig genug abzeichnen, um ihn durch kleine Verhaltensänderungen abwenden zu können? Wer sich regelmäßig auf die Waage stellt, erkennt eine Tendenz im Körpergewichtsverlauf, noch lange bevor sie ihm der Spiegel zeigt, und wer regelmäßig Klimmzüge macht, der erkennt die Tendenz im Körperkraftverlauf, noch lange bevor er eine fahrbare Gehhilfe (Rollator) braucht. Mit der Entwicklung Ihres Blutdrucks sieht es nicht anders aus.

Sollten Sie der Meinung sein, ein Dokumentieren sei zu aufwendig, haben Sie sich vielleicht noch nicht genügend mit der simplen Tatsache auseinandergesetzt, Sie könnten alt werden; sogar so alt, dass Sie im Laufe Ihres langen Lebens Ihren Körper vorzeitig verschleißen können. Die neuesten Statistiken prognostizieren Menschen ab 30 eine durchschnittliche Lebenserwartung von über 90 Jahren. Das heißt gleichzeitig, dass jeder zweite Mensch die Chance hat, 100 zu werden. Haben Sie schon einmal ernsthaft in Betracht gezogen, 100 Jahre alt zu sein? In diesem Fall müssen wir doch unsere Vorstellungen hinsichtlich der Gesundheit und der Leistungsfähigkeit 80jähriger völlig neu definieren. Wie kann man sich ein Leben mit 100 vorstellen, wenn man mit 80 schon eine fahrbare Gehhilfe braucht, sofern man überhaupt noch auf den Beinen ist?

Vielleicht glauben Sie auch einfach nicht daran, so alt zu werden. Oft sind Geschichten über ernährungsbewusste, nichtrauchende Fitnesssportler, die im Alter von 50 Jahren plötzlich tot umfallen, während Kettenraucher über 90 Jahre alt werden, auch sehr irritierend. Allein durch häufiges Erzählen erreichen solche Einzelschicksale einen Grad an Wahrscheinlichkeit, der viele Menschen ein hohes Lebensalter nicht als wahrscheinlich, sondern als rein zufällig erscheinen lässt. Es ist halt Schicksal, einen wirklichen Einfluss hat man nicht. Aber diese Betrachtungsweise ist falsch. Einverstanden: Sicherheit gibt's für gar nichts. Aber wenn es um die Wahrscheinlichkeit geht, wird der Kettenraucher eben nicht 90 Jahre alt und der gesundlebende Fitnesssportler fällt nicht mit 50 tot um.

Rein statistisch gesehen liegt das Risiko, durch einen Unfall vorzeitig aus dem Leben zu scheiden, bei unter 5 Prozent. Die Chance, mit dem Leben davonzukommen, ist mit über 95 Prozent also groß. Aber nur das Glück, nicht von der Leiter zu stürzen oder unters Auto zu kommen, heißt natürlich noch nicht, ein hohes Lebensalter zu erreichen. Risiken aufgrund einer ungünstigen genetischen Veranlagung, auf die wir – zumindest derzeit noch – keinen Einfluss haben, können das Leben ebenfalls vorzeitig beenden. Die Wahrscheinlichkeit, durch eine ungünstige genetische Disposition vorzeitig zu sterben, liegt nach heutiger Ansicht bei 25 Prozent. Die Chance auf ein langes und gesundes Leben ist demnach zu einem Drittel tatsächlich Glücksache, zwei Drittel jedoch entfallen auf eine vernünftige Lebensführung.

Während in den ersten zwei bis drei Lebensjahrzehnten die Gesundheit und die Leistungsfähigkeit der Menschen je nach Talent und genetischer Veranlagung noch dicht beieinanderliegt, klafft die Schere mit zunehmendem Alter immer weiter auseinander. Der Körper toleriert viel, und Vieles braucht Jahre, bevor es sich rächt. So werden die Fehler aus den ersten Lebensjahrzehnten so richtig spürbar erst, wenn wir die 40 überschritten haben. Nach und nach stellen sich Probleme wie Übergewicht, Diabetes und Herz-Kreislaufbeschwerden ein, die sich im Laufe der Zeit zu Erkrankungen auswachsen, die im höheren Alter nicht mit Medikamenten, sondern Medikamenten-Cocktails in Schach gehalten werden müssen – und zwar ohne die Chance, durch diese Medikamente wieder gesund zu werden. Die Menschen lernen vielmehr, ihre Krankheiten zu managen. Das Management von Krankheiten empfinden sie als den Normalfall, während Menschen, die mit über 80 Jahren noch Klimmzüge schaffen, als Ausnahmen betrachtet werden.

Bedenken Sie bitte, das normal und unnormal nicht mit richtig und falsch, sondern mit üblich und unüblich zu übersetzen ist. Es ist zwar üblich, dass Menschen mit 80 eine Gehhilfe brauchen, aber falsch, und es ist unüblich, dass 80jährige Klimmzüge machen, aber es wäre richtig, wenn sie vorhaben, 100 zu werden. Insofern ist es notwendig, umzudenken. Wenn wir 100 Jahre alt werden dürfen, dann müssen wir im Verhältnis gesehen mit 80 Jahren so vital sein, wie heute die 60jährigen. Was spricht also dagegen, heute schon mit der Vorstellung zu leben, 100 Jahre alt zu werden und sein Leben entsprechend zu gestalten?

Es ist noch keine 100 Jahre her, da hat es schon einmal einen ähnlichen Prozess des Umdenkens gegeben. Damals hatten die Menschen noch die Vorstellung, mit 40 zahnlos zu sein. Es bedurfte großangelegter Kampagnen, um sie von etwas zu überzeugen, was heute eine Selbstverständlichkeit ist: Die Zahnpflege! Dass es nicht einfach ist, die Menschen von neuen Wahrheiten zu überzeugen, können Eltern nachempfinden, die ihre Kinder zu regelmäßigem Zähneputzen anhalten wollen. Heute allerdings leben wir so lange, dass es nicht mehr nur um unsere Zähne geht, sondern vielmehr um die Erhaltung unserer Muskulatur und damit um die Er-haltung unserer Leistungsfähigkeit bis ins hohe Alter. Zahnpflege ist wichtig, aber viel wichtiger noch ist die Erhaltung unserer Leistungsfähigkeit. Warten Sie deshalb nicht, bis es zu spät ist, sondern vergewissern Sie sich in täglichen, wöchentlichen und jährlichen Abständen um den Zustand Ihrer Gesundheit und Leistungsfähigkeit. Was Sie dafür brauchen, sind Daten.

DAS SAMMELN VON DATEN

Haben Sie in einer Zeitschrift schon einmal einen Test zur Bestimmung des biologischen Alters durchgeführt? Wenn Sie alle dort gestellten Einzelfragen, aus denen Ihr biologisches Alter ermittelt wird, in Gruppen einteilen, ergeben sich drei Hauptkategorien:

Die Bewegung, die Ernährung und die Entspannung.

In diesen drei Bereichen fällt nicht nur die Entscheidung darüber, wie alt Sie werden, sondern auch darüber, wie Sie alt werden. Aus diesem Grund sind es auch diese drei Bereiche, aus denen Sie die Daten über Ihre Leistungsfähigkeit und Ihren Gesundheitszustand sammeln, die Sie dann in Beziehung zueinander setzen und auswerten müssen.

Inzwischen liefert uns die Elektronik vielfältige, interessante Hilfsmittel zum Sammeln solcher Daten. Im Bereich der Bewegung gibt es zum Beispiel kleine Schrittzahlmessgeräte, mit denen Sie die Anzahl Ihrer Schritte messen können, die Sie pro Tag gehen. Eine Alternative dazu sind Uhren, die über GPS funktionieren. Diese technischen Hilfsmittel sind sehr aussagekräftig über Ihre körperlichen Aktivitäten, noch völlig unabhängig von einem speziellen Training.

Im Bereich des körperlichen Trainings, speziell des Ausdauertrainings, liefern Uhren, die in Verbindung mit einem Brustgurt den Puls messen, noch weiterreichende Informationen. Sie speichern über die allgemeine Aktivität hinaus aussagekräftige Informationen vor allem im Bereich des Ausdauertrainings. Sie wissen nach dem Training sofort, in welchem Pulsbereich Ihre Belastung lag und wie lange Sie in dem jeweiligen Pulsbereich trainiert haben. Es gibt sogar Uhren, die Ihre Tagesform messen können und für Sie den auf Ihre Tagesform abgestimmten Trainingsbereich festlegen. Die Daten können dann auf einen Computer übertragen und in Form eines Ausdauer-Trainingstagebuches dargestellt werden.

Im Krafttrainingsbereich gibt es ebenfalls elektronische Trainingsgeräte und auch elektronische Lösungen für konventionelle Trainingsgeräte, die für Sie die Aufzeichnung von Wiederholungen und Gewichten übernehmen. Auch diese Geräte sammeln Ihre Daten in übersichtlichen Tagebüchern und liefern anschauliche Grafiken

über den Entwicklungsverlauf Ihrer Kraftleistungsfähigkeit. Sollten Sie an konventionellen Trainingsgeräten ohne elektronische Aufzeichnungsmöglichkeiten trainieren,
verwenden Sie einen Trainingsplan. Wie ein solcher Trainingsplan aussehen kann,
das stelle ich Ihnen später in diesem Kapitel noch vor.

Wie im Trainingsbereich, so gibt es auch im Bereich der Ernährung hervorragende
elektronische Lösungen zum Sammeln von Daten. Verschaffen Sie sich einfach einmal einen Überblick über die Vielzahl der Ernährungstagebücher, die Sie oft schon
als App für Ihr Handy bekommen, sodass Sie sich allerorts spielend leicht notieren
können, was und wie viel Sie gegessen haben. Anschließend können Sie unterschiedlichste Statistiken abrufen und sich einen guten Überblick über Ihre Ernährungsgewohnheiten verschaffen.

Im Entspannungsbereich sind die Messungen aufwendiger. Es gibt zum einen die
Möglichkeit, Ihren Stress auf biochemischem Wege über die Messung unterschiedlicher Stresshormone zu bestimmen. Dabei handelt es sich allerdings um Laborwerte,
die die Zusammenarbeit mit Experten erfordern.

Auf elektronischem Wege kann der Stress über die Messung der Herzfrequenzvariabilität bestimmt werden. Je exakter der Rhythmus Ihrer Herzschläge, umso höher Ihr
Stress, denn während das Herz in Ruhe eine hohe Variabilität der Herzschläge zeigt,
wird bei Anzeichen von Gefahr der Herzschlag exakter, um die Leistungsfähigkeit
des Herzens zu verbessern.

Mit Abstrichen in der Genauigkeit lässt sich Stress auch über den Säure-Basen-
Haushalt darstellen. Dafür benötigen Sie ein spezielles Indikatorpapier, das Sie in
jeder Apotheke bekommen.

DIE VITAL SCORECARD –
GESUNDE GEWOHNHEITEN

Es gibt so viele Hilfsmittel zur Dokumentation Ihrer Leistungsfähigkeit und Ihrer Gesundheit, dass ich sie in diesem Buch nicht alle vorstellen kann. Was ich Ihnen dafür sehr gern vorstellen möchte, ist ein Ordnungssystem, mit dem Sie Ihre gesammelten Daten übersichtlich darstellen können, um sie dauerhaft auf eine gesunde Lebensführung hin auszurichten; denn der Weg zu Vitalität und Gesundheit bis ins hohe Alter führt über die Entwicklung gesunder Gewohnheiten.

Die wichtigste Voraussetzung für die Entwicklung von Gewohnheiten ist Regelmäßigkeit. Man wiederholt gesunde Verhaltensweisen so lange regelmäßig, bis sie automatisiert sind. Automatisierte Verhaltensweisen werden ausgeführt, ohne dass man darüber noch nachdenken muss. Ein gutes Beispiel ist das Zähneputzen. Wir haben uns so daran gewöhnt, uns morgens und abends die Zähne zu putzen, dass wir sie uns putzen, ohne darüber nachzudenken. Putzen wir uns die Zähne nicht, vermissen wir etwas. Indem wir in dieser Weise Routinen entwickeln, nimmt Regelmäßigkeit aus allem die Anstrengung. Wer gesunde Gewohnheiten entwickelt, der schafft mit verhältnismäßig wenig Aufwand die besten Voraussetzungen, um bis ins hohe Alter vital zu bleiben.

Ziel sollte also sein, viel mehr gesunde Gewohnheiten zu entwickeln als nur das Zähneputzen. Zyniker werden vielleicht behaupten, dass der Tag nicht ausreicht für all die gesunden Gewohnheiten, die wir entwickeln sollten. Vielleicht sind es tatsächlich zu viele, um sie alle tagtäglich durchführen zu können. Deswegen reicht häufig eine kurze Lebensphase, in der vielleicht das Arbeitspensum zu groß oder die Motivation zu gering ist, um uns aus dem Rhythmus zu bringen. Hat man den Rhythmus in der Durchführung gesunder Verhaltensweisen aber erst verloren, fällt es schwer, ihn wieder aufzunehmen.

Aus diesem Grund habe ich, angelehnt an ein Instrument der Wirtschaft, der so genannten Balanced Scorecard, für den Bereich Vitalität und Gesundheit eine „Vital Scorecard (VSC)" entwickelt. Die Vital Scorecard ist eine 140 Vitalpunkte (Vital Scores) umfassende Punktekarte, die es Ihnen erleichtern soll, gesunde Verhaltensweisen zu gesunden Gewohnheiten werden zu lassen.

Innerhalb der Vital Scorecard habe ich den gesunden Gewohnheiten Kennzahlen zugeordnet, die ich Vitalkennzahlen nenne. Die Vitalkennzahlen sind wie bei der Balanced Scorecard unterteilt in so genannte „harte" und „weiche" Vitalkennzahlen. Die Idee ist, dass die Beachtung der so genannten „weichen" Kennzahlen im Hinblick auf die Gesundheit mit der Zeit zur Herausbildung der „harten" Vitalkennzahlen führt. Wer diese harten Vitalkennzahlen erreicht hat und sie pflegt, der hat die besten Voraussetzungen, sich seine Vitalität bis ins hohe Alter zu erhalten.

DIE HARTEN VITALKENNZAHLEN

Die harten Vitalkennzahlen umfassen das Körpergewicht und den Bauchumfang, das Körpergewicht/Körperkraft-Verhältnis, den pH-Wert sowie die finanzielle Liquidität auf dem Bankkonto. Es sind diese Kennzahlen, die bewirken, dass wir uns vitaler und entspannter fühlen.

Vitalkennzahl:
Körpergewicht und Bauchumfang

Die erste, wichtige Vitalkennzahl ergibt sich aus dem Körpergewicht und dem Bauchumfang. Bestimmen Sie für sich selbst ein Körpergewicht, das Sie nicht überschreiten wollen. Machen Sie es mit dem Bauchumfang genauso. Nun versuchen Sie, diese Kennzahlen nicht durch eine Diät zu erreichen, sondern durch Einhaltung gesunder Verhaltensweisen im Bereich der weichen Vitalkennzahlen „Bewegung", „Ernährung" und „Entspannung", auf die ich noch näher eingehen werde. Haben Sie Ihr Wunsch-Körpergewicht und Ihren Wunsch-Bauchumfang erreicht, dürfen Sie sich dafür täglich 10 Vitalpunkte (Vital Scores) geben.

Wählen Sie bei der Festlegung Ihres Wunschgewichtes und Ihres Wunsch-Bauchumfangs möglichst realistische Werte. Es geht nicht darum, kurzfristig einen Extremwert zu erreichen, sondern einen realistischen Wert über lange Zeit aufrecht zu erhalten. Justieren Sie lieber irgendwann einmal nach, wenn Sie Ihr Wunsch-Körpergewicht und Ihren Wunsch-Bauchumfang über mehr als ein Jahr lang auf dem von Ihnen selbst vorgegebenen Niveau haben halten können.

Vitalkennzahl:
Körperkraft/Körpergewicht-Verhältnis

Das Körpergewicht und der Bauchumfang sind für sich allein genommen aber nicht besonders aussagefähig. Kurzfristig kann man sie auch mit jeder Diät erreichen, bei der man zumeist mehr Muskulatur als Fett verliert. Deshalb liefert eine Körperübung zur Prüfung des Körpergewicht/Körperkraft-Verhältnisses als Plausibilitätswert eine weitere wichtige Vitalkennzahl. Die beste Körperübung zur Ermittlung des Verhältnisses von Körperkraft zum Körpergewicht ist der Klimmzug. Einen Klimmzug werden Sie nur schaffen, wenn Sie im Verhältnis zu Ihrem Körpergewicht über die notwendige Kraft verfügen, Ihren Körper an einer Stange hochzuziehen. Allein durch Diät werden Sie das nicht erreichen. Nur wenn Sie Ihr Körpergewicht reduzieren, indem Sie Fett verlieren, Ihre Muskulatur jedoch erhalten oder sogar erhöhen, werden Sie Klimmzüge schaffen. Nehmen Sie sich also eine realistische Anzahl an Klimmzügen vor, die Sie schaffen wollen. Wenn Sie sie schaffen, dürfen Sie sich dafür 10 Vital Scores geben. Nutzen Sie zum Aufbau der dafür notwendigen Kraft eines der in diesem Buch beschriebenen Trainingsprogramme.

Sind Sie viel zu weit davon entfernt, an einen Klimmzug auch nur denken zu dürfen, wählen Sie eine Alternativübung. Vielleicht Kniebeugen oder Liegestütze. Sind Sie sehr fit, ist aber auch das Handstanddrücken vom Kopfstand in den Handstand eine geeignete Übung zur Ermittlung des gegenwärtigen Körperkraft/Körpergewichts-Verhältnisses, da Sie auch bei dieser Übung Ihr Körpergewicht überwinden müssen. Selbstverständlich ist die Wahl der richtigen Übung abhängig von Ihren persönlichen Ausgangsbedingungen, die unter Umständen erst mit dem Arzt abgeklärt werden sollten.

Auch für die Ermittlung der Ausdauerleistungsfähigkeit im Verhältnis zum Körpergewicht gibt es eine schöne Übung, und zwar das Seilchenspringen. Allerdings ist auch diese Übung abhängig von Ihren Ausgangsbedingungen und sollte unter Umständen ebenfalls erst mit dem Arzt besprochen werden. Gibt der grünes Licht, wählen Sie eine gewisse Anzahl an Sprüngen, die Sie schaffen wollen. Schaffen Sie Ihre gewünschte Anzahl an Kraft- und Ausdauerübungen, dürfen Sie sich dafür ebenfalls täglich 10 Vital Scores geben.

Sowohl bei der Kraft- als auch bei der Ausdauerübung sollten Sie ähnlich wie bei der Festlegung Ihres Wunsch-Körpergewichtes und Wunsch-Bauchumfanges nicht ans Limit gehen. Wichtiger ist, dass Sie ohne allzu große Überwindung bereit sind, diese beiden Kontrollübungen täglich auszuführen. Justieren Sie lieber auch hier einmal nach, wenn Ihnen die Übungen irgendwann tatsächlich viel zu leicht erscheinen sollten. Um sich die 10 Punkte geben zu dürfen, müssen Sie die vorgestellten Kontrollübungen jedoch nicht täglich ausführen. Ebenso wenig, wie Sie jeden Tag Ihren Bauchumfang oder Ihr Körpergewicht messen oder auf Ihren Kontoauszug schauen müssen. Geben Sie sich die 10 Punkte, solange Sie sicher sind, sich noch im „grünen Bereich" zu befinden. Schaffen Sie Ihre Kontrollübungen aber irgendwann einmal nicht mehr, haben Sie entweder an Gewicht zugelegt oder an Kraft verloren. Spätestens jetzt sollten Sie schnellstens Ihr Training wieder aufnehmen.

WICHTIG: Bereiten Sie sich auf Ihre Kontrollübung zur Ermittlung Ihres Körpergewicht/Körperkraftverhältnisses durch ein konsequentes Training gut vor. Jede dieser Körperübungen hat durch Ihr Körpergewicht eine relativ hohe Einstiegsbelastung, die zu hoch sein kann, wenn man sie unvorbereitet ausführt. Auf diese Weise können Sie sich sehr schnell Knochenhautreizungen, Gelenkprobleme oder Schlimmeres zuziehen. Also: Erst trainieren – dann kontrollieren!

Vitalkennzahl: Liquidität

Da wir die Sicherheit in unserem Leben in der Regel an unseren wirtschaftlichen Verhältnissen festmachen, ist auch die Liquidität auf dem Bankkonto eine wichtige Vitalkennzahl. (Schon der Urmensch konnte sicher besser schlafen, wenn er noch ein Stück Mammut vorrätig hatte.) Ist unsere Liquidität zu gering oder gar nicht mehr vorhanden, stehen wir unter höherem Stress und verwenden häufig so viel Zeit, um sie wiederherzustellen, dass dieser Zeitaufwand und der Stress, der damit verbunden ist, auf Kosten unserer Lebensfreude, eventuell sogar auf Kosten unserer Gesundheit geht. Wählen Sie also einen gewissen Spielraum, den Sie auf Ihrem Konto nicht unterschreiten wollen. Haben Sie diesen Spielraum erreicht, geben Sie sich auch dafür täglich 10 Vital Scores. Bevor Sie größere Anschaffungen machen, fragen Sie sich, ob Sie dafür bereit sind, Ihren Spielraum – und damit einen Großteil Ihrer Gelassenheit – zu riskieren.

Vitalkennzahl: Säure-Basen-Bilanz

Wer unter Stress steht, der ist häufig übersäuert. Ein ständiger Zustand von Übersäuerung ist ein wichtiges Indiz für fehlende Erholungszeiten. Gemessen wird der Säuregrad in pH. Ab einem Säuregrad von pH 7 beginnt der basische Bereich. Da auch unsere Ernährung sowie einige schlechte Gewohnheiten wie zum Beispiel permanenter Schlafmangel, Kaffee-, Alkohol- und Nikotinkonsum zur Übersäuerung führen, liefert die Kontrolle des pH-Wertes eine interessante Vitalkennzahl. Der pH-Wert ist auf einem einfachen Teststreifen (Uralyt-Indikatorpapier) aus der Apotheke ablesbar. Ziel der Kontrolle ist es aber keinesfalls, einen sauren Stoffwechsel in einen basischen zu verwandeln. Ziel ist es vielmehr, zu kontrollieren, ob irgendwann am Tag wenigstens einmal ein basischer Wert von über pH 7 erreicht wird. Ist das nicht der Fall, fehlen entweder die Erholungsphasen, es werden zu wenige basische Lebensmittel (vor allem Obst und Gemüse) gegessen oder man pflegt zu viele schlechte Gewohnheiten. Zumeist kommt alles zusammen.

Aber nicht nur ungesunde Verhaltensweisen, sondern auch sportliche Belastungen produzieren Säuren, in diesem Fall Milchsäure. So kann auch zu viel Bewegung bei fehlenden Erholungszeiten zu einer Übersäuerung führen. Nur wer sich die notwendigen Erholungsphasen gönnt, ausreichend basische Lebensmittel isst und seinen Kaffee-, Alkohol- und Nikotingenuss begrenzt, wird zumindest einmal täglich einen Säuregrad von über pH 7 erreichen. Dafür dürfen Sie sich 10 Punkte geben.

(Viele interessante Hintergrundinformationen zu diesem Thema bietet das Buch von Peter Jentschura "Gesundheit durch Entschlackung".)

DIE WEICHEN VITALKENNZAHLEN

Um zu den oben beschriebenen harten Vitalkennzahlen zu gelangen, müssen in den Bereichen „Bewegung", „Ernährung" und „Entspannung" einige gesunde Verhaltensweisen über lange Zeit aufrecht erhalten werden. In jedem der drei Bereiche können Sie maximal 30 Punkte erreichen. Zusätzlich dürfen Sie sich 10 Bonuspunkte verleihen, wenn Sie irgendwo Ordnung geschaffen oder sich Zeit für sich selbst, Ihre Familie oder Freunde genommen haben, denn das entspannt.

Über die weichen Vitalkennzahlen können Sie maximal 100 Punkte erzielen. Solange Sie noch keines Ihrer Ziele erreicht haben, müssen Sie also alle Vorgaben umsetzen, um einen 100-Punkte-Tag zu erreichen. Haben Sie jedoch Ihre gewünschten harten Vitalkennzahlen erreicht, dann liefern diese Ihnen bereits einen ständigen Sockel von 40 Punkten täglich, so dass sie bereits mit 60 zusätzlichen Punkten aus den weichen Kennzahlen auf einen 100-Punkte-Tag kommen. Spätestens wenn Ihr Sockel aus den 40 harten Vitalpunkten ins Wanken kommt, sollten Sie schnellstens zu Ihren gesunden Gewohnheiten zurückfinden, damit nicht alle Kennzahlen, die Sie durch ein hohes Maß an Regelmäßigkeit aufgebaut haben, wieder verloren gehen. Beginnen Sie in diesem Fall sofort wieder, bei den weichen Kennzahlen Punkte zu sammeln. Reagieren Sie tatsächlich früh genug, werden Sie feststellen, wie schnell Sie nach einigen 100-Punkte-Tagen wieder zu Ihrer alten Form zurückfinden.

Vitalkennzahl: Bewegung

Die Vitalkennzahl „Bewegung" unterteilt sich in „Training" und „Bewegung", denn unabhängig von Ihrem regelmäßigen Training sollte jeder Tag Bewegung enthalten. Dazu kann ein Spaziergang oder eine Fahrt mit dem Fahrrad zählen, wo Sie sonst das Auto genommen hätten, eine Treppe, wo Sie sonst mit dem Lift gefahren wären. Sportzeug sollte für diese körperlichen Aktivitäten nicht notwendig sein, sie sollten jedoch einen gewissen Zeitrahmen pro Tag in Anspruch nehmen, damit Sie sich die 10 Punkte für „Bewegung" auch tatsächlich geben dürfen. Um die körperliche Aktivität genauer überprüfen zu können, lohnt es sich vielleicht, sich ein Schritt-messgerät zu besorgen, wie im Kapitel „Das Sammeln von Daten" beschrieben.

Tägliche Bewegung kann bei unserem heutigen Bewegungsmangel ein gezieltes Training jedoch nicht mehr ersetzen. Deshalb sollten Sie für die Erhaltung Ihrer Kraft und Ihrer Ausdauerleistungsfähigkeit trainieren. Das Training unterscheidet sich von der reinen Bewegung durch die Einhaltung der Trainingsregeln, also das richtige Ver-hältnis von Belastung und Erholung und die Steigerung der Belastung innerhalb des Trainingsprozesses. Im Gegensatz zur reinen Bewegung, die täglich stattfinden soll-te, reicht beim Training eine zwei- bis dreimalige Belastung pro Woche aus. Geben Sie sich also für die tägliche Bewegung 10 Punkte, für Ihr Ausdauer- und Ihr Kraft-training dagegen dürfen Sie sich jeweils 10 Punkte gleich für drei Tage, einschließlich des Trainingstages, geben. Insgesamt liefert Ihnen die Bewegung und das Training also 30 Vital Scores am Tag.

Vitalkennzahl: Ernährung

In der Ernährung legen Sie den Focus nicht auf das, was Sie nicht mehr (essen) dür-fen, sondern vor allem auf das, was Sie (essen) dürfen. Essen Sie den ganzen Tag über Ihre Mahlzeiten, vermeiden Sie aber Zwischenmahlzeiten und essen Sie ab 18 Uhr nichts mehr. In den USA wird diese Maßnahme bereits als eine der wirksamsten Anti-Aging-Maßnahmen gehandelt. Das Essen am Tag ist zumeist ein Bedarfsessen, während man sich abends gern für den Tag belohnt. Ein Belohnungsessen am Abend ist zumeist genauso fatal wie das Bedarfsessen am Tag. Holt man sich mittags einen Burger gegen den Hunger und belohnt sich am Abend für den harten Tag mit einem reichlichen Essen, ist das eine so falsch wie das andere.

Andererseits ist mit Freunden oder auch geschäftlich abends Essen zu gehen sehr oft ein Teil des gesellschaftlichen Lebens. Grenzen Sie sich nicht aus. Das wäre keine Lösung für die Steigerung Ihrer Lebenskraft und Lebensfreude. Die Vital Scorecard soll Ihnen helfen, genießen zu dürfen, um trotzdem zu gegebener Zeit zu den gesunden Gewohnheiten wieder zurückkehren zu können. Abends Essen zu gehen, ist nicht das Problem, wenn man an anderen Tagen einen Ausgleich herstellt. Geben Sie sich 10 Punkte für den Tag, an dem Sie ab 18 Uhr nichts mehr gegessen und/ oder konsequent auf Zwischenmahlzeiten verzichtet haben. Aber auch wenn Sie den Tag über auf Zwischenmahlzeiten verzichtet haben, sollten Sie sich keine Punkte mehr geben, wenn Sie nach 20 Uhr noch essen.

Bemühen Sie sich außerdem, mehr als 500 g Obst und Gemüse am Tag zu essen. Schaffen Sie es, dürfen Sie sich auch dafür 10 Punkte geben. Wenn Sie diese Maßnahme in Ihren Alltag integrieren, wird es auf Ihre Säure-Basen-Bilanz messbaren Einfluss nehmen, außerdem auf Ihre Figur. Denn essen Sie vom Notwendigen ausreichend, fällt es Ihnen leichter, auf die so genannten kleinen Sünden zwischendurch zu verzichten.

Es gibt allerdings auch Menschen, die leben quasi nur von Salat, haben dafür aber Schwierigkeiten, auf die nötige Menge Eiweiß am Tag zu kommen, um Ihre Muskulatur zu erhalten. Die können an dieser Stelle alternativ im Auge behalten, wie viel sie an Eiweiß essen.

Andere wiederum trinken zu wenig. Ausreichend trinken sollten Sie vor allem anderen zu einer Gewohnheit werden lassen. Am besten gewöhnen Sie es sich an, den ersten Liter Wasser schon getrunken zu haben, wenn Sie morgens aus dem Badezimmer kommen.

Solange Sie ausreichend zu trinken noch nicht als Gewohnheit etabliert haben, nehmen Sie es in Ihre Punktevergabe für Obst und Gemüse mit auf. Andererseits überfordern Sie sich aber auch nicht. Ein Zuviel an guten Vorsätzen führt meist dazu, sie bei der erstbesten Gelegenheit alle über den Haufen zu werfen.

Haben Sie einen guten Überblick gewonnen über das, was Sie essen sollten, grenzen Sie nun ein oder zwei Ihrer größten Ernährungssünden ein. Für manche sind das Süßigkeiten, für andere Bier, Kaffee oder Zigaretten. Geben Sie sich 10 Punkte, wenn Sie Ihre Fehler auf ein Maß reduziert haben, das Sie für sich selbst akzeptieren wollen. Zum Beispiel weniger als 4 Zigaretten oder nicht mehr als ein Bier am Tag. Die Aufmerksamkeit, die Sie Ihren schlechten Gewohnheiten widmen, wird zum einen den Genuss steigern, indem Sie sich auf Ihre nächste Zigarette erst einmal freuen, bevor Sie sie rauchen, und zum anderen wird sie vielleicht sogar dazu führen, dass man mit der Zeit auf so manche schlechte Gewohnheit völlig verzichten kann.

Übrigens: Wenn Sie mit einem Ernährungstagebuch arbeiten, können Sie Ihre Vital Scores natürlich noch wesentlich genauer vergeben. Sie können sich auch bereits allein für die Tatsache, dass Sie ein Tagebuch führen und damit Kontrolle darüber haben, was Sie essen, 10 Punkte geben, und zwar anstelle der 10 Punkte für Ernährungssünden.

Vitalkennzahl: Entspannung

Kaum etwas entspannt mehr, als in einem angenehmen Arbeitsumfeld einer Beschäftigung nachzugehen, die Spaß macht und den Lebensunterhalt sichert. Allerdings ist es selbst in einer solchen idealen Situation notwendig, gewisse tägliche Aufgaben tatsächlich auch zu erledigen, weil eine längerfristige Missachtung von Aufgaben zum Verlust dieser Idealsituation führen könnte. Überlegen Sie sich also, was Sie zur Erhaltung Ihrer Situation an jedem Arbeitstag erledigen sollten und geben Sie sich 10 Punkte dafür, wenn Sie es getan haben. Für einen Außendienstler beispielsweise können das fünf Kundenkontakte am Tag sein, die er aktiv durchgeführt hat.

Besteht für Sie eine solche ideale Situation im Augenblick nicht, weil Sie vielleicht arbeitslos sind oder einer Arbeit nachgehen, die Ihnen keinen Spaß macht, überlegen Sie sich, was Sie zur Herbeiführung einer besseren Situation tun könnten und belohnen Sie sich dafür mit 10 Punkten.

Für so manchen ist die gewünschte Liquidität vielleicht weniger über die Erledigung von Aufgaben herzustellen, als vielmehr durch Kontrolle der Ausgaben. Geben Sie sich in diesem Fall 10 Punkte, wenn Sie sie kontrolliert haben.

Zu allerletzt kann es sein, dass die gewünschte Liquidität nur noch über eine Verringerung des Lebensstandards erreichbar ist. Aber selbst in diesem Fall sollten Sie langfristig überlegen, ob die Aufrechterhaltung eines zu hohen Lebensstandards den Schaden aufwiegt, den Sie erleiden, wenn Sie dabei Ihre Lebenskraft und Ihre Lebensfreude einbüßen, vielleicht sogar Ihre Gesundheit. Auch planvolle Schritte zur

Reduzierung des Lebensstandards für eine Steigerung der Vitalität dürfen Sie mit 10 Punkten belohnen.

Wer viel arbeitet, sollte allerdings auch auf die Einhaltung ausreichender Erholungs-zeiten achten. Zeitiges Zubettgehen steht dabei an erster Stelle. Geben Sie sich 10 Punkte, wenn Sie vor 22 Uhr zu Bett gehen. Weil man sich zum Schlafen nicht zwingen kann, dient das frühe Zubettgehen dazu, die Gedanken des Tages loszu-lassen und zur Ruhe zu kommen. Lesen oder Tagebuch schreiben kann dabei sehr hilfreich sein. Ist es nicht möglich, vor 22 Uhr ins Bett zu gehen, sollte die mögliche Schlafenszeit 8 Stunden nicht unterschreiten. Wer also vor 23 Uhr ins Bett geht, aber vor 7 Uhr auch nicht aufstehen muss, darf sich die 10 Punkte auch noch geben. Nach 23:30 Uhr ins Bett zu gehen, sollte allerdings nicht mehr durch Punkte belohnt werden, weil der Tag-Nacht-Rhythmus nicht trainierbar ist.

Weitere 10 Punkte dürfen Sie sich für eine aktive Entspannungsmaßnahme geben. Das können 15 Minuten autogenes Training sein, ein basisches Bad, ein Sonnenbad, Yoga, Pilates oder auch eine Massage. Sie sorgen so in Verbindung mit ausreichender Nachtruhe dafür, dass Ihre Erholungsphasen nicht zu kurz kommen.

BONUSPUNKTE

Einmal am Tag dürfen Sie sich mit 10 Bonuspunkten belohnen, wenn Sie sich ent-weder Zeit für sich selbst, für Ihre Familie oder für Freunde genommen oder irgend-wo Ordnung geschaffen haben, denn eine wichtige Rolle bei der Erhaltung hoher Lebenskraft und Lebensfreude spielt das soziale Umfeld. Zeit für sich selbst zu finden, für die Familie oder Freunde stärkt das Wohlbefinden und die Vitalität. Vielleicht reicht es dabei schon aus, mittags mal das Handy auszuschalten und – auch mit den Gedanken – bei seiner Familie zu sein.

Geben Sie sich Bonuspunkte, wenn Sie etwas tun, was Sie gern tun, sich zumeist aber die Zeit dafür nicht nehmen mögen. Insofern kann „abends mit Freunden essen gehen" den Verlust der 10 Punkte für „nach 18 Uhr nichts essen" kompensieren. Regelmäßiges abendliches Essen gehen ist jedoch ausdrücklich nicht gemeint.

Alternativ gibt es 10 Punkte für das Schaffen von Ordnung. Damit sind diejenigen Tätigkeiten gemeint, die nicht unmittelbar dem Lebensunterhalt dienen, sondern die man immer wieder gern vor sich herschiebt. Jeder Stapel an Papier auf dem Tisch zum Beispiel belastet Sie, weil Sie doch nicht so ganz sicher sind, ob nicht ein wichtiges Schriftstück darunter begraben sein könnte. Außerdem ist es keine gute

Lösung, sich zuzuwühlen und auf den Großreinemachtag zu warten. Dann nämlich brauchen Sie eine aufwändige Aktion statt durch Regelmäßigkeit in der Ordnung den Aufwand gering zu halten. Insofern ist es hier wie mit den Diäten, die auch nichts anderes sind als aufwändige Aktionen, um mangelnde Regelmäßigkeit in Bewegung und Ernährung zu kompensieren.

VITALE TAGE

Nehmen Sie die beschriebenen, gesunden Verhaltensweisen in Ihr Körperpflege-programm auf. Wenn Sie sich irgendwann nach diesen Verhaltensweisen die Frage nicht mehr stellen, sind sie zu gesunden Gewohnheiten geworden. Sie werden sich ja morgens auch nicht täglich fragen:

„Soll ich mich heute echt schon wieder waschen?" oder

„Putze ich mir jetzt die Zähne oder kann man das nicht auch mal ausfallen lassen?"

Wenn Sie sich die Frage nach Bewegung, regelmäßigem Training, nach genügend Obst und Gemüse und regelmäßigen, aktiven Entspannungsmaßnahmen auch nicht mehr stellen, haben Sie es geschafft. Sammeln Sie auf diese Weise 100 Vital Scores von den insgesamt 140 möglichen, dürfen Sie von einem vitalen Tag sprechen. Dabei sollten aber die fehlenden Punkte nicht regelmäßig bei den gleichen Vital-kennzahlen auftreten. Klammern Sie längerfristig weder die Bewegung noch die Ernährung noch die Entspannung aus und achten Sie auch auf regelmäßige Verga-be von Bonuspunkten auf Ihrer Scorecard. Eine der wichtigsten Funktionen dieser Karte soll es sein, Ihnen täglich genau diejenigen Defizite aufzuzeigen, die Sie davon abhalten, sich noch besser zu fühlen. Indem Sie der Erledigung eben dieser „unge-liebten" Aufgaben regelmäßig die notwendige Beachtung schenken, nehmen Sie ihnen mit der Zeit durch das Entwickeln gesunder Gewohnheiten alles Aufwändige und Anstrengende. So machen Sie sich Ihr Leben leichter und erhalten sich ein hohes Maß an Vitalität.

DIE VITALKENNZAHLEN

☐ Körpergewicht / Bauchumfang

☐ [____] / [____]   = 10 VS

☐ Körpergewicht / Körperkraftverhältnis

[____] x _____   = 10 VS

☐ Liquidität: _____ Euro = 10 VS

☐ pH-Wert: [7]   = 10 VS

VITALKENNZAHLEN

☐ nach 18 Uhr nichts essen bzw,
keine Zwischenmahlzeiten = 10 VS

☐ > 500 g Obst & Gemüse = 10 VS
alternativ:

☐ [____] g Eiweiß = 10 VS

☐ > 2 l Wasser = 10 VS

☐ Sünden < [____] _____ = 10 VS

VSC
vital score card

ERNÄHRUNG

ENTSPANNUNG

☐ Tägliche Aufgaben

☐ Aktive Entspannungsmaßnahmen = 10 VS

vor [____] Uhr ins Bett gehen/

☐ mind. 8 Std. Schlafzeit

BEWEGUNG

☐ Bewegen

[____] Min. _____ = 10 VS

☐ Zeitoptimiertes Bewegen (Trainieren)

☐ Ausdauertraining   = 10 VS

☐ Krafttraining   = 10 VS

BONUSPUNKTE

☐ Zeit für mich, meine Familie oder Freunde

☐ alternativ Odnung schaffen

☐ Erledigung: _____ = 10 VS

VITAL SCORES

MEINE MONATLICHE GESAMTPUNKTZAHL:

TAGE	Körpergewicht/ Bauchumfang	Körpergewicht/ Körperkraftverh.	Liquidität	pH-Wert	Bewegung	Training Ausdauer	Training Kraft	nach 18 Uhr nichts essen	> 500 g Obst & Gemüse	< Sünden	Aktive Entspannung	vor Uhr ins Bett gehen	Erledigung	Bonus-Punkte	Gesamt
1															
2															
3															
4															
5															
6															
7															
8															
9															
10															
11															
12															
13															
14															
15															
16															
17															
18															
19															
20															
21															
22															
23															
24															
25															
26															
27															
28															
29															
30															
31															

TRAININGSPROTOKOLLIERUNG

Mit der Vital Scorecard habe ich Ihnen ein Ordnungssystem zur Entwicklung gesunder Gewohnheiten vorgestellt. Indem Sie ausgewählte Daten aus den Bereichen Bewegung, Ernährung und Entspannung in ein Verhältnis zueinander setzen, verschaffen Sie sich einen guten Überblick über die wichtigsten Voraussetzungen für Gesundheit und Vitalität.

Wer seine Leistungsfähigkeit wirklich steigern möchte, der kommt um eine noch detailliertere Trainingsprotokollierung nicht herum. Zwar liefert Ihnen die Elektronik heute hervorragende Möglichkeiten, um die für Ihren Trainingserfolg relevanten Daten zu sammeln, aber wertvoll im Hinblick einer echten Leistungsverbesserung werden diese Daten erst, wenn sie auch professionell ausgewertet werden können. Denn anhand Ihrer gesammelten Daten stellen Sie zwar irgendwann einmal fest, dass Sie in Ihrem Training nicht mehr weiterkommen, aber den dafür verantwortlichen Fehler erkennen Sie nicht. Mit anderen Worten: Wer nur Daten sammelt, der erkennt irgendwann, dass er an seinem Training etwas ändern sollte, er weiß nur nicht, was.

Außerdem wachsen Sie mit steigendem Trainingsniveau aus Ihrem Trainingsprogramm heraus wie aus einem zu eng gewordenen Schuh. Sinnvolle Veränderungen sind deshalb immer wieder notwendig, um Ihr Programm laufend an die neuen Gegebenheiten anzupassen. Voraussetzung dafür ist eine umfassende Übersicht über den Trainingsprozess, die Ihnen nur ein vernünftig aufgebauter Trainingsplan liefern kann. Anhand eines solchen Protokolls haben Sie bei einem Leistungsstillstand die Möglichkeit, gemeinsam mit Ihrem Trainer nach einem Fehler zu suchen.

In diesem Kapitel möchte ich Ihnen einen beispielhaften Trainingsplan zur Protokollierung des Trainings vorstellen, mit dem Sie tatsächlich Fehler im Trainingsprozess entdecken und dann auch abstellen können.

DER AUFBAU DES TRAININGSPLANES

Der Trainingsplan besteht aus insgesamt sechs Seiten, drei Vorder- und drei Rück-seiten. Er wird zweimal gefaltet. Wie Sie ihn falten, zeigt die Abbildung unten.

Im zusammengelegten Zustand hat der Plan DIN-A4-Format. Er ist unterteilt in eine Kopfreihe mit Namensfeld, Abkürzungsverzeichnis und Erfolgskontrolle, einer Datumsleiste (Kalendarium) sowie einer Rubrik „Leistungsbestimmende Faktoren", „Ausdauertraining" und „Krafttraining".

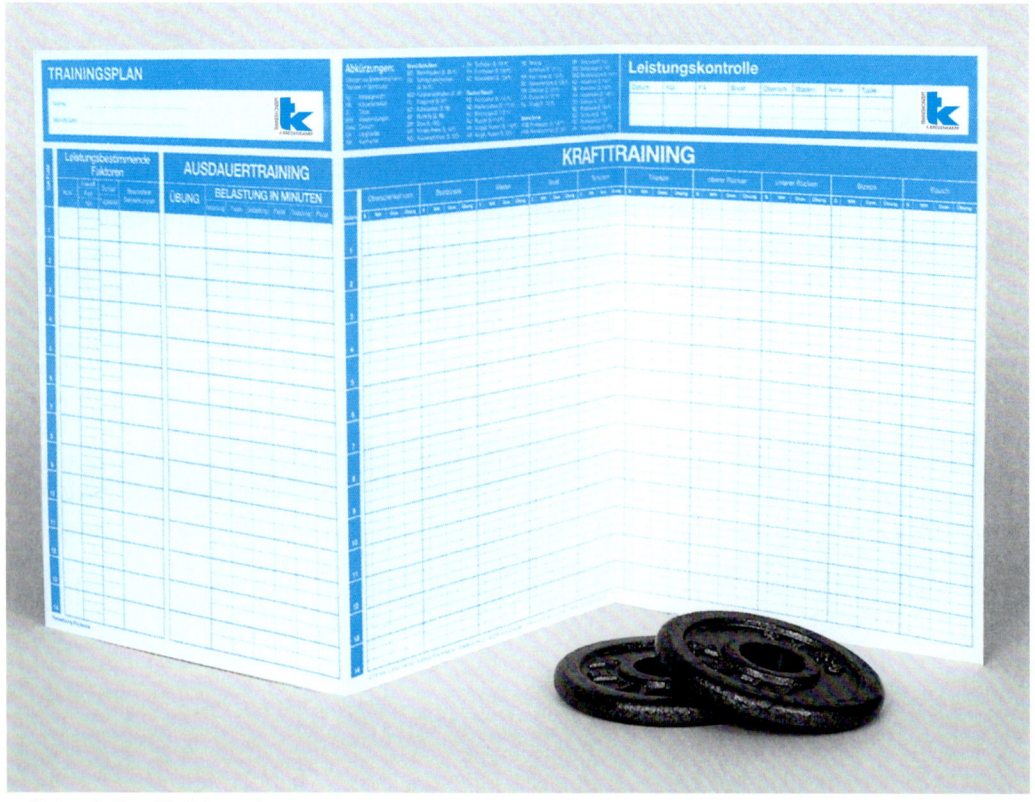

Abb 19: Der Trainingsplan

DAS NAMENSFELD

Die Kopfreihe beinhaltet ganz links ein Feld, in das Sie Ihren Namen, den Trainingsmonat und das Jahr eintragen können.

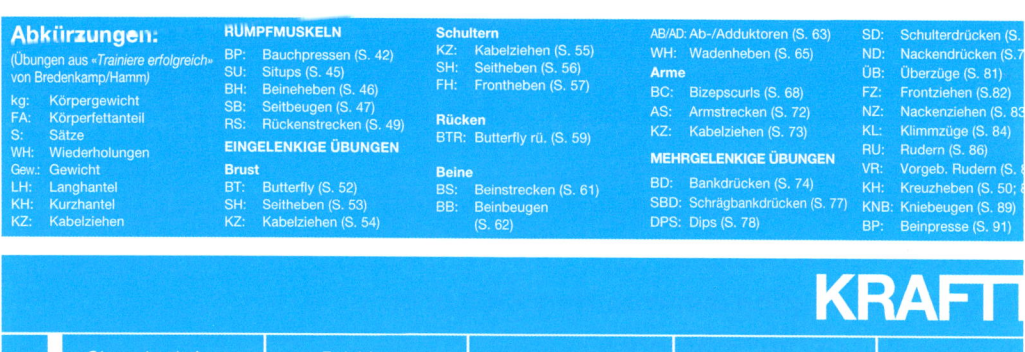

Abb 20: Name und Trainingsmonat

DAS ABKÜRZUNGSVERZEICHNIS

In der Kopfzeile der Mittelseite befindet sich ein Abkürzungsverzeichnis zur erleich-
terten Handhabung der verwendeten Trainingsbegriffe und -übungen. Erfasst sind
alle in diesem Buch erläuterten Übungen, so dass Sie bei Ihrer Trainingsprotokollierung auf die hier festgelegten Abkürzungen zurückgreifen können. Vollständig kann
die Auflistung natürlich nicht sein. Es werden sicherlich einige Ergänzungen vorgenommen werden müssen. Wichtig ist jedoch, dass Sie tatsächlich die auf dem
Plan verwendeten Abkürzungen benutzen, damit Sie und Ihr Trainer eine Sprache
sprechen.

Abkürzungen:

(Übungen aus «Trainiere erfolgreich»
von Bredenkamp/Hamm)

kg: Körpergewicht
FA: Körperfettanteil
S: Sätze
WH: Wiederholungen
Gew.: Gewicht
LH: Langhantel
KH: Kurzhantel
KZ: Kabelziehen

RUMPFMUSKELN
BP: Bauchpressen (S. 42)
SU: Situps (S. 45)
BH: Beineheben (S. 46)
SB: Seitbeugen (S. 47)
RS: Rückenstrecken (S. 49)

EINGELENKIGE ÜBUNGEN

Brust
BT: Butterfly (S. 52)
SH: Seitheben (S. 53)
KZ: Kabelziehen (S. 54)

Schultern
KZ: Kabelziehen (S. 55)
SH: Seitheben (S. 56)
FH: Frontheben (S. 57)

Rücken
BTR: Butterfly rü. (S. 59)

Beine
BS: Beinstrecken (S. 61)
BB: Beinbeugen
(S. 62)

AB/AD: Ab-/Adduktoren (S. 63)
WH: Wadenheben (S. 65)
Arme
BC: Bizepscurls (S. 68)
AS: Armstrecken (S. 72)
KZ: Kabelziehen (S. 73)

MEHRGELENKIGE ÜBUNGEN
BD: Bankdrücken (S. 74)
SBD: Schrägbankdrücken (S. 77)
DPS: Dips (S. 78)

SD: Schulterdrücken (S.
ND: Nackendrücken (S.7
ÜB: Überzüge (S. 81)
FZ: Frontziehen (S.82)
NZ: Nackenziehen (S. 83
KL: Klimmzüge (S. 84)
RU: Rudern (S. 86)
VR: Vorgeb. Rudern (S.
KH: Kreuzheben (S. 50;
KNB: Kniebeugen (S. 89)
BP: Beinpresse (S. 91)

KRAFT

| Oberschenkel vorn | Beinbizeps | Waden | Brust | Schultern |

Abb 21: Abkürzungsverzeichnis

DAS KALENDARIUM

Das Kalendarium umfasst 31 Tage. Auf der Vorderseite notieren Sie Ihr Training vom 1. bis zum 14. und auf der Rückseite vom 15. bis zum 31. des Monats. Sie sollten diese Einteilung beibehalten. Machen Sie nicht den Fehler, die trainingsfreien Tage zu streichen. Seit Sie das Prinzip von Belastung und Erholung (Superkompensation) kennen, wissen Sie, dass für Ihren Erfolg nicht allein das Training entscheidend ist, sondern das richtige Verhältnis von Trainings- und Erholungstagen. Dementsprechend müssen Sie auf Ihrem Plan selbstverständlich neben Ihren Trainingseinheiten auch die Erholungstage berücksichtigen. Wie Sie den Trainingsplan richtig führen, zeigt die folgende Abbildung.

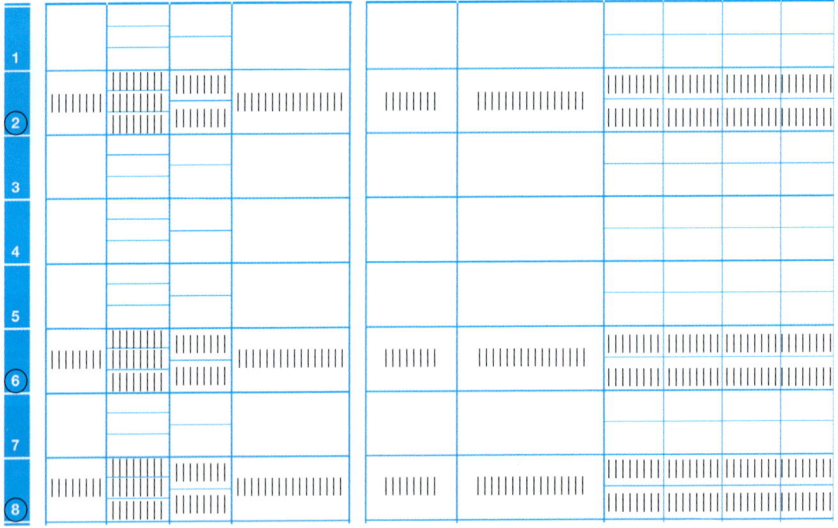

Abb. 22: So wird's gemacht!

Ein in dieser Weise geführter Trainingsplan liefert Ihnen und natürlich auch Ihrem Trainer einen Überblick über den Trainingsprozess. Sie erkennen an Ihrer Leistungsentwicklung, ob die Ruhephasen zwischen den einzelnen Trainingstagen stimmen oder ob sie vielleicht zu lang beziehungsweise zu kurz sind.

Nachdem nun der Aufbau des Trainingsplanes erläutert ist, wenden wir uns den vier wesentlichen Rubriken zu, in denen der Trainingsprozess dokumentiert wird:

1. **Die Erfolgskontrolle**
2. **Die leistungsbestimmenden Faktoren**
3. **Das Ausdauertraining**
4. **Das Krafttraining**

DIE ERFOLGSKONTROLLE

Rechts oben in der Kopfzeile des Trainingsplanes ist ein spezielles Feld für die Erfolgskontrolle angelegt. Die einzelnen Spalten dieses Abschnittes beinhalten Angaben über das Körpergewicht (KG), den Fettanteil (FA) sowie die einzelnen Körpermaße. Selbstverständlich ist es nicht erforderlich, jeden Tag die Muskelumfänge zu messen und den Körperfettanteil zu bestimmen. Je mehr Daten Sie jedoch sammeln, umso deutlicher wird das Bild Ihres Trainingserfolges, vergleichbar mit einem Puzzle (siehe Abb. 23).

ERFOLGSKONTROLLE

Datum	KG	FA	Brust	Obersch.	Waden	Arme	Taille	

Abb. 23: Erfolgskontrolle

ERFOLGSKONTROLLE: MUSKELSTRAFFUNG UND MUSKELAUFBAU

Wenn sie nur Ihr Körpergewicht notieren und es in Beziehung setzen zu Ihrer Trainingsleistung, gestattet Ihnen das bereits einen guten Überblick über die Effektivität Ihres Trainings. So dürfen Sie bei steigendem Körpergewicht und gleichzeitiger Verbesserung der Kraft von Muskelwachstum ausgehen.

Kraftsteigerungen bei konstantem Körpergewicht dagegen beweisen eine Verbesserung der intramuskulären Koordination. Mehr Kraft bei gleichbleibendem Körpergewicht ist demnach ein sicheres Zeichen für Muskelstraffung.

Der entgegengesetzte Fall, eine Gewichtszunahme bei gleichbleibend schlechten Kraftleistungen, sollte Ihnen allerdings zu denken geben. Sie bauen zwar auf, aber leider keine Muskeln, sondern nur Fett. Messen Sie in diesem Fall monatlich Ihren Körperfettanteil. Das ist nicht schwer. Ziehen Sie knapp unterhalb des Bauchnabels mit zwei Fingern eine Hautfalte ab und messen Sie nun die Dicke dieser Hautfalte mit Hilfe eines speziellen Messgerätes (Kaliper). Wo Sie einen solchen Kaliper erhalten, erfahren Sie in Ihrem Sportstudio. Wird die Hautfalte dicker, stimmt entweder Ihr Training oder aber Ihre Ernährung nicht. Vielleicht auch beides.

Allein durch das Notieren Ihres Körpergewichtes und Ihrer Trainingsleistungen können Sie demnach feststellen, ob Ihr Muskel dicker oder ausschließlich straffer wird. Eine Messung des Körperfettanteils ist dafür noch nicht notwendig. Sollten Sie jedoch auf Muskelwachstum trainieren, vergewissern Sie sich durch die Körperfett-messung, ob das zusätzliche Gewicht tatsächlich auf Muskulatur beruht und nicht etwa auf Fett.

ERFOLGSKONTROLLE: GEWICHTSREDUKTION

Es kommt immer wieder vor, dass sich Fitnesssportler und -sportlerinnen nach mehreren Wochen Training beklagen, nicht ein Kilo abgenommen zu haben. Waren nun alle Bemühungen umsonst? – Sicher nicht, denn

Sie können kiloweise Fett abnehmen, ohne an Gewicht zu verlieren,
Sie können aber auch kiloweise an Gewicht verlieren, ohne Fett abzunehmen.

Gehen wir zuerst auf den letzteren Fall ein. Wie ist das gemeint, Gewicht verlieren und kein Fett abnehmen? – Haben Sie schon einmal auf Ihrer Waage gestanden und sich gefreut, dass Sie fünf Kilo abgenommen haben? Durch einen Blick in den Spiegel mussten Sie jedoch ernüchtert feststellen, dass die fünf Kilo leider nicht dort verschwunden sind, wo Sie es gern gehabt hätten. Eine typische Erfahrung von Männern und Frauen, die Ihr Gewicht über eine drastische Kalorieneinschränkung zu reduzieren versuchen. Der Körper gerät in Überlebensangst und greift nicht seine Überlebensration, das Fett an, sondern fettfreies Gewebe in Form von Glykogen (die Speicherform des Zuckers), Mineralien, Eiweiß und Wasser.

Fazit: Sie nehmen überall ab, nur nicht dort, wo das Fett sitzt.

Bevor Sie also weniger essen, sollten Sie sich lieber etwas mehr bewegen. Dann nämlich dürfen Sie sicher sein, dass es sich bei einer Gewichtsabnahme tatsächlich um eine Reduzierung des Körperfettes handelt.

Wenn Sie sich mehr bewegen, ist jedoch auch der umgekehrte Fall möglich. Sie nehmen Fett ab, nicht aber an Gewicht. Die Begründung ist einfach: Durch Ihr Training verlieren Sie zwar Fett, bauen im Gegenzug jedoch Muskeln auf. Damit bleibt Ihr Körpergewicht konstant. Diese Version hat allerdings einen entscheiden-den Vorteil. Da Muskulatur schwerer ist als Fett, reduzieren Sie zwar nicht Ihr Ge-wicht, dafür aber Ihr Körpervolumen. Sie werden mit anderen Worten nicht leichter, dafür aber schlanker. Ihre Jeans aus längst vergangenen Zeiten passt Ihnen plötzlich wieder. Führen Sie dazu gern einmal einen kleinen Test durch. Legen Sie ein Kilo reines Fett neben ein Kilo Filet. Nun sehen Sie deutlich, warum Sie an Volumen verlieren können, ohne an Gewicht abzunehmen.

Es stellt sich die Frage, was Sie gern möchten, einfach nur Gewicht verlieren oder tatsächlich Fett abnehmen und dadurch Ihr Volumen reduzieren. Für Letzteres reicht die Waage allein als Kontrollinstrument nicht aus, sondern dafür werden Sie auch Ihren Fettanteil mit Hilfe des bereits erwähnten Kalipers bestimmen müssen.

Gewicht verlieren, Fett abnehmen, Volumen reduzieren – ganz schön verwirrend! Die folgende Tabelle soll Ihnen deshalb noch einmal kurz verdeutlichen, wie Sie eine Erfolgskontrolle anhand des Trainingsplanes durchführen können:

Tab. 11: Erfolgskontrolle

Verbesserung der Kraftleistungen Steigerung des Körpergewichts	Muskelaufbau, eventuell aber auch Aufbau von Fettsubstanz
Verbesserung der Kraftleistungen Steigerung des Körpergewichtes Konstante Hautfaltendicke Konstanter Taillenumfang	Muskelaufbau
Verbesserung der Kraftleistungen Konstantes Körpergewicht Konstanter Muskelumfang	Muskelstraffung
Verbesserung der Ausdauerleistung Verbesserung der Kraftleistungen Konstantes Körpergewicht Verringerung der Körperumfänge Verringerung der Hautfaltendicke	Fettreduktion Muskelaufbau
Verbesserung der Ausdauerleistung Verbesserung der Kraftleistungen Verringerung des Körpergewichts Verringerung der Hautfaltendicke	Fettreduktion Muskelstraffung
Konstante und schlechtere Kraftleistungen Konstante und schlechtere Ausdauerleistung Verringerung des Körpergewichtes Verringerung der Muskelumfänge Kaum Veränderungen der Hautfaltendicke	Abbau fettfreier Körpersubstanz (Glykogen, Mineralien, Eiweiß und Wasser)

LEISTUNGSBESTIMMENDE FAKTOREN

Solange Sie in Ihrem Training Fortschritte erzielen, sind Eintragungen in die Rubrik „Leistungsbestimmende Faktoren" nicht erforderlich. Lassen Sie die Felder einfach frei. Notieren Sie lediglich Ihr Körpergewicht und Ihre Trainingsleistung. Sollten Verbesserungen jedoch ausbleiben, prüfen Sie, ob die Ursachen nicht vielleicht außerhalb des Trainings liegen: Haben Sie vielleicht zu wenig gegessen? Hatten Sie nicht genügend Schlaf? Trainieren Sie nicht zur üblichen Tageszeit? Sind Sie vielleicht krank oder ist es einfach nur zu warm? All diese Faktoren können sich leistungsmindernd auf Ihr Training auswirken. Deshalb müssen sie bei der Fehleranalyse auch berücksichtigt werden. Wie, darauf wollen wir nun im Einzelnen eingehen.

ERNÄHRUNG

Um Muskeln aufzubauen, müssen Sie dem Körper mehr Kalorien zuführen, als er bereits zur Aufrechterhaltung seiner Körpersubstanz benötigt. Sie können kein Haus bauen ohne Steine! Schlimmer noch: Je härter Sie trainieren, um so mehr werden Sie an Substanz verlieren, da der Energieverbrauch in keinem Verhältnis zur Energieaufnahme steht.

Eine nicht minder wichtige Rolle spielt die Ernährung für die Gewichtsreduktion. Sollten Sie also Ihrem Trainingsziel – gleichgültig, ob Muskelaufbau oder Fettabnahme – nicht näher kommen, vergewissern Sie sich, ob der Fehler nicht vielleicht in der Ernährung liegt. Dann nämlich wäre es sicher günstiger, die Zeit im Sportstudio zu nutzen, um sich mit Hilfe eines elektronischen Ernährungstagebuches einen Überblick über die Kalorienaufnahme zu verschaffen, anstatt weiter zu trainieren und auf ein Wunder zu hoffen.

Ernährungskontrolle

Auch bei der Ernährungskontrolle gilt es, mit einem Minimum an Aufwand ein Maximum an Effekt zu erzielen. Deshalb ist es vielleicht gar nicht erforderlich, gleich mit dem Kalorienzählen zu beginnen. Viele Sportler, die Muskeln aufbauen wollen, essen nämlich nicht ein paar Kalorien zu wenig, sondern ganze Mahlzeiten. Dementsprechend kann es bereits ausreichen, wenn Sie zu Beginn nicht Kalorien notieren, sondern Mahlzeiten.

Bei einer Kalorienbilanz von 2500 kcal müssten Sie 3000 kcal zu sich nehmen, um Muskeln aufbauen zu können. Rechnen Sie für eine normale Mahlzeit 600 kcal, dann wären das fünf normale Mahlzeiten am Tag. Vergessen Sie häufiger pro Woche die ein oder andere Mahlzeit, trainieren Sie wahrscheinlich vergebens.

Sollte das Kontrollieren von Mahlzeiten allein nicht ausreichen, ermitteln Sie Ihre persönliche Kalorienbilanz, das Gleichgewicht also zwischen Kalorienaufnahme und -verbrauch. Dieser Wert kann von Person zu Person bis zu 30 Prozent variieren und muss deshalb individuell ermittelt werden. Zu diesem Zweck essen Sie 10 Tage lang wie gewohnt, kontrollieren Ihre Kalorienaufnahme jedoch mittels einer Nährwert-tabelle oder eines elektronischen Ernährungstagebuches und tragen die Werte auf Ihrem Trainingsplan ein. Dafür vorgesehen sind die Felder ,,kcal", ,,Eiweiß", ,,Fett" und ,,Kohlenhydrate (KH)". Bleibt Ihr Körpergewicht über die gesamten zehn Tage hinweg konstant – Gewichtsschwankungen von einem Kilo nach oben und nach unten spielen dabei keine Rolle –, errechnen Sie den Mittelwert. Damit haben Sie Ihre persönliche Energiebilanz ermittelt.

Ihre Energiebilanz müssen Sie nun je nach Trainingsziel um 500 kcal unter- oder aber überschreiten. Dabei ist jedoch zu beachten, dass der Organismus auf eine Veränderung der Energiezufuhr mit entsprechenden Veränderungen im Stoffwechsel reagiert, so beispielsweise auf eine strenge Kalorieneinschränkung mit einer Ver-langsamung der Stoffwechselrate. Der Körper kocht sozusagen auf Sparflamme. Das würde für Sie bedeuten, dass Sie kaum noch etwas essen, in schlimmen Fällen weniger als 1000 kcal, und trotzdem kein Gramm abnehmen. Um diesem uner-wünschten Effekt vorzubeugen, sollten Sie Sport treiben und nicht über einen län-geren Zeitraum hinweg konstant zu wenig essen. Nach meinen Erfahrungen hat es sich als günstig erwiesen, drei Tage wenig, am vierten Tag jedoch viel zu essen. Sie wenden dann die sogenannte Intervallmethode an.

Die Intervallmethode

Ein Beispiel für die Intervallmethode: Ihre Kalorienbilanz beträgt 2600 kcal. Diesen Wert haben Sie wie oben beschrieben ermittelt. Nun essen Sie von Montag bis Mittwoch täglich nicht mehr als 1900, am Donnerstag jedoch 2700 kcal. Sie haben Ihre persön-liche Energiebilanz so durchschnittlich um 500 kcal unterschritten, ohne aber konstant zu wenig gegessen zu haben. Die relativ hohe Energiezufuhr am 4. Tag wirkt einer Sen-kung des Stoffwechsels entgegen, die eine Verringerung der Gewichtsabnahme zur Folge hätte bis hin zur völligen Stagnation. Möchten Sie Ihr Gewicht steigern, müssen

Sie ähnlich verfahren, denn essen Sie konstant zu viel, reagiert der Organismus häufig mit einer Ankurbelung des Stoffwechsels. Es kommt zu einem „Luxusverbrauch" an Nährstoffen und/oder zu einer gesteigerten Wärmeabgabe. Die Folge wäre, dass Sie essen und essen, aber kein Gramm an Gewicht zunehmen. Überschreiten Sie Ihre persönliche Energiebilanz deshalb drei Tage lang um 700 kcal, am vierten Tag jedoch bleiben Sie 100 kcal darunter. Auf diese Weise haben Sie insgesamt immer noch einen für den Muskelaufbau notwendigen Überschuss von 500 kcal zugeführt.

„Ich esse schon fast gar nichts mehr und nehme trotzdem nicht ab!"

Sollten Sie bereits weniger als 1500 kcal essen, ohne an Gewicht zu verlieren, (eine Erfahrung von Personen, die bereits zahlreiche Diätversuche hinter sich haben, hier ließe sich bereits von „Diätgeschädigten" sprechen), scheidet die oben beschriebene Intervallmethode wie jeder andere Diätversuch aus. Ein weiteres Senken der Kalorienzufuhr wäre in diesem Fall nicht nur wenig erfolgversprechend, sondern auch gesundheitsgefährdend. Lesen Sie dazu in Professor Hamms Ernährungsteil in diesem Buch das Kapitel „Schlankheitsdiät = Mangeldiät?".

Hier hilft nur eins: statt runter mit den Kalorien hoch mit der Belastung! Doch Vorsicht! Eine Erhöhung der Belastung allein reicht häufig nicht aus. Steigern Sie nicht Ihre Trainingsleistungen ohne gleichzeitige Erhöhung der Kalorienzufuhr. Zum einen drohen Ihnen Mangelerscheinungen, und zum anderen laufen Sie Gefahr, dass Sie trotz hoher körperlicher Belastung bei einer Kalorienzufuhr von weniger als 1500 kcal nicht an Gewicht verlieren. – Warum? Sie trainieren Ihren Körper, bei geringer Energiezufuhr immer höhere Leistungen zu erbringen. Auf diese Weise kann es passieren, dass Sie den ganzen Tag lang Sport treiben, kaum etwas essen und trotzdem nicht abnehmen. Lassen Sie es nicht soweit kommen!

Sollten Sie bereits weniger als 1500 kcal am Tag zu sich nehmen, ohne an Gewicht zu verlieren, empfehle ich Ihnen folgende Vorgehensweise:

1. Erhöhen Sie kontinuierlich die Belastung. Entwickeln Sie Ihre Muskulatur im Hinblick auf den „Nachbrenneffekt" und betreiben Sie ein Ausdauertraining. Nutzen Sie eines der Ausdauer- oder Krafttrainingsprogramme aus dem Kapitel „Trainingsprogramme".

2. Steigern Sie gleichzeitig Ihre Kalorienzufuhr. Rechnen Sie pro 10 Minuten Belastungssteigerung 100 Kalorien mehr. Geben Sie Ihrem Stoffwechsel eine Chance!

3. Beobachten Sie Ihr Körpergewicht. Eine plötzliche Gewichtszunahme von ein bis zwei Pfund sollten Sie gelassen hinnehmen. Es handelt sich hierbei nicht um Fett, sondern um fettfreie Substanz, zum Beispiel Glykogen und Wasser.

4. Sehen Sie es als Ihr Ziel, bei über 2000 kcal das Körpergewicht konstant zu halten. Eventuell reicht Ihnen die Stoffwechselaktivierung allein bereits aus. Andernfalls sind Sie in der Lage, mit einer Kalorieneinschränkung, die ungefähr Ihrer damaligen Energiebilanz entspricht, also ca. 1500 kcal, Ihr Gewicht zu reduzieren.

5. Wenden Sie nun die Intervallmethode an. Achten Sie jedoch darauf, dass Sie nicht mehr als 1 Pfund pro Woche verlieren. Erhöhen Sie sonst sofort die Kalorienzufuhr. Diese Methode ist langwierig, dafür ist ihr Erfolg jedoch auch langanhaltend.

Eine letzte Anmerkung: Sehen Sie das Kalorienzählen als eine anfänglich sinnvolle Methode, um sich einen Überblick über Ihre Ernährung zu verschaffen. Nach einiger Zeit werden Sie ohne langwieriges Zählen ein Gespür für die Mengenverhältnisse auf Ihrem Teller bekommen. Damit wird die (schriftliche) Ermittlung der Kalorien überflüssig. Mehr über den Sinn und Unsinn von Diäten erfahren Sie von Professor Hamm im Ernährungsteil dieses Buches.

DIE TAGESZEIT

Ihre Leistungsfähigkeit unterliegt im Laufe des Tages erheblichen Schwankungen. Man spricht von der sogenannten Tagesperiodik (siehe Abbildung 24). Die Tagesperiodik ist jedoch durch ein ständiges Trainieren zur gleichen Tageszeit beeinflussbar. So führt eine regelmäßige Belastung beispielsweise zwischen 18.00 und 20.00 Uhr zu einer Verlagerung der Leistungsspitze in die Abendstunden. Unter diesen Voraussetzungen wäre eine Leistungssteigerung am Morgen jedoch kaum anzunehmen.

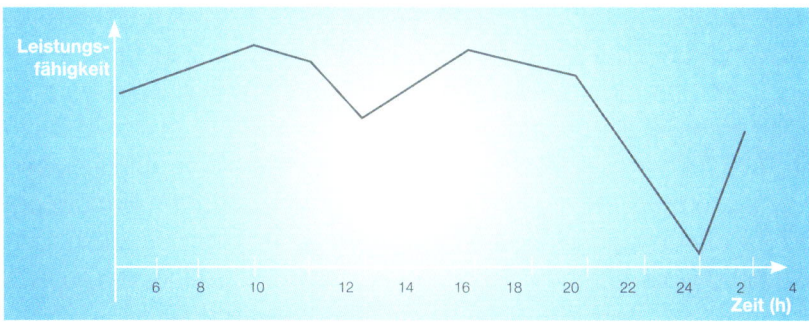

Abb. 24: Tagesperiodik

Sollten Sie also zu einer für Sie ungewohnten Zeit trainieren und keinen Leistungsfortschritt erzielen, dann wissen Sie, wo der Fehler liegt. Mit anderen Worten: Wenn
Sie immer abends trainieren, müssen Sie sich nicht wundern, wenn Sie sich am
Sonntagmorgen um 10.00 Uhr nicht verbessern. Notieren Sie diesen Grund auf Ihrem Trainingsplan.

SCHLAF

Neben der passenden Tageszeit ist ausreichender Schlaf unbedingte Voraussetzung
für Leistungssteigerungen im Sport. Führen Sie also ausbleibende Trainingserfolge
auf mangelnden Schlaf zurück, notieren Sie das ebenfalls auf Ihrem Plan. Denn haben Sie den Fehler hier erkannt, sollten Sie Ihr Training auch speziell darauf abstim-
men, das heißt entweder länger schlafen oder aber längere Ruhephasen zwischen
den einzelnen Trainingstagen einlegen.

BESONDERE BEMERKUNGEN

Weitere Störgrößen, beispielsweise eine ungewohnt hohe körperliche Belastung im
Beruf, Krankheit oder aber außergewöhnliche klimatische Verhältnisse können unter „Besondere Bemerkungen" festgehalten werden, denn auch wenn Sie tagsüber
außergewöhnlich beansprucht wurden, wenn Sie Kopfschmerzen haben oder es
schlicht zu warm zum Trainieren ist, sind Leistungsverbesserungen häufig unmöglich.

Unter ,,Besondere Bemerkungen" sind gegebenenfalls auch besondere Erschwer-
nisse wie „Schichtdienst" zu berücksichtigen, denn gerade für den Schichtarbeiter
gilt, dass optimales Training einen theoretischen Idealfall darstellt, den er vielleicht
nicht erreicht, dem er sich aber so weit wie möglich annähern kann.

Mit einer Markierung von Früh- und Spätschichten werden Regelmäßigkeiten in der
Leistungsentwicklung sichtbar, die im Trainingsverlauf berücksichtigt werden müssen. Bleiben beispielsweise bei der Umstellung von Früh- auf Nachtschicht Verbesserungen aus, sollte ein Training an diesen Tagen von vornherein vermieden werden. Trainieren Sie in diesem Fall nach dem Prinzip der aufstockenden Ermüdung,
das heißt, verkürzen Sie die Pausen zwischen den einzelnen Trainingseinheiten, und
gleichen Sie diese nun unvollständigen Erholungspausen durch eine verlängerte
Ruhephase über die kritischen Tage des Schichtwechsels hinweg aus.

Haben Sie innerhalb der leistungsbestimmenden Faktoren bereits den Fehler für eine schlechte Trainingsleistung gefunden, erübrigt sich eine Umstellung des Trainings. Sollte der Fehler jedoch weder in der Ernährung noch im mangelnden Schlaf liegen, Sie sind überdies gesund, trainieren zur gewohnten Tageszeit und es ist auch nicht zu heiß, dann stimmt in Ihrer Trainingsmethodik etwas nicht. Damit Sie oder Ihr Trainer dort eventuelle Fehler finden können, notieren Sie Ihre sportlichen Leistungen in die Sparten „Ausdauertraining" und „Krafttraining". Dabei ist es übrigens völlig gleichgültig, nach welchem Trainingsprogramm Sie trainieren.

FEHLER IM TRAINING AUFDECKEN UND KORRIGIEREN

NOTIEREN DER TRAININGSLEISTUNGEN

Wie Sie die Eintragungen Ihrer Trainingsleistungen vornehmen können, zeigen Ihnen nachfolgend einige Beispiele. Darüber hinaus sind Abwandlungen selbstverständlich Ihrer Kreativität überlassen. So können Sie beispielsweise bei einer täglichen Kontrolle Ihres Körpergewichtes diese Eintragung auch unter „Besondere Bemerkungen" vornehmen usw.

Ausdauertraining

In die Rubrik „Ausdauertraining" tragen Sie ausschließlich Belastungen ein, die der Verbesserung Ihrer Ausdauerleistungsfähigkeit dienen. Fahren Sie beispielsweise Fahrrad bei einer vorgegebenen Trainingsintensität, beispielsweise „Leistungsstufe 5 (L 5)", bei Computer-Fahrrädern eventuell „Programm 5 (P 5)", tragen Sie unter „Dauer in Minuten" die Fahrzeit in Minuten ein.

DATUM	Leistungsbestimmende Faktoren				AUSDAUERTRAINING					
	kcal	Eiweiß Fett KH	Schlaf Tages- zeit	Besondere Bemerkungen	ÜBUNG	BELASTUNG	DAUER IN MINUTEN			
							Belastung	Pause	Belastung	Pause
1						RAD	LS		15	

Abb. 25: Eintragung Fahrradergometer

Sollten Sie auf dem Laufband ein Ausdauertraining nach der extensiven Intervallmethode durchführen, notieren Sie in die Sparte „Belastung" die Geschwindigkeit der Laufphase in km/h. Unter „Dauer in Minuten - Belastung" tragen Sie dann die Dauer der Laufphase ein, in die Sparte „Pause" die Dauer der Gehphase.

Soweit zu den Eintragungen Ihrer Ausdauerleistungen. Kommen wir nun zum Krafttraining.

DATUM	Leistungsbestimmende Faktoren				AUSDAUERTRAINING					
	kcal	Eiweiß Fett KH	Schlaf Tages-zeit	Besondere Bemerkungen	ÜBUNG	BELASTUNG	DAUER IN MINUTEN			
							Belastung	Pause	Belastung	Pause
1					LAUF	6 KM/H	5	3	5	3

Abb. 26: Eintragung Laufband

Krafttraining

Die Eintragung Ihrer Kraftleistungen erfolgt in Sätzen (S), Wiederholungen (WH) und Gewicht (Gew). Umfasst Ihr Training beispielsweise neun Sätze, also drei verschiedene Übungen à drei Sätze, müsste die Eintragung wie folgt aussehen:

KRAFTTRAINING																			
Waden				Brust				Schultern				Trizeps				oberer Rücken			
S	WH	Gew.	Übung	S	WH	Gew.	Übung	S	WH	Gew.	Übung	S	WH	Gew.	Übung	S	WH	Gew.	Übung
				3	6/4/3	40	BD												
				3	10/9/8	7,5	SH												
				3	10	7,5	KZ												

Abb. 27: Eintragung Krafttraining 9 Sätze

Die in der Sparte „Übung" verwendeten Abkürzungen entnehmen Sie dem Abkürzungsverzeichnis in der Kopfzeile Ihres Trainingsplanes. Sollte Ihr Trainingsprogramm sehr umfangreich sein, nehmen Sie Felder des nächsten Tages dazu. Machen Sie jedoch kenntlich, dass es sich um eine Ergänzung handelt.

Die anfänglichen Aufwärmsätze zu notieren ist nicht erforderlich, weder im Kraft- noch im Ausdauerbereich. Zum einen wird das Aufwärmen vor jedem Training vorausgesetzt und zum anderen stellt es keine Trainingsbelastung dar, das heißt, es wird keine Leistungssteigerung angestrebt.

Sollten Sie sich jedoch einmal nicht ausreichend aufgewärmt haben und eine schlechte Leistung, die besonders im ersten Trainingssatz spürbar wird, auf diese Unterlassung zurückführen, notieren Sie diesen Fehler in die Sparte „Besondere Bemerkungen".

Nachdem Sie nun wissen, wie die Eintragungen auf dem Trainingsplan vorgenommen werden können, wollen wir uns der Fehleranalyse im einzelnen zuwenden.

FEHLERANALYSE

Fehler in der Planung und Durchführung Ihres Trainings finden Sie, indem Sie Ihr Training auf die konsequente Einhaltung der Trainingsprinzipien hinterfragen. Gehen wir die einzelnen Prinzipien hier deshalb einmal der Reihe nach durch.

Das Prinzip der steigenden Belastung

Voraussetzung für Trainingsanpassungen, gleichgültig, ob Muskelaufbau, Straffung oder Verbesserungen der Ausdauerleistungsfähigkeit, ist die ständige Steigerung der Belastung. Aber schon hier werden häufig grundlegende Fehler begangen. So stoße ich bei der Fehleranalyse immer wieder auf magische Zahlen, wie z. B. in der Rubrik Wiederholungen auf die „10". Ein eindeutiges Zeichen dafür, dass der Sportler gar nicht erst versucht, sich zu verbessern, sondern lediglich seine 10 Wiederholungen des letzten Trainings wieder schaffen möchte. Das ist wohl der sicherste Weg, vergeblich zu trainieren.

Haben Sie im letzten Training 10 Wiederholungen bewältigt, kann Ihr nächstes Training nur als erfolgreich angesehen werden, wenn Sie 11 Wiederholungen schaffen, vorausgesetzt, Sie haben das Gewicht nicht erhöht. Sollte es Ihnen nicht gelingen, eine Wiederholung mehr zu schaffen, trainieren Sie nicht einfach weiter, sondern befragen Sie Ihren Trainer.

Magische Zahlen trifft man allerdings nicht nur bei Sportlern, die gar nicht erst versuchen, sich zu verbessern. Auch Sportler, die sich mit ihrer Leistung am Maximum orientieren, das heißt, die in jedem Training versuchen, 100 Prozent ihrer Leistung zu erbringen, stagnieren häufig, allerdings ungewollt. Sie würden sich zwar gern verbessern, treten aber häufig monatelang auf der Stelle. Was kann man tun?

Zuerst einmal sollte ein elementarer Fehler abgestellt werden: Sich am Maximum zu orientieren. Versuchen Sie mit anderen Worten nicht in jedem Training zu geben, was Sie können. Orientieren Sie sich vielmehr am Minimum. Damit ist gemeint, dass Sie nur etwas mehr heben als im letzten Training. Training ist keine Quälerei. Sich ständig verbessern zu wollen, heißt nicht, sich von Training zu Training mehr quälen zu müssen. Wer das Prinzip der Superkompensation verstanden hat, dem muss klar sein, dass auf höherem Leistungsniveau eine Wiederholung mehr zu schaffen, nicht anstrengender ist, als die Leistung im letzten Training.

Sich am Minimum orientieren zu wollen macht das Führen eines Trainingsplanes bzw. eines Trainingsprotokolls unumgänglich. Wenn Sie im letzten Training beispielsweise

6mal 95 kg bei einer beliebigen Übung geschafft haben, versuchen Sie im nächsten Training nicht zu schaffen, was Sie können, vielleicht 9 oder 10 Wiederholungen, sondern führen Sie lediglich eine Wiederholung mehr aus als im letzten Training. Wenn Sie auf diese Weise bei 12 Wiederholungen angelangt sind, erhöhen Sie das Gewicht um 2,5 kg auf 97,5 kg und beginnen Sie erneut bei 6 Wiederholungen. So orientieren Sie sich am Minimum, steigern sich jedoch beständig und beugen Leistungsstagnationen vor.

Ein ähnlicher Fehler ist bei Sportlern zu beobachten, die sehr umfangreich trainieren. Während in den ersten Sätzen Leistungssteigerungen zu verzeichnen sind, treten jedoch in den letzten drei, vier Sätzen wieder die gleichen, uns nun schon bekannten „magischen Zahlen" auf. Wie würden Sie dieses Phänomen interpretieren?

Richtig, der Sportler hat zu Beginn seines Trainings durchaus intensiv trainiert, doch dann ist plötzlich „die Luft raus". Die letzten Sätze absolviert er nur noch, um sein Trainingspensum zu erfüllen. Da er mit diesen Sätzen keinerlei Trainingseffekte mehr erzielt, sollte er sie sich lieber sparen. Ein sicheres Zeichen übrigens für ein viel zu umfangreiches Training.

Das Prinzip der Superkompensation

Alle Fehler, die in Zusammenhang mit dem Verhältnis von Belastung und Erholung stehen, sind ein Verstoß gegen dieses Prinzip. So ist ein Leistungsstillstand oder auch -rückgang nach einer längeren Trainingspause nicht verwunderlich. Sollten Sie anhand Ihres Trainingsplanes bzw. -protokolls also feststellen, dass Sie einen Muskel seit sieben und mehr Tagen nicht mehr trainiert haben, sind Leistungsverbesserungen nicht mehr zu erwarten, es sei denn, Sie haben zuvor mit einer für eine vollständige Erholung zu kurzen Ruhephase trainiert (vgl. Prinzip der aufstockenden Ermüdung). Andernfalls ist dieser Zeitraum für Leistungsverbesserungen zu lang.

Sie haben sich einmal sogar nach 10 Tagen Pause verbessert, obwohl Sie zuvor gar nicht so intensiv trainiert haben? Nehmen Sie das als ein sicheres Zeichen für ein relativ niedriges Trainingsniveau. Das heißt, in diesem Stadium erzielen Sie Fortschritte, auch wenn Sie im Sinne einer strengen Anwendung der Trainingsprinzipien Fehler begehen (vgl. Einsteigertraining).

Nun der umgekehrte Fall: Sie trainieren regelmäßig und intensiv drei-, eventuell auch viermal die Woche einen Muskel, sind trotz des konsequenten Trainings jedoch nicht in der Lage, Ihre Leistung zu steigern, und eventuell fühlen Sie sich sogar von Mal zu Mal müder. In diesem Fall sind Ihre Erholungspausen ganz eindeutig zu kurz.

Prinzipien des Trainingsaufbaus

Nicht ausreichende Regenerationsphasen können allerdings auch aufgrund einer falschen Belastungsreihenfolge der einzelnen Muskelgruppen innerhalb eines Mikrozyklusses auftreten. Abbildung 28 zeigt eine solch ungünstige Kombination von Muskelgruppen am Beispiel der Muskelkette Brustmuskulatur, Schultern und Trizeps.

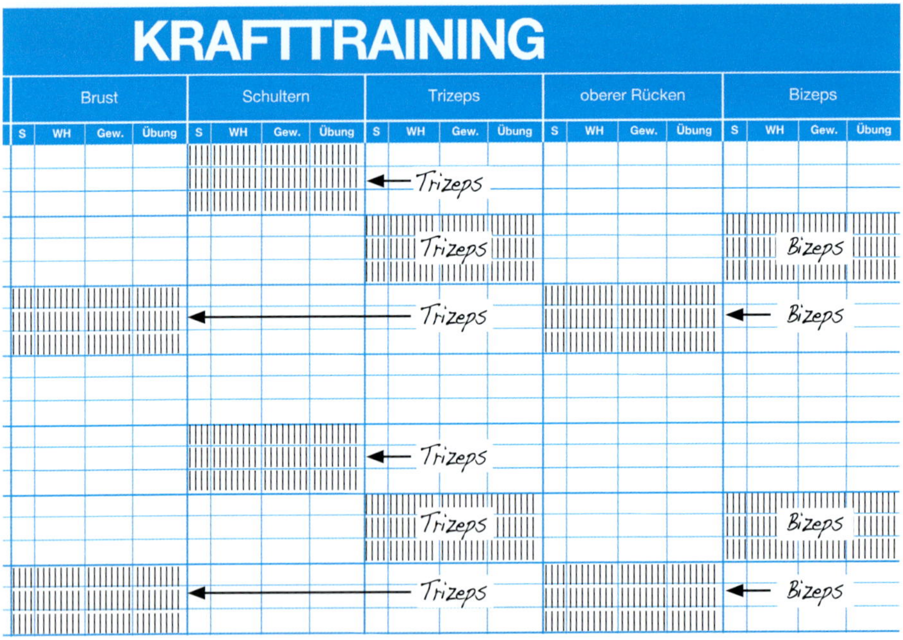

Abb. 28: Falsche Kombinationen von Muskelgruppen

Der Sportler trainiert am ersten Tag Beine und Schultern. (Das Beintraining ist auf der Abb. jedoch nicht berücksichtigt.) Weiterhin trainiert er am zweiten Tag Trizeps und Bizeps, am dritten Tag Brust und Rücken und am vierten Tag macht er Pause. Eine wahrlich unglückliche Kombination, bei der er den Trizeps, der im Brust- und Schultertraining ebenfalls mit trainiert wird, völlig überfordert. Der Trizeps wird praktisch an drei Tagen hintereinander trainiert. Den Brustmuskel dagegen kann er aufgrund des erschöpften Trizepses nicht ausreichend belasten. Ähnlich verhält es sich mit seinem Rücken- und Bizepstraining, da auch diese Muskeln, genau wie Brust, Schultern und Trizeps, gemeinsam eine Muskelkette bilden.

Grundsätzlich sinnvoll ist ein Training nach dem Push-and-Pull-System, das eine gleich lange Erholungspause für alle Muskelgruppen gewährleistet. Nach diesem System werden alle an der Zugbewegung beteiligten Muskeln, sprich Latissimus und Bizeps, und alle an der Druckbewegung beteiligten Muskeln, namentlich Brust, Schultern und Trizeps, gemeinsam an einem Tag trainiert. Eine zusätzliche Trainingseinheit umfasst die Beinmuskulatur, also Quadrizeps, Beinbizeps und Waden.

An dieser Stelle muss zudem darauf hingewiesen werden, dass es sich bei den zahlreich auftretenden Schulterbeschwerden häufig um Reizungs- oder Entzündungszustände handelt, die ebenfalls auf eine verkehrte Kombination einzelner Muskelgruppen zurückzuführen sind. So bedeutet ein getrenntes Trainieren von Brust, Schultern und Trizeps zumeist eine tägliche Belastung der Schultern, da diese an allen Druck- und Zugbewegungen beteiligt sind. Aufgrund der fehlenden Regeneration kommt es zu Überlastungsbeschwerden, die häufig zum Abbruch des Trainings führen. Wird nach einer längeren Trainingspause von neuem mit den gleichen Fehlern begonnen, treten auch die gleichen Beschwerden nach kurzer Zeit wieder auf, bis sie sich zu chronischen Entzündungszuständen entwickelt haben. So enden häufig vielversprechende Sportlerkarrieren, da unter Schmerzen niemals die für herausragende Leistungen nötige Intensität entwickelt werden kann.

Weitere ungünstige Überschneidungen können zwischen Ihrem Ausdauer- und Ihrem Krafttraining auftreten. So ist es ziemlich zwecklos, nach einem ermüdenden Lauftraining am Montag dienstags schwere Kniebeugen ausführen zu wollen.

Aber wie ist es dann zu interpretieren, dass es Sportler gibt, die montags einen zweistündigen Waldlauf machen und sich dienstags trotzdem in der Kniebeuge verbessern? – Ganz einfach! Wer bereits seit Jahren stundenlang durch die Wälder läuft, für den stellt das Laufen bei gleichbleibender Intensität und Dauer keine ermüdende Belastung mehr dar. Der Körper hat sich mit anderen Worten am nächsten Tag bereits erholt.

Das SAID-Prinzip

Gehen wir nun davon aus, dass Sie all die bisher genannten Fehler nicht begangen haben, weder innerhalb der leistungsbestimmenden Faktoren noch im Training selbst. Sie verbessern sich trotzdem nicht mehr. In diesem Fall sollten Sie Ihr Training unter besonderer Beachtung des SAID-Prinzips überprüfen. Wie lange trainieren Sie bereits innerhalb eines bestimmten Belastungsbereiches, z. B. zwischen 6 und 12 Wiederholungen? Sollte dieser Zeitraum einen sogenannten Makrozyklus überschreiten, das heißt, Sie führen schon länger als 6 bis 10 Wochen ein Muskelaufbautraining durch, dann sollten Sie nun eine IK (Intramuskuläre Koordinations)-Phase einlegen. Trainieren Sie mit anderen Worten die nächsten 3 bis 5 Wochen im Bereich von 2 bis 6 Wiederholungen. In dieser Zeit verbessern Sie Ihre Kraft und sind damit anschließend in der

Lage, 10er-Wiederholungen mit höherem Gewicht auszuführen.

Das SAID-Prinzip hilft Ihnen jedoch auch, wenn Ihr Training in die verkehrte Richtung läuft. Sie bauen beispielsweise Muskeln auf, obwohl Sie das gar nicht wollen, oder aber Sie trainieren fleißig Bauch, nehmen aber dort nicht ab. Auch hier könnte der Fehler im falschen Verhältnis von Intensität und Umfang begründet liegen. Überprüfen Sie beispielsweise, ob für eine Fettstoffwechselaktivierung die Belastung vielleicht nicht umfangreich genug ist – Dauerbelastungen von weit mehr als 20 bis 30 Minuten sind notwendig –, oder ob Sie im Falle des Muskelaufbaus nicht vielleicht die für den Muskelaufbau entscheidenden Sätze zwischen 6 und 12 Wiederholungen ausführen und darüber hinaus auch noch zu viel essen. In beiden Fällen muss deshalb selbstverständlich auch die Ernährung zur Fehleranalyse herangezogen werden.

Prinzip der Kontinuität und Prinzip der Variation

In gleicher Weise sollten Sie bei ausbleibenden Trainingserfolgen Ihr Training auch nach den restlichen Prinzipien überprüfen. Lässt Ihr Training beispielsweise eine gewisse Kontinuität vermissen? Das heißt, trainieren Sie eventuell viel zu unregelmäßig, oder werfen Sie vielleicht ständig Ihr Trainingsprogramm über den Haufen? Damit wäre eine kontinuierliche Leistungsentwicklung nicht möglich (Prinzip der Kontinuität)! Oder könnte sich in einer Übung ein Bewegungsstereotyp herausgebildet haben, der nun weiteren Leistungsverbesserungen im Wege steht? Dann würde sich ein Wechseln der Übung oder aber der Belastungskomponenten anbieten (Prinzip der Variation)!

Überlastungsprinzipien

Irgendwann ist jedoch tatsächlich der Punkt erreicht, an dem Sie auf Ihrem Plan keine Fehler mehr finden werden und eine Leistungssteigerung trotzdem ausbleibt. Das ist genau der Punkt, an dem die Anpassungen an die Trainingsbelastungen so gering geworden sind, dass sie für weitere Verbesserungen nicht mehr ausreichen. Von nun an sind Leistungssteigerungen nur noch durch eine Intensivierung des Trainings möglich. Dafür bietet sich unter anderem das Prinzip der aufstockenden Ermüdung an (vgl. Überlastungsprinzipien).

Die Trainingsprotokollierung wird nun immer wichtiger, da sich Verbesserungen auf diesem Trainingsniveau nur noch langfristig einstellen und dann auch nur, wenn selbst leichte Verstöße gegen die Trainingsprinzipien vermieden werden können.

Sie sehen, es gibt viele Punkte, die Sie beachten sollten, um den größtmöglichen Erfolg in möglichst kurzer Zeit sicherzustellen. Bewegen Sie deshalb nicht einfach nur Hanteln oder sich selbst auf dem Laufband, sondern machen Sie sich darüber hinaus einige Gedanken über die Grundlagen Ihres Trainings.

DIE ERNÄHRUNG DES SPORTLERS

von Professor Dr. Michael Hamm

KLEINE FITNESS-ERNÄHRUNGSLEHRE IM ÜBERBLICK

DIE NÄHRSTOFFE

Sie genießen Lebensmittel in Form von Speisen und Getränken, benötigen aber Nährstoffe, das heißt Kohlenhydrate, Fette, Eiweiße, Vitamine, Mineralstoffe (Mengen- und Spurenelemente) sowie Wasser. Zu den zirka 50 Nährstoffen kommen noch mehrere Tausend bioaktive Pflanzenstoffe („Phytoprotectants") hinzu, die als natürliche Farb-, Duft- und Geschmacksstoffe im Essen nicht nur unsere Sinne erfreuen und die Verdauungsvorgänge stimulieren, sondern auch im hohen Maße, z. B. als Antioxidanzien, gesundheitsfördernd wirken. Aufgrund des präventiven Potentials dieser sekundären Pflanzenstoffe gegenüber einer Vielzahl von Zivilisationskrankheiten wird heute übereinstimmend ein vermehrter Verzehr von Gemüse und Obst empfohlen. So zielt die bekannte Kampagne „Fünf am Tag" auf den Genuss von mindestens fünf Portionen Gemüse und Obst am Tag ab. Die Höhe des individuellen Nährstoffbedarfs ist abhängig von:
· Ihrem Alter,
· Ihrem Geschlecht und
· individuellen Leistungen (zum Beispiel Berufstätigkeit, Schwangerschaft und Stillzeit, Freizeitsport, Leistungssport).

In der einen oder anderen Weise sind alle Nährstoffe mit mindestens einer der drei folgenden Ernährungsfunktionen verbunden:
· Energiebereitstellung (Kohlenhydrate, Fette und Eiweiße)
· Aufbau und Erhaltung (Eiweiße, Mineralstoffe und Wasser) sowie
· Schutz und Steuerung (Vitamine, essentielle Fettsäuren und Mineralstoffe).

Der Schlüssel zur Gesundheit und Leistungfähigkeit ist nicht einer der oben genannten Nährstoffe für sich allein, sondern das richtige Zusammenspiel aller Nahrungsfaktoren in Form einer abwechslungsreichen Ernährung. Damit ist gemeint, dass es nicht ausreicht, einfach nur viel Eiweiß zu essen, wenn Sie Muskeln aufbauen wollen bzw. die Kohlenhydrate wegzulassen, wenn Sie abnehmen möchten.

Gehen wir zunächst auf die Nährstoffe ein, die unser Körper als „Brennstoffe" nutzt. Prinzipiell kann der Körper aus drei Nahrungsquellen Energie gewinnen, und zwar aus den Kohlenhydraten, Fetten und Eiweißen. (Natürlich liefert auch Alkohol Kalorien, er ist aber dennoch kein Nährstoff).

Kohlenhydrate (Stärke, Zucker und Ballaststoffe)

Kohlenhydrate werden oft als das Muskelbenzin beziehungsweise der Supertreibstoff unter den Brennstoffquellen für körperliche Leistungen bezeichnet. Transportiert wird Kohlenhydrat-Energie im Körper in Form des Blutzuckers (Glukose). Die Speicherform der Kohlenhydrate in Leber und Muskeln heißt Glykogen (tierische Stärke). Bei Muskelarbeit wird Glykogen abgebaut. Daraus bezieht der Organismus seine Energie. Kohlenhydratreiche Kost füllt die Energiespeicher wieder auf.

Vereinfacht lassen sich die Nahrungskohlenhydrate in zwei große Gruppen einteilen: die einfachen Zucker (Monosaccharide wie Glukose oder Fruktose sowie Disaccharide wie Saccharose) und die komplexen Kohlenhydrate (Polysaccharide wie Stärke). Bei der Beurteilung der Nahrungskohlenhydrate spielt auch eine Rolle, ob sie isoliert – also als reine Energieträger – oder im natürlichen Verbund mit weiteren Nahrungsbestandteilen wie Ballaststoffen, sekundären Pflanzenstoffen, Vitaminen und Mineralstoffen vorkommen. Letzteren ist der Vorzug zu geben.

Darüber hinaus interessiert ganz besonders die Blutzuckerwirksamkeit verschiedener Nahrungskohlenhydrate. Kohlenhydrathaltige Lebensmittel vom Brot über Kartoffeln bis zum Traubenzucker führen nach ihrem Verzehr zu einem unterschiedlich starken Blutzuckeranstieg. In diesem Zusammenhang ist der Begriff „glykämischer Index" (GI) – populär GLYX – entstanden. Er ist ein Maßstab dafür, wie intensiv der Blutzuckeranstieg ausfällt. Lebensmittel mit einem hohen glykämischen Index verursachen hohe Blutzuckerspitzen, während ein niedriger GI-Wert den Blutzucker nur mäßig ansteigen lässt. Der Blutzuckeranstieg nach Traubenzucker („Energie, die sofort ins Blut geht") ist am höchsten und wird gleich 100 gesetzt. Daran gemessen ist die Blutzuckerantwort nach Verzehr anderer Lebensmittel niedriger, z. B. Baguettebrot (Weißmehl) 95, Basmati-Reis (gekocht) 58 und Apfel 38. Werte zwischen 70 und 100 gelten als hoch. Der Bereich von 55 bis 69 signalisiert einen mittleren glykämischen Index und Werte unter 55 stehen für einen niedrigen = günstigen GLYX-Faktor. In diesem „grünen" Bereich befinden sich fast alle Gemüse und Salate, wasserreiche Obstsorten, grobkörnige Vollkornprodukte und Hülsenfrüchte.

Diese Lebensmittel sind die Grundlage eines kohlenhydratbetonten Speiseplans in der Basis- und Trainingsernährung von sportlich Aktiven. Eine ausführlichere Liste finden Sie im Anhang.

Dosierte Energie

Verbunden mit der unterschiedlichen Blutzuckerreaktion ist eine entsprechende Ausschüttung des Blutzuckerspiegel senkenden Hormons Insulin. Hohe Blutzucker-anstiege provozieren eine starke Insulinausschüttung. Dadurch kann der Blutzucker rasch abfallen. Die Folgen können Konzentrationsverlust und Heißhungerattacken sein. Außerdem fördert Insulin die Fettaufnahme in die Fettzellen und blockiert den Fettabbau, steht also der Nutzung von Fettsäuren als Energiequelle entgegen. Beide Vorgänge sind bei einer Gewichtsreduktion kontraproduktiv (vgl. Seite 262 ff).

Doch bestehen deutliche Unterschiede in der Ernährung eines bereits Übergewichti-gen während einer Gewichtsreduktion und den Ernährungsbedürfnissen von schlan-ken, aktiven Fitness-Sportlern vor allem im Ausdauerbereich.

Im Sport gelten andere Gesetze

Eine Mahlzeit mit niedrigerem GLYX (siehe Seite 294), die etwa zwei Stunden vor dem Sport/Training gegessen wird, versorgt uns langsam und kontinuierlich mit Energie. Unmittelbar vor dem Sport/Training können ballaststoffreiche Gerichte mit niedrigem GLYX jedoch nachteilig sein. Ballaststoffe verzögern die Magenentleerung und die Kohlenhydratverdauung. Vor, während und nach sportlicher Aktivität sind leicht verdauliche, schnell verfügbare Kohlenhydrate wie Zucker, Maltodextrin (ein Stärkeabbauprodukt) und lösliche Stärke – am besten in flüssiger Form – die besse-ren Mittel. Die Konzentration im Getränk darf wiederum nicht zu hoch sein, damit die Magenentleerung nicht verzögert wird. Zehn Gramm Zucker oder 15 Gramm Malto-dextrin oder Stärke sind sinnvoll, wenn das Getränk sowohl für Energienachschub sorgen als auch den Wasserverlust rasch wieder wettmachen soll. Lebensmittel mit einem hohen GLYX sorgen nach dem Sport für eine rasche Regeneration, das heißt, sie füllen den entleerten Energiespeicher wieder auf. Mittlerweile gibt es auch was-serlösliche Stärkeprodukte als hochmolekulare Energiekonzentrate, die vom Körper schnell aufgenommen werden können.

Fette (höchste Energiedichte)

Während Kohlenhydrate und Eiweiße mit je 4 Kilokalorien (kcal) bzw. 17 Kilojoule (kJ) zu Buche schlagen, 1 g Alkohol immerhin 7 kcal bzw. 30 kJ liefert, beträgt der Brennwert von 1 g Fett satte 9 kcal bzw. 38 kJ.

Die Fettenergie-Speicher – selbst einer schlanken Person – sind so gut angelegt, dass sie auch bei sportlichen Ausdaueraktivitäten schier unerschöpflich sind. Immerhin könnte derjenige, der sportlich nicht aktiv ist, seinen Energiebedarf für zirka drei Tage ohne jede Kalorienzufuhr aus einem Kilogramm Depotfett decken.

Trotz ihrer hohen Energiedichte sind Fette die 2. Energiequelle im Sport, da sie das unökonomischere „Brennmaterial" sind; u. a. benötigen sie mehr Sauerstoff bei der Verbrennung im Vergleich zu den Kohlenhydraten. Je höher die Leistungsintensität ist, desto größer ist der Anteil der Energiegewinnung aus Kohlenhydraten. Sie können also davon ausgehen, dass Sie Ihre Energie während eines Krafttrainings in erster Linie aus den Kohlenhydraten und nicht aus Fett beziehen.

Nahrungsfette sollten nur die Hälfte der Kohlenhydratenergie in der täglichen Ernährung eines sportlich Aktiven bereitstellen. Konkret heißt das: Essen Sie nicht mehr als 25 bis 30 Prozent der täglichen Kalorien in Form von Fett, dafür aber 50 bis 60 Prozent der täglichen Kalorien in Form von Kohlenhydraten.

Was die Qualität der Fettzufuhr betrifft, so gilt in der Fitnessernährung: Von den maximal 30 Prozent Fettkalorien sollen maximal 10 Prozent auf gesättigte, ebenfalls maximal 10 Prozent auf mehrfach ungesättigte und mindestens 10 Prozent auf einfach ungesättigte Fettsäuren entfallen.

Eiweißstoffe (= Proteine)

Kein anderer Nahrungsbestandteil hat eine so mythische Bedeutung in der Ernährung des Sportlers erlangt wie die Gruppe der Proteine. Nicht ganz ohne Berechtigung. Schließlich sind Eiweiße unersetzbar beim Aufbau und Frhalt der Zellen und Gewebe sowie für die Gewährleistung von Enzym- und Hormonaktivitäten. Sie spielen sogar eine lebenswichtige Rolle im Immunsystem, d. h. bei der körpereigenen Krankheitsabwehr. Sie kennen sicherlich die Aussage:

„Ohne Eiweiß kein Leben".

Den Eiweißbedarf von Jung und Alt, vom Büroarbeiter bis zum Sportler zu decken, fällt beim heutigen Lebensmittelangebot jedoch nicht schwer. Im Gegenteil, „Otto-Normalbürger" verzehrt bereits doppelt soviel Eiweiß, wie für Erwachsene mit leichter körperlicher Arbeit empfohlen wird. Damit bewegt er sich als Nicht-Sportler bereits im Bereich der Empfehlungen für Sportler (1,6 g Protein/kg Körpergewicht als Mittelwert der Bandbreite der empfohlenen Höhe der Proteinzufuhr von 1,2 bis 2,0 g Protein/kg Körpergewicht). Von Nachteil ist allerdings, dass Sportler wie Nicht-Sportler oft „kopflastig" tierische Eiweißträger bevorzugen und so gleichzeitig relativ viel Fett mitkriegen. Fleischwaren, Wurst, Eier und Käse sind eben kein Eiweiß „pur". Es wäre empfehlenswert, die pflanzlichen Eiweißlieferanten vermehrt zu berücksichtigen. Essen Sie Vollkornprodukte – insbesondere aus Hafer und Hülsenfrüchten ergänzt mit Milch, Ei, Fisch und Fleisch. Damit erhalten Sie biologisch hochwertige Proteinkombinationen, die den Körper sicher mit allen benötigten essentiellen Aminosäuren (kleinste Bausteine des Eiweißes) versorgen können.

Mehr pflanzliche Eiweißträger (zirka 50 Prozent der täglichen Proteine) verbessern die Versorgung mit Kohlenhydraten, Ballaststoffen, Magnesium und Kalium und tragen gleichzeitig zur Fett- und Cholesterineinsparung bei. Allerdings wird dadurch auch das Nahrungsvolumen größer. Bei sehr hohem Energieeinsatz im Leistungssport sind Athleten, vor allem wenn Sie auf fettreiche Speisen verzichten, häufig nicht in der Lage, die benötigten Mengen an Kohlenhydraten und Eiweiß zu essen. Das heißt, das Nahrungsvolumen übersteigt die Kapazität Ihres Verdauungsapparates. In diesem Fall können Eiweiß- aber auch Kohlenhydratkonzentrate im Sinne einer Nahrungsergänzung das „Mengenproblem" bewältigen helfen.

Vitamine – Stoffwechsel-"Katalysatoren" und Schutznährstoffe

Obwohl wir 13 Vitamine benötigen, ist Vitamin C immer noch der bekannteste Vertreter der sogenannten N.E.E.-Nährstoffgruppe. N.E.E. bedeutet „nicht energieliefernd essentiell". Damit wird ausgesagt, dass diese Nahrungsbestandteile, wie z. B. die Vitamine, andere Aufgaben als die der Energiebereitstellung haben, und dass sie im Körper nicht gebildet werden können. Sie sind also auf eine Versorgung mit der Nahrung angewiesen – am besten durch eine vielseitige Lebensmittelauswahl.

Fehlen darf keiner dieser Mikronährstoffe mit vielfältigen Stoffwechselfunktionen. Die meisten Vitamine greifen regelnd in die Vorgänge des Energie- und Baustoffwechsels ein. Andere sind an der gesunden Haut- und Schleimhautfunktion sowie an der Krankheitsabwehr beteiligt. Carotinoide sowie die Vitamine C und E schützen als sogenannte Antioxidanzien die empfindlichen mehrfach ungesättigten Fettsäuren der Zellmembran vor den negativen Einflüssen des Sauerstoffs (freie Radikale) und erhalten so deren Funktionstüchtigkeit. Mit täglich mindestens fünf Portionen

Gemüse und Obst sowie Vollkornprodukten, Keimölen, Fisch, Geflügel und magerem Fleisch sind Sie gut versorgt. Hülsenfrüchte, Sprossen (Keimlinge) und frische
oder tiefgefrorene Kräuter sowie einige Nusskerne steuern ebenfalls eine gute Dosis
Vitamine, sekundäre Pflanzenstoffe und Mineralstoffe bei. Studien zeigen, dass das
gesundheitsschützende Potential einer abwechslungsreichen Ernährung dem einer
isolierten Verabreichung einzelner Vitamine weit überlegen ist.

Vorsicht: Vitaminmangel

Sollten Sie weniger als 1500 Kalorien essen und gleichzeitig körperlich aktiv sein,
laufen Sie Gefahr, nicht alle benötigten Vitamine in ausreichender Menge zu erhalten.
Zur Sicherheit sollten Sie in diesem Fall auf ein Multivitaminpräparat zurückgreifen,
das nicht mehr als das zwei- bis dreifache der entsprechenden Vitaminzufuhrempfehlungen (vgl. Tabelle im Anhang) enthalten sollte.

Zu viel Vitamine können aber auch schädlich sein. So ist besonders vor Langzeit-
gebrauch und hochdosierten Gaben der Vitamine A und D zu warnen. Nehmen Sie
diese nicht ohne Abstimmung mit Ihrem Arzt.

TIPP: Ein knackig frischer Salat mit Sprossen (= Keimlinge, Frischkost zum Selber-
ziehen im Winter!) ist die schmackhafteste Art der Vitaminversorgung. Auch Tiefkühl-
ware ist eine gute Empfehlung.

Mineralstoffe (Mengen- und Spurenelemente)

Mineralstoffe sind als anorganische Nährstoffe Baubestandteile des Körpers. So
dienen beispielsweise Calcium und Phosphat als „Hartmacher" von Knochen und
Zähnen. Darüber hinaus erfüllen sie in gelöster Form (= Elektrolyte) in den Körperflüssigkeiten zahlreiche Aufgaben. Sie regeln den Wasserhaushalt (Kalium und Natrium),
sind wichtig für die Informations- und Reizweiterleitung im Nervensystem und koor-
dinieren das Zusammenspiel von Nerv und Muskel (Calcium, Kalium, Magnesium).
Magnesium schützt schließlich vor Muskelverkrampfungen und die Spurenelemente
Eisen, Zink, Selen und Jod sind wichtig für den Sauerstofftransport im Blut, das Immunsystem und die gesunde Schilddrüsenfunktion. Auch beim Thema Mineralstoffe
und Spurenelemente gilt: Ein abwechslungsreicher Speiseplan mit schonend zube-
reiteten Lebensmitteln ist die beste Basis für eine rundum gute Versorgung.

Tab. 12: Empfohlene Tagesdosen an Mikronährstoffen, wie sie innerhalb der Europäischen Gemeinschaft gelten

Empfohlene Tagesdosen			
Vitamin A	0,8 mg	Vitamin B1 (thiamine)	1,4 mg
Vitamin B2 (Riboflavine)	1,6 mg	Vitamin B6 (pyridoxine)	2,0 mg
Niacin	18,0 mg	Pantothensäure	6,0 mg
Folsäure	200 mcg	Vitamin B12	1,0 mcg
Vitamin C	60 mg	Vitamin E	10 mg
Calcium	800 mg	Magnesium	300 mg
Eisen	14 mg	Zink	15 mg
Jod	150mcg		
Folgende Schätzwerte werden angeboten:			
Selen	20 – 100 mcg	Chrom	50 - 200 mcg

Sportler sollten in jedem Fall die empfohlene Tagesdosis der Vitamine und Mineralstoffe aufnehmen, denn körperlich Aktive reagieren auf einen entsprechenden Nährstoffmangel empfindlicher im Vergleich zu Nicht-Sportlern, z. B. mit Leistungsminderung und erhöhter Krankheitsanfälligkeit. Bei einzelnen Vitaminen werden heute im Sinne einer Schutzzufuhrempfehlung bereits höhere Werte vorgeschlagen, z. B. Vitamin E: 20-25 mg, Vitamin C: 150-300 mg und Beta-Carotin: 2-4 mg. Diese Mengen werden zur Abwehr des oxidativen Stresses infolge von Umwelteinflüssen und körperlicher Mehrbelastung auch sportlich Aktiven empfohlen.

Trinken und Getränke – Wasser ist lebensnotwendig

Wer Sport treibt, schwitzt viel. Schweiß schmeckt bekanntlich salzig, das heißt, Sie verlieren nicht nur Wasser, sondern auch darin gelöste Mineralsalze. Wasser zählt zu den wichtigsten Nährstoffen überhaupt und ist Hauptbestandteil des Körpers. Je aktiver eine Zelle ist, desto höher ist ihr Wasserbedarf. So besteht beispielsweise der Muskel als sehr aktive Zelle bis zu 70 Prozent aus Wasser. Ein Wassermangel wirkt sich unter allen Mangelsituationen am schnellsten leistungsmindernd aus. Das heißt, haben Sie ein Flüssigkeitsdefizit, sind Sie im Training nur vermindert leistungsfähig.

Wasser transportiert in Form der Blutflüssigkeit die einzelnen Nährstoffe und Sauerstoff zu den Zellen, aber auch verbrauchte Stoffwechselendprodukte zu den Ausscheidungsorganen. Schließlich dient das Schwitzen und die damit verbundene

Wasserverdunstung der Regulierung der „körperfreundlichen Betriebstemperatur". Trinken Sie also genügend. Trinken ist lebenswichtig.

Zwar nehmen Sie Wasser nicht nur mit Getränken, sondern auch mit vielen Lebensmitteln, beispielsweise Obst und Gemüse, auf. 1,5 bis 2,0 Liter sollten Sie täglich allerdings schon trinken. Pro Stunde schweißtreibenden Einsatzes benötigen Sie zirka 1 Liter zusätzlich. Oft trinken wir jedoch zuwenig.

Neben Sportlern haben auch Kinder und Jugendliche im Wachstum einen vermehrten Flüssigkeitsbedarf. Bei alten Menschen ist das Durstgefühl oft vermindert. Sie müssen dann ganz besonders auf regelmäßiges Trinken achten. Für Leistungssportler ist der Durst allein ebenfalls kein zuverlässiges Signal. Eventuell sind Sie schon vorher ins Flüssigkeitsdefizit geraten und sollten deshalb aktiv für rechtzeitiges und genügendes Trinken sorgen.

Ganz entscheidend ist das Trinken auch beim Abnehmen. Sie benötigen gerade während einer Diät reichlich Wasser, um die sauren Stoffwechselprodukte des Fettabbaus auszuschwemmen. Eine natriumarme und kaliumreiche Ernährung unterstützt diesen Effekt. Ein Glas Wasser oder Mineralwasser, schluckweise vor den Mahlzeiten getrunken, wird Ihnen darüber hinaus helfen, den Heißhunger beim Essen zu überlisten. Vorsicht ist aber bei allen zuckerhaltigen Getränken, insbesondere Limonaden, geboten, da diese ebenso wie alkoholische Getränke kalorienreich sind. Auch Fruchtsäfte sollten Sie verdünnen, am besten mit einem magnesiumreichen Mineralwasser. Verteilen Sie das Trinken ebenso wie das Essen über den Tag und gestalten Sie es abwechslungsreich. Also nicht nur Kaffee oder coffeinhaltige Limonaden! Übrigens, coffeinhaltige Getränke regen wie alkoholische Getränke die Nieren zur vermehrten Wasserausscheidung an. Das ist bei der Auffüllung von Wasserverlusten zu bedenken. Probieren Sie auch mal alkoholfreies Bier.

ERNÄHRUNGS- UND LEBENSMITTELLEHRE FÜR FORTGESCHRITTENE

KOHLENHYDRATE – DAS AKTUELLE ENERGIEKONZEPT IN DER SPORT- UND FITNESSERNÄHRUNG

Kohlenhydrate sind einerseits die wichtigsten Energiequellen in der Ernährung des Menschen, andererseits werden sie mit der Entstehung von Übergewicht und ernährungsmitbedingten Krankheiten in Verbindung gebracht. Eine gesundheitliche Bewertung des gegenwärtigen Kohlenhydratverzehrs kann jedoch nicht unabhängig von der Höhe der Gesamtkalorienaufnahme und der Zusammensetzung der Nahrung vorgenommen werden. In diesem Zusammenhang sind auch die aktuellen Low-Carb-Diäten sowie GLYX-Diäten zu sehen.

Der Gesamtverzehr ist entscheidend!

Wir essen insgesamt zu viel, zu fett und zu süß. Der Anteil wertvoller (das heißt ballaststoff-, vitamin- und mineralstoffreicher) Kohlenhydratträger wie Vollkornprodukte, Hülsenfrüchte, Gemüse und wasserreiche Obstsorten mit günstigem glykämischen Index kommt dagegen oft zu kurz. Besonders kritisch zu bewerten ist der hohe Verzehr konzentrierter Kalorien in Form von Fett, Alkohol und Zucker – vor allem auch in Form von zuckerreichen Erfrischungsgetränken.

In diesem Zusammenhang muss neben dem bereits vorgestellten Konzept des glykämischen Index auch der Begriff „glykämische Last" oder „glykämische Ladung" erklärt werden. Der glykämische Index eines Lebensmittels wird bei Testpersonen nach Verzehr einer definierten Kohlenhydratmenge (50 g) bestimmt. Nun isst aber niemand stets 50 g Kohlenhydrate in Form verschiedener Lebensmittel, sondern verzehrsübliche Portionen, z. B. 2 Scheiben = 100 g Brot oder 250 g Kartoffeln oder 200 g Gemüse. Bezogen auf die tatsächlich verzehrte Lebensmittelmenge und die darin enthaltenen Kohlenhydrate wird daraus die glykämische Last (GL) errechnet, indem man den experimentell ermittelten GI mit der Menge der Kohlenhydrate einer jeweiligen Verzehrsportion multipliziert und das Ergebnis durch 100 teilt. So haben z. B. Bananen einen GI von 60. Bezogen auf eine Verzehrsportion (kleine Banane mit 120 g), die in dieser Portion 26 g Kohlenhydrate enthält, ergibt sich durch Multiplikation von 60 x 26 geteilt durch 100 eine GL von 16. Bis 10 sprechen wir von einer niedrigen GL, über 10 bis 20 entspricht dem Bereich mittlere GL und über 20 ist die glykämische Last insgesamt hoch. So gesehen hat dann aber der Verzehr von nur einem Täfelchen Traubenzucker (10 g Kohlenhydrate) auch keine hohe GL. Sie sehen, bei einer kohlenhydratbewussten Ernährung kommt es sowohl auf die Menge als auch auf die Qualität der verzehrten Kohlenhydratträger an.

Ballaststoffe – Die zeitgemäße Sättigungssubstanz

Während man sich früher bei körperlicher Schwer- und Schwerstarbeit mit Fett (Bauernfrühstück mit Speck und Ei) satt essen musste, sind heute die Ballaststoffe die kalorienarme Sättigungssubstanz für Menschen mit körperlicher Leichtarbeit. Ballaststoffe sind auf verschiedene Art figurfreundlich.

1. Sie fordern zum guten Kauen und damit langsameren Essen auf.
2. Sie tragen zur Magenfüllung und damit zur Sättigung bei.
3. Sie stabilisieren den Blutzucker und beugen so Heißhungeranfällen vor.
4. Sie verhindern im Zusammenhang mit viel Trinkflüssigkeit die belastende Darmträgheit und Stuhlverstopfung.

Gibt es bessere Argumente für mehr Vollkorn und eine knackig frische Rohkost zu Beginn einer Mahlzeit sowie reichlich Gemüse zu Fisch oder Fleisch?

Essen und Trinken im 3-Stunden-Takt

Ebenso wichtig wie eine ballaststoffreiche Ernährung ist das über den Tag verteilte Essen und Trinken. Essen Sie als sportlich Aktive(r) mit höherem Energieumsatz 5 bis 6 leichte Imbissmahlzeiten statt weniger üppiger Portionen. Gerade als Sportler sollten Sie immer dann essen, wenn Energie benötigt wird. Nichts ist schlechter, als mit einem Energiedefizit zu starten bzw. zu trainieren.

Sollten Sie körperlich weniger aktiv sein und nur wenige einzelne – dann meist reichhaltige – Mahlzeiten zu sich nehmen, fördern Sie Ihr energie- bzw. fettspeicherndes System. Das gilt besonders für diejenigen, die den ganzen Tag nichts, dafür aber abends reichlich essen. Sie trainieren somit die Energiespeicherung. Drei geplante Mahlzeiten sollten es schon sein und Zwischenmahlzeiten nur nach Bedarf – dann allerdings keine insulinstimulierenden Kohlenhydrate. Ständiges Naschen ist allerdings tabu.

Günstige Zwischenmahlzeiten und kleine Imbiss-Mahlzeiten vor dem Sport für Fitness-Sportler sind:

Kohlenhydratbetont:
· Kernige Haferflocken mit Joghurt und Beerenfrüchten
· Roggenvollkornbrot („Korn an Korn") mit fettarmem Käse oder Putenbrust und Tomatenscheiben oder Paprikastreifen
· Selbstgemachter Hafer-Müsli-Riegel mit Trockenfrüchten

Eiweißbetont:
· Quarkspeise mit Beerenfrüchten
· Eiweiß- oder Low-carb-Shake mit Sojadrink oder Magermilch
· Geflügelfleisch oder Thunfisch in Wasser konserviert und Blattsalate mit Joghurt-Kräuterdressing
· Protein- oder Low-carb-Riegel

NAHRUNGSFETTE –
SICHTBAR UND VERARBEITET (= „VERSTECKT")

Darin sind sich heute alle Wissenschaftler einig. Der hohe Fettverzehr und der Mangel an körperlicher Bewegung sind die Hauptursachen für die weitverbreiteten Herz-Kreislauf-Erkrankungen und das gesundheitsgefährdende Übergewicht. Weniger Fett zu essen gelingt jedoch nicht, wenn wir nur die Butter oder Margarine auf's Brot „kratzen". Das Streich- und Zubereitungsfett (z. B. Salatöl, Fett zum Braten) ist nur die eine – sichtbare – Seite der Fettbilanz. Den Löwenanteil machen jedoch oft die sogenannten „versteckten" Fette aus. Die folgende Abbildung zeigt deutlich, dass das Fett der Salami wesentlich mehr zu Buche schlägt, als das, was wir als – sichtbares – Fett auf unser Brot schmieren.

Dementsprechend wäre es tatsächlich sinnvoller, eine Scheibe Wurst einzusparen, statt auf die (Halbfett)-Margarine zu verzichten. Bei manchen streichfähigen Wurst- und Käsesorten kann man allerdings auch gut auf Butter oder Margarine verzichten.

Die sogenannten „versteckten" Fette kommen in verarbeiteter, nicht sichtbarer Form hauptsächlich in Wurst, Käse, Gebäck und Knabbereien vor. Kartoffelchips beispielsweise enthalten bis zu 40 Prozent Fett, die Pell- oder Salzkartoffel dagegen so gut wie kein Fett! Viele Menschen essen bereits so viel an „verstecktem" Fett, wie sie insgesamt eigentlich nur aufnehmen sollten, nämlich zirka 60 bis 80 Gramm

Belegte Brote und Brötchen

	g	E	KH	F	kJ	kcal
1 Roggenbrötchen oder 1 Scheibe Graubrot	45	3,4	20,3	0,6	420	100
3-4 Scheiben Salami	30	5,3	+	14,9	655,2	156
1 TL Halbfettmargarine	5	+	+	2	75,6	18
Gesamt		8,7	20,3	17,5	1150,8	274
Bei Zubereitung mit 1 Scheibe Vollkornbrot (50 g)		9,1	20,5	17,7	1167,6	278

Abb. 29: Salamibrötchen – (Quelle: A. Bredenkamp, Das Ernährungssystem . . ., Bünde 1988)

pro Tag. Insgesamt verbleiben für den Erwachsenen täglich höchstens 40 Gramm Streich- und Zubereitungsfett. Angesichts dieser kargen Ration sollten Sie verstärkt auf die Reduzierung gerade der versteckten Fette achten und zusätzlich beim Braten beschichtete Spezialpfannen, Bratfolien und Tontöpfe wählen, in denen Sie fettarm bzw. ganz ohne Fett garen können. Es ist fast selbstverständlich, wenn wir in diesem Zusammenhang raten, auf panierte und in Fett gebratene oder fritierte Speisen sowie auf fettreiche Soßen weitestgehend zu verzichten. Leichte und sehr schmackhafte Soßen kann man auch mit püriertem Gemüse und einem Schuß saurer Sahne zubereiten. Zum Frischkostsalat empfehlen wir Zitronensaft oder Kräuteressig, etwas Öl und viel frische Kräuter. Das „gesündeste" Fett steckt in Oliven- oder Rapsöl sowie in fetthaltigen Kaltwasserfischen wie Hering, Makrele, Lachs, Sardinen und Thunfisch. Zum Fettsparen gehört last but not least natürlich auch die Kenntnis über die Zusammensetzung der fetthaltigen Lebensmittel.

Wie viel Fett steckt in welchen Lebensmitteln?

Feine, gut streichfähige Wurstsorten haben meist den höchsten Fettgehalt. Käse ist der Wurst in jedem Fall vorzuziehen. Warum?

Beim Käse wird der Fettgehalt – anders als bei der Wurst – auf die Trockenmasse bezogen (Fett i. Tr. – Angabe auf abgepacktem Käse beachten!). Da Käse im Durchschnitt zu 50 Prozent (Weichkäse ziemlich genau, Frischkäse etwas mehr, Schnitt-

oder Hartkäse weniger) aus Wasser besteht, können Sie zur groben Orientierung auch die Fettangabe halbieren. So hat ein Weichkäse mit 50 Prozent Fett in der Trockenmasse absolut zirka 25 g Fett. Bei der Wurst zählt dagegen der in Tabellen angegebene Fettgehalt ohne Abzüge, z. B. bis zu 40 g Fett bei einer Salami. Figurbewusste bevorzugen Putenbrust, Geflügelaufschnitt und in Wasser eingelegten Thunfisch, weil diese Lebensmittel äußerst günstige Eiweiß-Fett-Verhältnisse (Protein-Fat-Ratio) aufweisen. Weitere Favoriten in diesem Sinne sind Magerquark, Eiklar und Brot. Die Devise lautet: viel Protein und wenig Fett!

Wir haben einmal berechnet, wieviel Gramm Fett Sie in Kauf nehmen müssen, wenn Sie 1 Gramm Eiweiß aus Lebensmitteln der folgenden Tabelle verzehren. Mit viel Brot und Kartoffeln, ergänzt durch fettarme tierische Eiweißträger haben Sie also eine gute Wahl getroffen, wenn Sie beim Eiweiß nicht zu viel Fett „mitkriegen" möchten.

Tab. 13: Protein-Fat-Ratio wichtiger Lebensmittel

Pro Gramm Eiweiß mitgeliefertes Fett in Gramm			
fettreich		**relativ fettarm**	
Kartoffelchips	7,0	Schweinefleisch (Mittelwert)	0,5
Bratwurst	2,77	Rindfleisch (Mittelwert)	0,4
Hühnereigelb	1,98	Speisequark (20 % Fett i. Tr.)	0,41
Trinkmilch (3,5 % Fett)	1,09	Teigwaren	0,22
Speisequark (40 % Fett i. Tr.)	1,05		
Hühnerei (Vollei)	0,87		
fettarm			
Brot	0,16		
Hülsenfrüchte			
(Erbsen, Bohnen, Linsen)	0,06		
Kartoffel	0,05		
Magermilch (0,3 % Fett)	0,03		
Speisequark, mager	0,02		
Hühnereiweiß	0,018		

Pluspunkte einer fettgesunden, kohlenhydratbewussten Ernährung für den Sportler:

· Bevorzugte Energiegewinnung aus Kohlenhydraten und vorteilhafte Energiebevorratung in Form der Glykogenspeicher (ist beim Krafttraining besonders wichtig)
· Rasche Regeneration der Glykogendepots nach dem Training
· Allgemeiner Gesundheitsschutz (Herz-Kreislauf- bzw. Gefäßsystem)
· Voraussetzung für eine erfolgreiche Gewichtsreduktion unter Beachtung des glykämischen Index, der glykämischen Last und des Fettgehalts der Nahrung

Die wichtigen Aufgaben der Nahrungsfette

Um bei diesem gewichtigen Thema nicht nur ins Fettnäpfchen zu treten, möchten wir abschließend auf die ernährungsphysiologisch wichtigen Aufgaben der Nahrungsfette eingehen. Neben ihrer Funktion als hochkonzentrierte Brennstoffquelle sind Fette Träger der fettlöslichen Vitamie A, D und E sowie der mehrfach ungesättigten Fettsäuren wie Linolsäure aus Keimölen und Omega-3-Fettsäuren (EPA und DHA) aus dem Fett von Kaltwasserfischen. Die mehrfach ungesättigten Fettsäuren aus Rapsöl, Walnussöl und Meeresfisch sind wichtig für die Gesunderhaltung von Herz und Blutgefäßen sowie Vorstufen hormonähnlicher Stoffwechselregler und nicht zuletzt Bausteine von Gehirn- und Nervenzellen.

TIPP: Essen Sie täglich mindestens eine große Portion Salat der Jahreszeit mit Raps- oder Walnussöl sowie wöchentlich mindestens zwei Portionen Meeresfisch.

EIWEISSSTOFFE (PROTEINE)

Neben dem Aufbau körpereigener Proteine kommen den mit der Nahrung aufgenommenen Aminosäuren über hormonelle und enzymatische Mechanismen vielfältige Reglerfunktionen im Stoffwechsel zu. Proteine sind Grundbausteine sämtlicher Lebewesen. Speziell beim Menschen sind Proteine unter anderem Strukturelemente der Muskelfasern und Gerüstsubstanzen der Knochen, Sehnen und Haut. Ebenfalls aus Eiweißstoffen sind die Abwehrkörper = Enzyme, einige Hormone (zum Beispiel das blutzuckersenkende Insulin) und das Hämoglobin, das für den Sauerstofftransport im Blut zuständig ist, aufgebaut. Die Nahrungsproteine werden im Magen-Darm-Trakt verdaut und ihre Bausteine, die Aminosäuren, anschließend zum Aufbau körpereigener Proteine verwendet. Ähnlich wie wir beim Sprechen oder Schreiben aus verschiedenen Buchstaben des Alphabets Wörter bilden können, kann unser Körper aus diesen Aminosäuren die verschiedenen, bereits genannten, Eiweißstoffe aufbauen.

Aminosäuren

Streng genommen haben wir also keinen Bedarf an Eiweiß bzw. Proteinen, sondern an Aminosäuren. Die physiologisch verwertbaren Aminosäuren liegen in der L-Form vor. Aminosäuren sind nicht nur als Bausteine von Proteinen von Bedeutung, sondern auch als Vorstufen für die Biosynthese einer Vielzahl biologisch und physiologisch wichtiger Verbindungen, u. a. Nervenbotenstoffe und Hormone, Biocarrier wie der Fettsäurentransporter L-Carnitin sowie das für die Energieproduktion so wichtige Kreatin, das aus den Aminosäuren Glycin, Arginin und Methionin gebildet wird. Aus Proteinen bzw. deren Bausteinen, den Aminosäuren, bestehen schließlich auch alle Enzyme sowie Stütz- und Schutzgewebe wie Haut, Haare und Sehnen. Ohne Eiweiß oder Aminosäuren kein Leben, heißt es folgerichtig. Von den etwa 20 Aminosäuren, aus denen körpereigene Proteine und Nahrungseiweiße bestehen, sind zirka 11 essentiell, d. h. sie können grundsätzlich oder unter bestimmten Belastungsbedingungen vom Körper nicht in ausreichendem Maße synthetisiert werden. Dazu zählen Histidin, Isoleucin, Leucin, Lysin, Methionin, Phenylalanin, Threonin, Tryptophan und Valin sowie Arginin und Glutamin. Zusätzlich wird die Bedeutung weiterer Aminosäuren, u. a. Tyrosin und Asparaginsäure, sowie der aminosäureähnlichen Verbindung Taurin diskutiert.

Die Erforschung der Aminosäuren als ergogene (leistungsbeeinflussende) Substanzen ist sicherlich noch nicht abgeschlossen und eröffnet ein interessantes wissenschaftliches Aufgabenfeld. Diskutiert werden die folgenden Funktionsebenen:

- Beeinflussung psychischer Vorgänge, Erholung und Motivation
  Tryptophan → Serotonin (schlaffördernd, schmerzlindernd);
  Phenylalanin und Tyrosin → hormonartige Wirkstoffe mit belebender, antriebssteigernder Wirkung, die körperliche und geistige Aktivität anregend
- Energetischer und antikataboler Effekt
  Insbesondere die so genannten verzweigtkettigen Aminosäuren (englisch BCAA) Valin, Leucin und Isoleucin können bei Erschöpfung der Kohlenhydratspeicher als Energiequelle herangezogen werden. Das soll aber nicht das Bemühen um eine insgesamt kohlenhydratbetonte Trainings- und Wettkampfkost ersetzen.
- Immunmodulatorischer Effekt
  Hier haben die Aminosäuren Arginin und Glutamin eine besondere Bedeutung.

Tab. 14: Einteilung der Aminosäuren

essentiell	konditionell essentiell	nicht essentiell
Valin	Arginin	Glycin
Leucin	Histidin	Alanin
Isoleucin	Glutamin	Serin
Threonin		Cystin
Methionin		Tyrosin
Phenylalanin		Prolin
Tryptophan		Hydroxyprolin
Lysin		Asparaginsäure
		Glutaminsäure

Nicht essentielle Aminosäuren werden im Körper hergestellt, sofern aus anderen Quellen ausreichend Stickstoff – das charakteristische Bauelement der Aminosäuren – zur Verfügung steht.

Biologische Wertigkeit und Ergänzungswirkung

Nach der klassischen Definition von Thomas (1855) versteht man unter Biologischer Wertigkeit (BW) die Anzahl Gramm Körpereiweiß, die durch 100 g eines Nahrungsproteins ersetzt werden kann. Als Bezugswert für die Biologische Wertigkeit dient das Vollei-Protein (BW = 100). Andere tierische Lebensmittel wie Fleisch, Fisch und Milch liegen im Bereich von 80 bis 90 und teilweise darüber, während für pflanzliche Proteine Wertigkeiten von 60 bis 80 angegeben werden. Wir finden im Bereich tierischer Proteine aber auch niedrigere Werte. So hat das Casein (ein Teil des Milcheiweißes) eine BW von zirka 70 und Gelatine von Null. Das heißt, allein mit „Gummibärchen" erreichen Sie sicher keinen Muskelaufbau. Andererseits stellt die Gelatine, z. B. in der Geflügelsülze, eine hervorragende Aminosäurenergänzung dar.

Relativ hochwertige pflanzliche Eiweißquellen sind Roggen, Hafer, Reis, Hülsenfrüchte (z. B. Soja), Sesam und Kartoffeln. Neuere Untersuchungsmethoden bestätigen für Sojaprotein eine dem tierischen Eiweiß vergleichbare hohe Wertigkeit. Beim täglichen Essen zählt jedoch weniger die isolierte Betrachtung der Biologischen Wertigkeit einzelner Proteine als die Ergänzungswirkung verschiedener Proteinkombinationen, wie sie für eine gemischte Kost typisch sind. Wir essen Roggenvollkornbrot mit Käse oder Eierteigwaren (Kombination aus Getreide und Vollei). Dabei ergänzen sich die verschiedenen Nahrungseiweiße in ihren Baumustern so, dass Defizite in der Aminosäurenzusammensetzung des einen Proteins durch Überschüsse im anderen Nahrungseiweiß ausgeglichen werden können. Proteinkonzentrate auf der Basis von Milch-, Molken-, Ei- und Sojaprotein sind hochwertig, aber die Angabe einer Biologischen Wertigkeit von über 100 beruht auf dem nicht zulässigen Gleichsetzen einer biologischen Methode mit einer chemischen Bestimmung der Aminosäuren und dem Vergleich der Aminosäuren in einem Test- zu einem Referenzprotein. Zahlen über 100 resultieren aus der Methode des Chemical Scores (CS). Das heißt allerdings nicht, dass aus 100 g Nahrungsprotein mehr als 100 g Körperprotein gebildet werden könnten.

VITAMINE – SCHUTZFAKTOREN UND ZÜNDSTOFFE DES STOFFWECHSELS

Diese Nährstoffe liefern zwar keine Energie, sind aber dennoch lebenswichtig. Sie schützen und steuern in kleinsten Mengen (Mikrogramm bis Milligramm) unsere Stoffwechselabläufe. „Täglich Vitamine!" heißt es in der Praxis, zumindest sollte die Wochenbilanz stimmen. Für einige Vitamine hat der Körper gute Speichermöglichkeiten, so z. B. für die fettlöslichen Vitamine A, D und E sowie das wasserlösliche Vitamin B12, für andere wasserlösliche Vitamine (Vitamin C und andere Faktoren der Vitamin-B-Gruppe) sind sie allerdings weniger gut.

Haben Sportler einen höheren Vitaminbedarf?

Freizeitsportler mit gelegentlichen Fitnessaktivitäten brauchen im Vergleich zum Leistungssportler keine Extravitamine. Hier reichen die durchschnittlichen Zufuhrempfehlungen aus. Leistungssportler sollten in jedem Fall darauf achten, diese Empfehlungen zu 100 Prozent zu erfüllen. Im Leistungssport wirken sich nämlich bereits geringfügige Unterschreitungen der Vitaminzufuhrempfehlungen schneller leistungsmindernd aus im Vergleich zum Nichtsportler.

Eine sichere Vitaminversorgung ist daher eine wichtige Voraussetzung für Gesundheit, Leistung und Wohlbefinden.

Die Frage nach einem Mehrbedarf an einzelnen Vitaminen und vor allem nach der exakten Höhe ist dagegen schwieriger zu beantworten. Letztendlich ist die Frage nach dem persönlich richtigen „Vitaminmaß" eine individuelle Angelegenheit und abhängig vom jeweiligen Gesundheitszustand, den sportlichen Anforderungen und dem Ausmaß an zusätzlichen „Belastungen" von der Arzneimitteleinnahme über Alkoholgenuss und Umweltschadstoffen bis zum Zigarettenkonsum.

Tab. 15: Einteilung der Vitamine

fettlöslich		wasserlöslich	
Retignol (Vorstufe Carotin)	A	Thiamin	B1
Calciferol	D	Riboflavin	B2
Tocopherol	E	Niacin	
Phyllochinon	K	Pyridoxine	B6
		Pantothensäure	
		Biotin	
		Folsäure	
		Cobalamin	B12
		Ascorbinsäure	C

Welche Einflüsse hat speziell der Sport?

Wahrscheinlich ist der Vitamin B1-Bedarf als Folge der höheren Kohlenhydratzufuhr beim Leistungssportler erhöht. Personen mit deutlich erhöhtem Energieumsatz wird eine zusätzliche Zufuhr von 0,4 mg Vitamin B1 je 1000 kcal empfohlen.

Vitamin B6 steht im engen Zusammenhang mit dem Proteinstoffwechsel. Pro Gramm Nahrungseiweiß sollten 0,02 mg Vitamin B6 aufgenommen werden.

Falls Sie als Sportler bedarfsangepasst essen, das heißt entsprechend dem höheren Kalorienumsatz auch mehr Energie mit der Nahrung aufnehmen, besteht im allgemeinen auch eine gute Chance, dass Sie Ihren eventuellen Mehrbedarf an Vitaminen und Mineralstoffen mit der zugeführten Nahrung decken, vorausgesetzt Sie ernähren sich nicht völlig einseitig. Bei den fettlöslichen Vitaminen A und D ist grundsätzlich bei einer Mehraufnahme Vorsicht geboten, da hier Überdosierungserscheinungen möglich sind. Sportler mit einem täglichen Energieumsatz zwischen 2500 und 4000 Kilokalorien haben im allgemeinen weniger Probleme mit einer ausreichenden Vitaminversorgung. Nur bei sehr geringer Energieaufnahme – unter 2000 Kilokalorien im Leistungssport – kann die Versorgung mit Vitaminen und Mineralstoffen kritisch sein.

In diesen Fällen empfiehlt sich eine Vitamin- und gegebenenfalls auch Mineralstoff-substitution in Form entsprechender Präparate, am besten nach Rücksprache mit einem Arzt oder einer Fachkraft für Ernährungsberatung.

MINERALSTOFFE – VOM SPURENELEMENT ZUM KÖRPERBAUSTEIN

„Mineralstoffe" ist der Oberbegriff für Mengen- und Spurenelemente. Sie stellen Bau- und Reglersubstanzen für den menschlichen Organismus dar und kommen in harten und weichen Körpergeweben sowie Körperflüssigkeiten vor. Elektrolyte sind in Körperflüssigkeiten gelöste Mineralstoffe. Sie sind beteiligt an der Reizbildung, Reizbeantwortung und an der Muskelkontraktion. Mineralstoff- und Wasserhaushalt sind eng miteinander verbunden. Die lebensnotwendigen Mengen- und Spurenelemente (siehe nebenstehende Tabelle) müssen mit der Nahrung aufgenommen werden.

Während die Versorgung mit Natrium, Chlorid, Calcium und Phosphor in der Ernährung des Sportlers normalerweise keine Probleme bereitet, sind aufgrund der allgemeinen Ernährungsgewohnheiten und eventuell eines vermehrten Bedarfs die Mineralien Magnesium, Kalium, Eisen, Zink, Jod und Chrom besonders zu beachten. Jod gilt heute in der Nährstoffversorgung der Bevölkerung allgemein als kritisches Spurenelement.

Magnesium und Kalium sind wichtig für die Muskelfunktion, Eisen ist zuständig für den Sauerstofftransport im Blut. Jod ist Vorraussetzung für die gesunde Schilddrüsenfunktion. Zink hat lebenswichtige Aufgaben im Bereich des Eiweissaufbaus, der gesunden Hautfunktion und der Abwehrkräfte. Ein Mineralstoffmangel kann sich in bezug auf die Leistung und Gesundheit genauso ungünstig auswirken wie ein Vitaminmangel. Bekannt ist die vermehrte Störanfälligkeit des Muskels (Neigung zu Muskelkrämpfen) bei einer unzureichenden Magnesiumzufuhr.

Ernährungsempfehlung:

Magnesiumreich sind grüne Gemüse, Vollkornprodukte, Hülsenfrüchte und entsprechende Mineralbrunnen. Zur Orienierung: Ein Mineralwasser mit 100 mg und mehr Magnesium pro Liter ist eine gute Empfehlung. Kaliumreich sind Obst und Gemüse. Seefisch ist die beste Jodquelle, während mageres Fleisch, Leber und grüne Gemüse gute Eisenquellen sind. Zink ist in Muskelfleisch, Fisch, Meeresfrüchten und Weizenkeimen sowie Vollkornhaferflocken enthalten.

Tab. 16: Lebensnotwendige Mengen- und Spurenelemente

Essentielle Mengenelemente	Essentielle Spurenelemente
Calcium (Ca)	Eisen (Fe)
Phosphor (P)	Jod (J)
Natrium (Na)	Zink (Zn)
Chlorid (Cl)	Fluorid (F)
Kalium (K)	Selen (Se)
Magnesium (Mg)	Kupfer (Cu)
Schwefel (S, aus schwefelhaltigen	Mangan (Mn)
Aminosäuren stammend)	Chrom (Cr)
	Molybdän (Mo)
	Kobalt (Co)

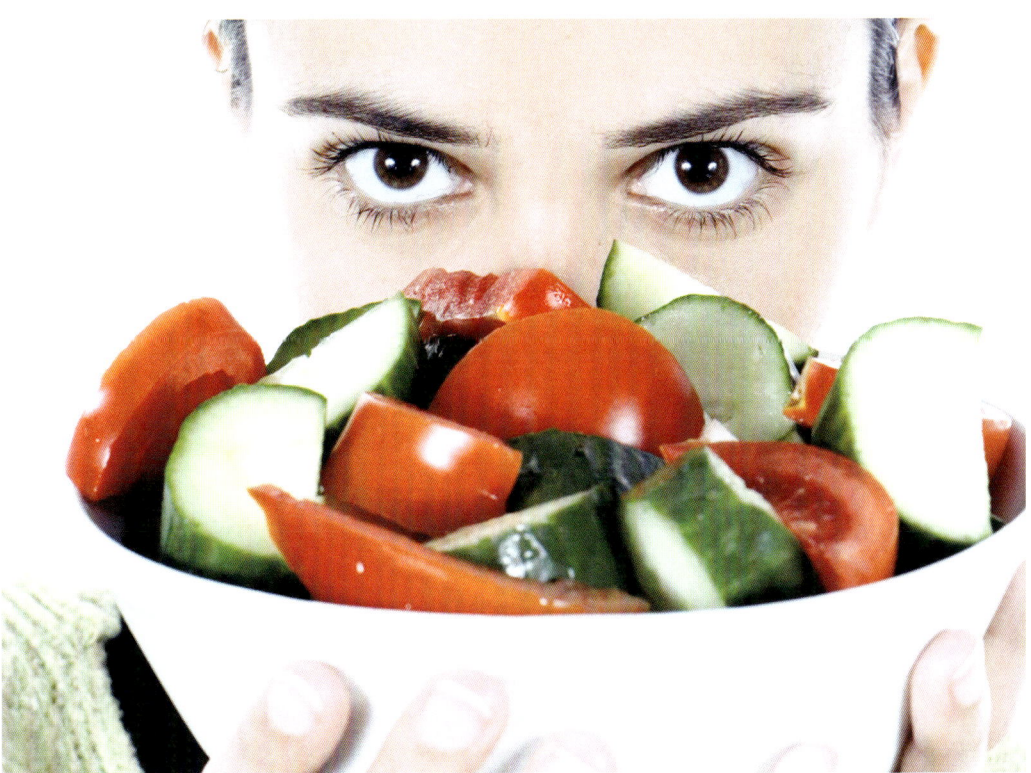

FITESSEN: LEBENSMITTELEMPFEHLUNGEN FÜR FITNESS-SPORTLER

Wir benötigen zwar Nährstoffe zur Energiebereitstellung und zum Aufbau und Erhalt von Körpersubstanzen, verzehrt aber werden Lebensmittel bzw. Speisen und Getränke. Die Inhaltsstoffe von Lebensmitteln sind für uns größtenteils Nährstoffe. Sie werden im Laufe der Verdauungsvorgänge in eine für den Stoffwechsel verfügbare Form gebracht. So entstehen aus den kompliziert aufgebauten Proteinen die neutralen Grundbausteine, die Aminosäuren. Diese wiederum können im Organismus gemäß seinem Bauplan zum Aufbau körpereigener Eiweißstrukturen verwendet werden.

Komplexe (zusammengesetzte) Kohlenhydrate (Polysaccharide = Stärke), aber auch Maltodextrine, Haushaltszucker und Honig werden bis zu den Einfachzuckern (Monosaccharide) abgebaut. Nur diese können in den Blutkreislauf aufgenommen und in dieser Form auch transportiert werden, beispielsweise zur Leber. Fette werden mit Hilfe von Gallensäuren und fettspaltenden Enzymen in ihre Grundbestandteile, die Fettsäuren und Glycerin (ein Zuckeralkohol) zerlegt.

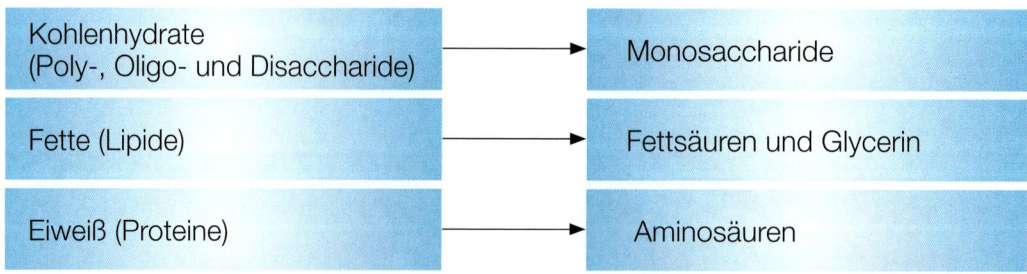

Kohlenhydrate (Poly-, Oligo- und Disaccharide)	→	Monosaccharide
Fette (Lipide)	→	Fettsäuren und Glycerin
Eiweiß (Proteine)	→	Aminosäuren

Die Verdauung der mit der Nahrung aufgenommenen Nährstoffkomplexe Kohlenhydrate, Fette und Eiweiße ist also die unabdingbare Voraussetzung für ihre Verwertung im Rahmen des Stoffwechsels. Enzyme greifen dabei als „Verdauungswerkzeuge" im Magen-Darm-Trakt, aber auch im Sinne von „internen Stoffwechselkatalysatoren" in den Energie- und Baustoffwechsel der Zellen ein. Wir benötigen also für Gesundheit, Leistungsfähigkeit und Wohlbefinden eine Vielzahl von Nahrungsfaktoren. Kein einzelnes Lebensmittel kann alle benötigten Nährstoffe allein bereitstellen, deshalb liegt ja auch – und dies muss immer wieder deutlich herausgestellt werden – der

Schlüssel zur Fitnessernährung in einer abwechslungsreichen Lebensmittelzusammenstellung. Je vielseitiger die Auswahl desto sicherer ist die Nährstoffversorgung. Natürlich profitieren auch Zunge und Gaumen davon.

Damit es keine Missverständnisse gibt, muss jedoch zunächst die Frage beantwortet werden: Was heißt eigentlich abwechslungsreiche Ernährung? Zwei Tassen Kaffee und eine Zigarette – das sogenannte „Managerfrühstück" – als 1. Frühstück, ein Wurstbrötchen mit Limo am Vormittag, mittags etwas vom Schnellimbiss, nachmittags Kaffee und Kuchen und abends ein Fertiggericht aus der Mikrowelle, dazu zwei Flaschen Bier und später vielleicht noch eine halbe Packung Erdnüsse oder einige Pralinen. Sie brauchen kein Ernährungswissenschaftler zu sein, um festzustellen, dass diese Art von Abwechslung nicht gemeint sein kann.

Wichtiger als die Quantität ist die Qualität bei der Lebensmittelauswahl.

Das Modell der Lebensmittelpyramide auf der folgenden Seite kann eine gute Hilfe bei der Nahrungsauswahl und Speisenzusammenstellung sein. Es stellt die wichtigsten Nahrungsgruppen und ihren erwünschten Anteil an der Ernährung dar.

Das klassische Modell der Lebensmittelpyramide ist ausgesprochen kohlenhydratbetont, eiweißhochwertig und fettkontrolliert. Es eignet sich deshalb für schlanke, körperlich sehr aktive Ausdauer- und Fitnesssportler. Die sich nach oben verjüngende Pyramide verdeutlicht, welchen Anteil die jeweiligen Lebensmittelgruppen am Speiseplan haben sollten.

Da wir mengenmäßig mehr trinken als essen müssen, ist die Pyramide praktisch auf Wasser gebaut. Danach folgt als solides breites Fundament die kohlenhydratreichste Nahrungsgruppe: Getreideprodukte, Brot und Kartoffeln. Das nächste ebenfalls noch breite Stockwerk ist Gemüse und Obst vorbehalten, gefolgt von den tierischen eiweißreichen Lebensmitteln wie Fisch, Geflügel, Milch und Milchprodukte, Fleisch und Ei, einschließlich fettarmem Aufschnitt.

Dann folgen – jetzt in deutlich kleineren Anteilen – das Streich- und Zubereitungsfett, also Öle, Butter und Margarine. Die Spitze der Pyramide enthält schließlich die Speisen, die wir nur mit Augenmaß genießen dürfen – also Süßes, fettreiche Snacks und alkoholische Getränke.

Was das tägliche Ernährungsverhalten betrifft, so wird gesagt, dass die Empfehlungen der Pyramide oft auf den Kopf gestellt werden. Wir raten Ihnen jedoch, es nicht auf die Spitze zu treiben!

Ernährungsempfehlungen im Wandel

Das klassische Modell der Lebensmittelpyramide erfährt verschiedene Abwandlungen je nach Standpunkt und Zielsetzung des Betrachters. Gegenstand des „Pyramidenstreits" ist die Bewertung der kohlenhydratreichen Lebensmittel innerhalb des Ernährungssystems. Low-carb-Anhänger verschieben die kohlenhydratreichen Lebensmittelgruppen Getreide und Kartoffeln weit nach oben in der Pyramide, während unter Berücksichtigung des glykämischen Index andere Ernährungsexperten solche mit hohem GI-Wert ebenfalls weiter nach oben rücken und in den unteren Stockwerken vor allem Gemüse, wasserreiche Früchte, Vollkornprodukte und Hülsenfrüchte belassen. Low-carb- und GLYX-Pyramiden werden vor allem unter den Zielsetzungen Abnehmen und Bodyshaping diskutiert.

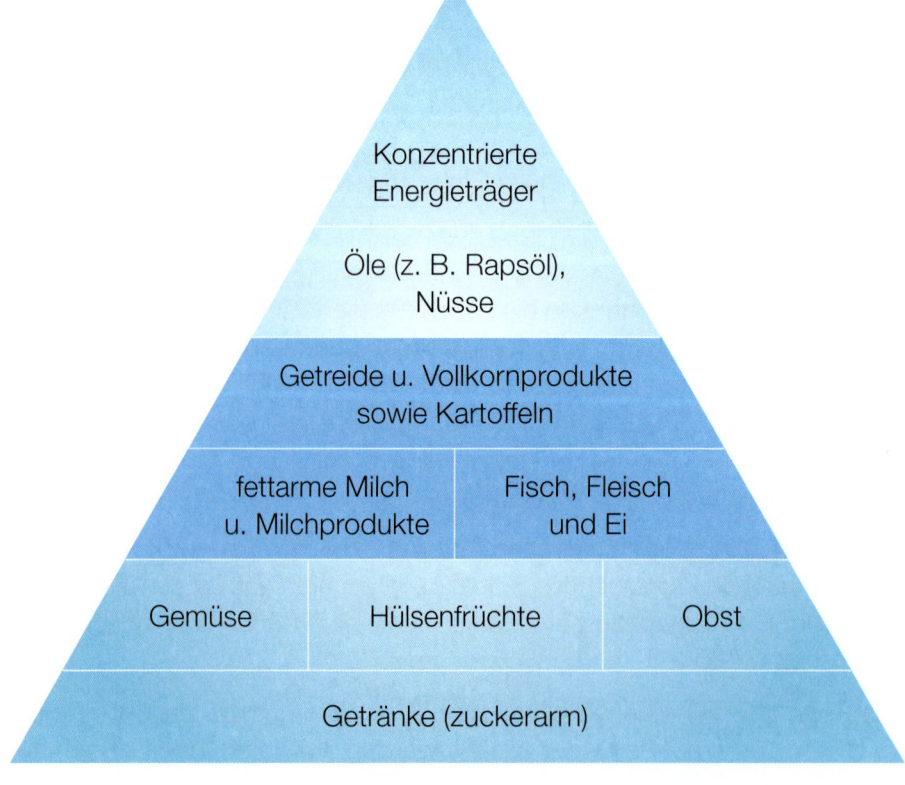

Abb. 30: Die GLYX-Lebensmittelpyramide

LEBENSMITTELWARENKUNDE FÜR FITNESSBEWUSSTE

Die persönlich richtige Sport- bzw. Fitnessernährung beginnt bereits beim Lebensmittelkauf. Das Lebensmittelangebot von heute ist gekennzeichnet von einer kaum noch überschaubaren Fülle. Selbst exotische Genüsse sind heute jederzeit verfügbar, obwohl es aus verschiedenen Gründen sicherlich sinnvoller ist, das regional und jahreszeitliche Lebensmittelangebot zu bevorzugen. Lebensmittel schmecken am besten, wenn sie Saison haben und sind dann auch am nährstoffreichsten.

Lebensmittel können nach den unterschiedlichsten Kriterien ausgewählt werden, wie
· Aussehen
· Geschmack
· persönliche Gewohnheiten und Vorlieben
· Preiswürdigkeit
· vereinfachte Zubereitung (bei Fertigprodukten)
· Frische
· Nährwert bzw. Nährstoffdichte.

Wie sehr das Aussehen – und natürlich auch der Geschmack – unsere Lebensmittelwahl beeinflusst, zeigt sich daran, dass viele ja bereits Vollkornnudeln ablehnen, weil sie anders als die gewohnten hellen Nudeln aussehen. Unser schlaraffenlandähnliches Nahrungsangebot bietet jedoch die Chance, bei der Auswahl der Lebensmittel möglichst viele der genannten Bestimmungsgründe zu berücksichtigen. Längst sind Genuss und Gesundheit beim Essen keine unvereinbaren Gegensätze mehr. Man denke hier nur an die Vielfalt der Milchprodukte, Brotsorten, Früchte und Gemüse sowie Küchenkräuter und Gewürze.

Aus welchen Nährstoffen bestehen die Lebensmittel?

Lebensmittel enthalten die verschiedenen Nährstoffe in recht unterschiedlichen Mengen. Eine Ausnahme bilden der Haushaltszucker und reine (Brat-)Fette. Sie bestehen praktisch nur aus einem Nährstoff und enthalten so gut wie keine essentiellen Vitamine und Mineralstoffe.

Will man das Lebensmittelangebot ordnen, so kann man es nach dem vorrangigen Gehalt einer bestimmten Nährstoffgruppe einteilen, z. B. kohlenhydratreiche, fettreiche, eiweißreiche sowie vitamin- und mineralstoffreiche Lebensmittel. In unserer heutigen Ernährung kommt es darauf an, im täglichen Speiseplan solche Lebensmittel zu bevorzugen, die ein günstiges Verhältnis von Vitaminen und Mineralstoffen zu den Kalorien haben. Wir nennen diesen aktuellen Qualitätmaßstab für Fitnesslebensmittel Nährstoffdichte. Bezüglich der Nährstoffdichte – also einem optimalen Vitamin-Mineralstoff-Kalorienverhältnis schneiden wiederum die Lebensmittel am günstigsten ab, die gleichzeitig einen niedrigen glykämischen Index aufweisen, also Gemüse, Salate, wasserreiches Obst, grobkörnige Vollkornprodukte aber auch fettarme tierische Eiweißträger wie mageres Fleisch, fettarme Milchprodukte sowie Meeresfisch.

Küchentipps für Fitnessbewusste

Was Sie qualitätsbewusst eingekauft haben, bedarf auch einer entsprechenden Zubereitung in der Küche. Oft sind Nährstoffverluste bei der Nahrungszubereitung der Grund für Defizite in der Vitamin- und Mineralstoffversorgung. Bei der Vor- und Zubereitung von vitaminhaltigen Lebensmitteln ist zu beachten, dass durch Licht, Luft und Hitze Vitamine verloren gehen können. Vitamine und Mineralstoffe können auch durch Wasser aus den Lebensmitteln herausgelöst („ausgelaugt") werden. Achten Sie deshalb beim Einkauf empfindlicher Lebensmittel wie Säfte, Milch und Pflanzenöle auf dunkle, lichtgeschützte Verpackungen.

Tab. 17: Vitaminverluste zwischen Einkauf und Verzehr

Im Durchschnitt kommt es zwischen Einkauf und Verzehr zu folgenden Verlusten	
Vitamin A	20 Prozent
Vitamin E	10 Prozent
Vitamin B1	30 Prozent
Vitamin B2	20 Prozent
Vitamin B6	20 Prozent
Pantothensäure	30 Prozent
Folsäure	35 Prozent
Vitamin C	30 Prozent

Daher Lebensmittel
· nur kurz, aber gründlich waschen!
· nicht stärker zerkleinern als notwendig!
· nicht unnötig lange stehen lassen!

Außerdem

· gekochte Nahrung mit Frisch- bzw. Rohkost verzehren.
· nährstoffschonende Garmethoden wählen
  (z. B. dünsten bzw. mit wenig Wasser garen)!
· Speisen nicht lange warmhalten. Gegebenenfalls abkühlen lassen und dann wieder aufwärmen!

Fitnesstipp:

Mit frischen oder tiefgefrorenen Küchenkräutern – aber auch Sprossen – kann man jedes Essen (auch mal ein „schnelles" Fertiggericht) aufwerten. Das betrifft sowohl den Nährstoffgehalt als auch den Geschmack.

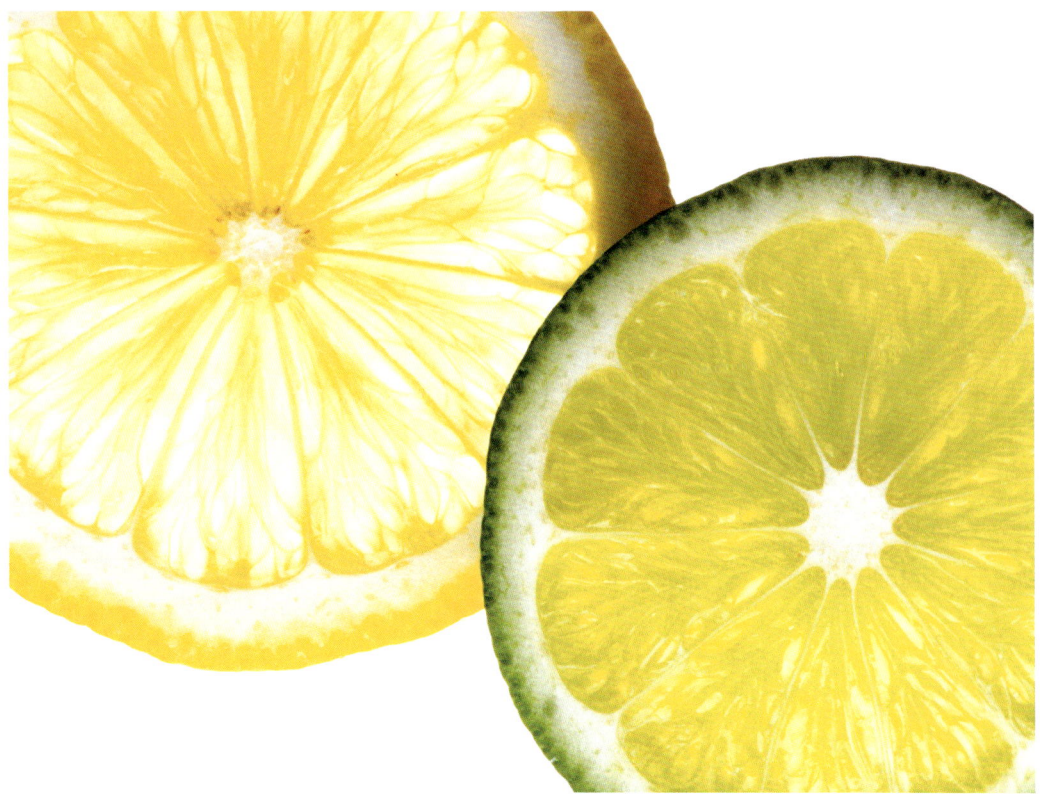

DIE DOPPEL-STRATEGIE FÜR FIGUR UND FITNESS:
ESSEN UND TRIMMEN – BEIDES MUSS STIMMEN!

Mit Hungern und strengem Diäthalten kann man keine gute Figur machen. Dafür ist sportliches Training in Verbindung mit einer richtigen Ernährung notwendig. Bewusst genießen und mit Freude trimmen, diese Fitnessphilosophie und Lebensweise nützt der Gesundheit und dem Aussehen, verbessert das Wohlbefinden und die Leistungsfähigkeit und reguliert auf natürliche Weise das Stoffwechselgeschehen. Kurzum: Man fühlt sich einfach wohler in seiner Haut. Ein aktiver Stoffwechsel ist die beste Grundlage für den sportlichen Erfolg und ein gesundes Aussehen.

Wie viele aber messen ihre Fitness immer noch an der Zahl der verbissen zurückgelegten Laufkilometer oder rechnen sich aus, was man alles machen muss, um den Kaloriengehalt bestimmter Speisen zu verbrennen. Befreien Sie sich lieber von dieser frustrierenden Kalorienmathematik beim Trimmen und Essen.

Andere setzen immer noch auf Diät. Gehören auch Sie dazu? Bedenklich ist nicht der Wunsch nach Schlankheit, Fitness und gesundem Aussehen, sondern eher die Mehrzahl der Methoden, die versprechen, dieses Ziel ohne Mühe zu erreichen. Kritisch zu beurteilen ist auch die Überbewertung der raschen Gewichtsabnahme. Hinzu kommt, dass oft die abnehmen wollen, die es eigentlich – gesundheitlich – gar nicht nötig haben. Damit ist gemeint, dass es zwei Gruppen gibt, die von der Thematik „Schlankheitsdiäten" unterschiedlich betroffen sind. Zur ersten Gruppe zählen die Menschen, die aus gesundheitlichen Gründen abnehmen sollten, zum Beispiel Bluthochdruckkranke mit Übergewicht oder Übergewichtige mit erhöhten Blutfett- oder Blutzuckerwerten. Aber auch all jene, deren Body-Mass-Index (Gewicht in Kilogramm geteilt durch Körperlänge in m^2) über 30 liegt und nicht Hochleistungsbodybuilder sind, sollten abnehmen, weil Übergewicht allein dann ein gesundheitliches Risiko darstellt. Diesen Menschen müssen wir helfen und ihnen einen Weg aufzeigen, wie sie gesundheitlich sicher und auf Dauer erfolgreich abnehmen können.

Dann ist aber die Gruppe derjenigen zu nennen, die ständig auf Diät sind, um ein modisches Idealgewicht zu erreichen. Meistens handelt es sich aber um Figurprobleme, die besser durch eine sinnvolle Kombination aus Sport und richtiger Ernährung zu lösen sind und nicht durch rigorose Diäten oder Fastenkuren. Für diese Gruppe gibt es bereits den Begriff Diätmissbrauch. Krankhungern und ernste Essstörungen wie die Bulimie – also Fress- und anschließende Brechattacken – können die Folge sein. Diese zweite Gruppe müssen wir vor einem schlankheitsfixierten Diätverhalten und einem übertriebenen Schlankheitsideal warnen.

Wie entsteht eigentlich Übergewicht?

Überernährung führt zur Energiespeicherung in Form von Fettdepots. Übergewichtige essen dann mehr, als sie persönlich brauchen. Das heißt aber nicht, dass Übergewichtige unbedingt mehr essen als Normalgewichtige. Bei manchen kann tatsächlich der Stoffwechselbetrieb langsamer ablaufen. Ein Problem ist natürlich auch, dass wir allgemein nicht mehr so viel Kalorien benötigen, weil die körperliche Arbeitsschwere ganz deutlich abgenommen hat. Schaffen Sie sich einen Ausgleich über vermehrte Aktivität in der Freizeit!

Übergewicht ist aber vor allem ein Verhaltensproblem. Das ungünstige Ernährungsverhalten kann sich darin äußern, dass
· wenige üppige Mahlzeiten statt öfters kleine Imbissportionen gegessen werden,
· man zu schnell isst,
· Sättigung nicht richtig gespürt wird,
· man sich leicht zum Essen verführen lässt, z. B. aus Langeweile oder Stress.

Hier muss man dann auch ansetzen, das heißt ein persönlich richtiges Ernährungsverhalten lernen. Wir nennen das bewusste Ernährung. Ein Stück Papier und ein Bleistift ist in diesem Sinne die billigste Diät. Schreiben Sie einfach eine Zeitlang von morgens bis abends auf, was Sie trinken und essen. Sie werden sehr schnell ein Gespür für persönliche „Schwachstellen" beim Essen entwickeln. Ein Beispiel für eine Ernährungstagebuchseite finden Sie im Anhang.

Warum viele Diäten nicht das halten, was sie versprechen

Schlank werden kann man mit jeder Diät – notfalls sogar mit Bonbons – aber schlank bleiben – das klappt fast nie. Das Problem ist der mangelhafte Dauererfolg herkömmlicher Diäten. Das liegt darin begründet, dass eine Diät eine zeitlich begrenzte Maßnahme ist. Man macht halt zwei Wochen Diät, denkt aber schon während der Diät ständig ans Essen bzw. Nichtessendürfen – was dasselbe ist – und freut sich

Diätetische Lebensmittel und Schlankheitsmahlzeiten	Nach Diät-Verordnung standardisierte Produkte (z. B. Pulver oder Fertigmahlzeiten). Hoher convenience-Grad = Bequemlichkeit.	Helfen Diätfehler vermeiden, beugen gezielt Mangelerscheinungen vor. Aber keine Dauerlösung! Letztlich zählt nur die erfolgreiche Änderung von ungünstigen Essgewohnheiten.
Schlankheitsmittel von Appetitzüglern bis zum Pektin	Chemische Appetitzügler, Füll- und Quellstoffe mit Sättigungswirkung, z. B. Pektin und andere Ballaststoffe, Abführmittel (Laxantien), Entwässerungstabletten (Diuretika), Enzyme („fatburner").	Chemische Appetitzügler bergen erhebliche Nebenwirkungsgefahr. Die besten Sättigungstipps sind: Ballaststoffreich essen, dazu viel kalorienfreie Flüssigkeit. Langsam essen, d. h. gut kauen. Abführmittel, Enzyme und Entwässerungstabletten helfen nicht beim Fettabbau.
Physikalische Maßnahmen	Sauna, Massagen, Tiefenwärme.	Wohltuend und unterstützend. Ohne Umstellung der Ernährung aber kein Erfolg.
Fettreduzierte Mischkost	Ausgewogene Ernährung. „Von allem etwas, von keinem zuviel!" Etwa 500 bis 1000 kcal weniger essen, als man gewöhnt ist.	Dauerhafter Lern- und Gewichtserfolg durch bewusstes Ernährungslernen und langsames Abnehmen. Man gewöhnt sich schon während der Diät an die Lebensmittel und Zubereitungen, die man auf Dauer beibehalten kann.
IDR und TDR (individuell fettreduzierte Mischkost und Ausdaueraktivitäten und Figurtraining)	„Iss das Richtige" und „Trimm Dich richtig". Erlernen eines auf Dauer persönlich zufriedenstellenden Ess- und Bewegungsverhaltens.	Gute Aussicht auf Langzeiterfolg. Keine Mangelerscheinungen. Steigerung von Fitness und Wohlbefinden.

auf die Namen, denn es handelt sich immer wieder um vergleichbare Grundprinzipien.

Von FdH („Friss die Hälfte") über Trennkost und Modediäten aus Zeitschriften bis zum (proteinergänzten) Fasten und Formuladiäten – nichts blieb und bleibt unversucht. Drei Diättrends sollen jedoch näher betrachtet werden, weil sie einerseits große Verbreitung gefunden haben und andererseits dem Wunsch nach einer individuell auf den eigenen Stoffwechsel zugeschnittenen Diät entsprechen.

Ausgehend von der lange Jahre propagierten Vorstellung, dass vor allem eine überkalorische Ernährung mit zu hohem Fettanteil Hauptverursacher der zu vielen Pfunde ist, wurden die Low-fat-Diäten entwickelt. In ihrer extremsten Auslegung wurden die Kohlenhydrate pauschal freigegeben und nur das Fett rationiert. Positiv war bei richtiger Kohlenhydratauswahl (viel Gemüse, Vollkorn statt Weißmehl, üppige Salate etc.) die gute Sättigungswirkung dieser volumenreichen Speisepläne. Wer aber nur mit Fett geizte und stattdessen weiterhin reichlich Brot, Kartoffeln, zuckerreiche Getränke und fettfreie Süßigkeiten verzehrte, wurde keineswegs mit einer schlanken Linie belohnt.

Wen wundert es daher, dass 30 Jahre nach Dr. Atkins Diätrevolution in den USA erneut das genaue Gegenteil von low fat – nämlich low carb – auflebte. Die anfänglich praktisch gänzliche Verbannung der Nahrungskohlenhydrate und später teilweise gelockerte kohlenhydratarme Diät zeigt bei guten Sättigungseigenschaften überzeugende Gewichtserfolge und führt auch nicht zu ungesunden Veränderungen im Fettstoffwechsel – zumindest nicht was die Auswertung von Studien im Zeitraum von 6 Monaten bis zu einem Jahr betrifft.

Durch das Diätprinzip kommt es zu einer Verbesserung der Insulinwirkung und Fettverwertung als Energiequelle. Heißhunger wird vermieden. Positiv zum Diäterfolg trägt der relativ hohe Proteinanteil der Low-carb-Diäten bei. Eiweiß gilt als vernachlässigtes Talent beim Abnehmen, denn es beugt dem Muskelabbau vor, hält den Stoffwechsel aktiv und sättigt besonders gut.

Exkurs – anabole oder ketogene Diät

Für Kraftsportler mit Wettkampfambition ist die anabole Diät zur Vorbereitung auf einen Wettkampf einen Versuch wert. Bei dieser Kostform werden von Montag bis Freitag fast ausschließlich Eiweiß und Fett verzehrt. Die Kohlenhydratzufuhr liegt bei 20 g am Tag. Nur am Wochenende werden vermehrt Kohlenhydrate gegessen, um die Muskulatur „aufzuladen". Die starke Kohlenhydratrestriktion vermindert die Insulinausschüttung, fördert den Fettabbau und begünstigt die Entstehung von so genannten Ketonkörpern als „unvollständige" Fettabbauprodukte. Reichliches Trinken ist in jedem Fall Pflicht, um diese vermehrt anfallenden Stoffwechselzwischenprodukte über die Nieren auszuscheiden.

Für Kraftsportler bringt die Diät Vorteile bei der Reduktion des Körperfettanteils und der Erhöhung der Muskelmasse. Der schlanke Athlet, der ohnehin Probleme mit dem Masseaufbau hat, sollte dagegen den richtigen Mix aus Kohlenhydraten, Fett und Eiweiß aufnehmen. Denn diese Kombination lässt am ehesten eine Zunahme an Muskelmasse erwarten.

Achtung: Die anabole Diät ist nicht zur Leistungssteigerung im Ausdauersport geeignet. In diesem Fall ist ein höherer Kohlenhydratanteil in der Ernährung erforderlich.

Durchhaltevermögen ist entscheidend

Viele Anwender der Low-carb-Diät schaffen die strenge Kohlenhydratbegrenzung nicht und halten eher eine kohlenhydratkontrollierte Diät bis 120 g Kohlenhydrate pro Tag ein. Die starke Kohlenhydrateinschränkung ist ja ohnehin nur für eine Einstiegsphase vorgesehen und im Bereich „Bodystyling und Fitness" gilt: In dem Maße, wie Sie zunehmend körperlich aktiv und fit werden, dürfen Sie Ihr Kohlenhydratniveau steigern. Vergessen Sie dabei aber das Prinzip „glykämischer Index" nicht.

Von Low carb zu slow carb

Auch wer seine Nahrungskohlenhydrate langsam aufstockt, sollte nach wie vor auf das Prinzip der kohlenhydratbewussten Ernährung nach dem GI bzw. der GL achten und entsprechend unseren Empfehlungen GLYX-bewusst abnehmen (Tabelle Seite 294).

Das Wort slow carb steht für Kohlenhydrate mit einem niedrigen GI-Wert, die den Blutzucker nur maßvoll ansteigen lassen. So ist stets eine gleichbleibende Leistung und gute Sättigung gewährleistet. Ergänzen Sie diese gesunde Dauerernährung noch mit einem akzentuierten Angebot hochwertiger Proteinträger und stellen Sie auf eine gesunde Fettauswahl um, wie die GLYX-Lebensmittelpyramide (Seite 258) zum Abnehmen und Schlankwerden zeigt.

SCHÖNHEIT UND FITNESS VON INNEN – GESUNDES AUSSEHEN FÄNGT BEIM ESSEN AN

Oberflächenmäßig betrachtet ist die Haut mit zirka 16.000 bis 20.000 Quadratzentimetern das größte und eines der faszinierenden Organe des Menschen. Die Aufgaben der Haut sind äußerst vielfälig. Als Mittler bzw. Verbindung zwischen Umwelt und Körper kommt ihr eine wichtige Schutz- und Sinnesfunktion zu. Die Haut als äußere Begrenzung zwischen dem Körper und seiner Umgebung ist zuständig für:

· Körpertemperaturregulation
· (Schweißabsonderung = Kühlung, Fettzellen = Kälteschutz)
· Abwehr von Krankheitserregern durch Fett-Säure-Mantel
· Schutz gegen UV-Einstrahlung (Pigmente der Oberhaut und Kopfhaare)
· Schutz vor Verletzungen (Schwielen, Unterhautfettgewebe als Druckpolster)
· Schutz vor Austrocknung (Hornschicht, Talgdrüsen)
· Bildung von Vitamin D
· Reifung der T-Lymphozyten (Immunfunktion, das heißt wichtig für die körpereigenen Abwehrkräfte)
· Druck-, Tast-, Wärme- und Kälte- sowie Schmerzempfindungen
· Ausscheidung von Wasser und Salzen (Unterstützung der Nierenfunktion).

Die Haut ist aber auch eine individuelle Visitenkarte, die Rückschlüsse auf das Lebensalter und die Lebensweise zulässt. Selbst Stimmungen sind uns am Hautbild anzusehen, indem wir durch Veränderung der Hautdurchblutung erröten oder erblassen. Mit Bezeichnungen wie „dickfellig" oder „dünnhäutig" werden Charaktereigenschaften eines Menschen beschrieben.

DIE HAUT ALS SPIEGEL DER SEELE

Die Haut ist Spiegel der „inneren Säfte und Kräfte". Hier wird der enge Zusammenhang von Haut, Stoffwechsel und Psyche deutlich. Eine gesunde Haut ist wiederum wichtig für das Wohlbefinden.

Sich wohlfühlen in seiner Haut – wer möchte das nicht?

Je besser der gesamte physische und psychische Zustand eines Menschen ist, desto besser ist sein Hautbild. Die gesunde Hautfunktion kann durch Erkrankungen, Stoffwechselstörungen, Allergien, Fehlernährung und Genussmittelmissbrauch (Alkohol und Nikotin) beeinträchtigt werden. In jedem Fall müssen Sie bei einer Störung im Erscheinungsbild der Haut die engen Zusammenhänge zwischen Stoffwechsel, Ernährung und Psyche beachten.

Schönheit hängt eng mit Gesundheit und Harmonie zwischen Körper und Seele zusammen. Nur wenn alle Körperfunktionen ausgeglichen arbeiten, ist ein strahlend frisches Aussehen – also gesunde Haut, Haare und Fingernägel – möglich. Die Hautpflege von innen, als ein wichtiger Grundsatz biologisch verstandener Ganzheitskosmetik, ist gerade heute bei den vielfältigen Belastungen der Haut durch Umweltschadstoffe, Genussmittelmissbrauch und oftmals Mangelernährung wichtiger denn je.

Die Grundvorraussetzungen für ein attraktives Erscheinungsbild sind gleichzeitig die wichtigen Fitness- und Gesundheitsbausteine
· vollwertige Ernährung und
· genügend Bewegung.

Die Ernährung wirkt sich vielfältig auf den gesamten Organismus aus: auf Figur und Haltung, auf die gesunde Hautfunktion und den Verdauungsstoffwechsel, auf Beweglichkeit und Aktivität und so letztendlich auch auf die seelische Verfassung. Mit der richtigen Ernährung halten Sie sich körperlich fit. Das trägt zur guten Laune bei. Und gut gelaunt ist man einfach sympathischer.

Verschiedene Nährstoffe – von den Aminosäuren bis zum Zink – sind besonders wichtig für die gesunde Hautfunktion – also Kosmetik von innen. Es soll aber an dieser Stelle ganz deutlich gesagt werden: Wichtiger als die isolierte Verabreichung einzelner Nährstoffe ist das Zusammenspiel aller benötigten Nährstoffe in Form einer abwechslungsreichen und vollwertigen Ernährung.

Auch im Hinblick auf ein gesundes Aussehen stellt zuviel Fett ein Problem dar. Dies gilt nicht nur für die Mitbeteiligung am Übergewicht.

Fettreiche Kost ist nicht mehr zeitgemäß und stellt bei gleichzeitigem Bewegungsmangel die größte Gesundheitsbelastung dar. Wer statt Fett insgesamt mehr pflanzliche Lebensmittel wie Gemüse, Getreide, Kartoffeln und Obst isst, führt mehr Schutzfaktoren wie Ballaststoffe zu, die beispielsweise die gesunde Darmfunktion erhalten und sich auch auf die Regulation des Stoffwechsels günstig auswirken. Genügend Ballaststoffe und Trinkflüssigkeit (ca. 1,5 bis 2,0 Liter pro Tag) wirken sich über die Anregung von Darm und Nieren ebenfalls günstig auf das äußere Erscheinungsbild aus. Ein aktiver Stoffwechsel ist das Resultat. Überernährung und Nährstoffmangel beeinträchtigen dagegen das Aussehen von Haut, Haaren und Nägeln, die so zum Indikator für Fehlernährung werden.

Neben Flüssigkeit (besonders vorteilhaft sind magnesiumreiches Mineralwasser, Buttermilch und Molkenzubereitungen, mit Mineralwasser verdünnte Fruchtsäfte und Gemüsesäfte – auch milchsauer vergoren – sowie Kräuter- und Früchtetees) und Ballaststoffen sind folgende Nährstoffe „Hautnahrung" bzw. „Schutznährstoffe" für die gesunde Hautfunktion:
· Vitamin A (auch als beta Carotin, das heißt Provitamin A), E, C und Faktoren des Vitamin B-Komplexes
· Calcium, Eisen und Zink
· essentielle Aminosäuren (Eiweißbausteine) und mehrfach ungesättigte Fettsäuren.

Vitamin A gilt als das Hautschutzvitamin schlechthin, da es in Aufbau und Funktions-erhaltung von Haut und Schleimhäuten eingreift. Es ist wichtig für die körpereigenen Abwehrkräfte und begünstigt das Wachstum von Haaren und Nägeln. Vitamin A wird in der Kosmetik sowohl äußerlich wie innerlich angewendet. In beiden Fällen dürfen hohe therapeutische Dosierungen aber zur Vermeidung von Nebenwirkungen nur auf ärztliche Verordnung hin angewendet werden.

Vitamin E, beta-Carotin und weitere Carotinoide sowie Vitamin C können als Anti-oxidanzien der inneren und äußeren Kosmetik bezeichnet werden.

Neben dem Vitamin A stehen insbesondere die Faktoren des Vitamin B-Komplexes im Mittelpunkt des Interesses. Pantothensäure bzw. das Derivat Panthenol, ist wohl das in der Kosmetik am meisten eingesetzte Vitamin zur Pflege rissiger, spröder Haut und zur Linderung von Hautreizungen auch in Sonnenschutzmitteln.

Biotin bzw. Vitamin H (= Hautvitamin) fördert das Wachstum von Haut und Bindege-webe und hilft bei trockener Haut, Schuppen und Wachstumsstörungen der Nägel, während die Vitamine B2 und B6 Schutzfunktionen im Bereich von Haut und Haaren ausüben. Eine Ernährug mit viel Vollkornprodukten, Kartoffeln, Gemüse, fettarmen Milchprodukten ergänzt durch Fisch, Fleisch und Ei ist die beste Ernährungsgrund-lage für eine sichere B-Vitamin-Versorgung.

Wie bereits erwähnt können bei einem Vitaminmangel Vitaminpräparate, die den allge-meinen Vitaminzufuhrempfehlungen angepasst sind, einen wirksamen Ausgleich schaffen.

SCHLANKHEITSDIÄT = MANGELDIÄT?

Übrigens gelten gerade jüngere Frauen nach neueren Erkenntnissen als Risikogruppe bei der Vitaminversorgung. Besonders wer häufig oder ständig Diät hält, riskiert eine Unterversorgung mit Vitaminen und Mineralstoffen. Bei jungen Frauen kommt es häufig zu einer nicht zufriedenstellenden Versorgung bei den Vitaminen B2 und Folsäure sowie bei Eisen und Calcium. Es spricht also ein weiterer Grund gegen den Schlankheitsdiätenmissbrauch, und zwar der Mangel an „Schönheitsnährstoffen". Eine gute Figur und eine schöne Haut kann man nicht durch rigorose Schlankheitsdiäten und Hungerkuren erlangen, sondern nur durch die sinnvolle Kombination von vollwertiger Ernährung und körperlicher Aktivität – selbstverständlich ergänzt durch die richtige Körperpflege.

Vitaminmangel droht Ihnen übrigens nicht nur, wenn Sie zuwenig essen, sondern ebenfalls bei jeder Form von einseitiger Ernährung. Dazu gehören auch einige alternative Kostformen (beispielsweise der sog. Pudding-Vegetarismus mit viel Stärke- und Zuckerprodukten sowie eine reine Pflanzenkost, bei der es zu einem Mangel an Protein, Vitamin B12, Calcium, Eisen, Jod und Zink kommen kann). Je eingeschränkter die Lebensmittelauswahl ist, desto wahrscheinlicher wird ein Nährstoffmangel. Nur eine abwechslungsreiche Ernährung mit einem hohen Frischkostanteil kann als Kosmetik von innen bezeichnet werden.

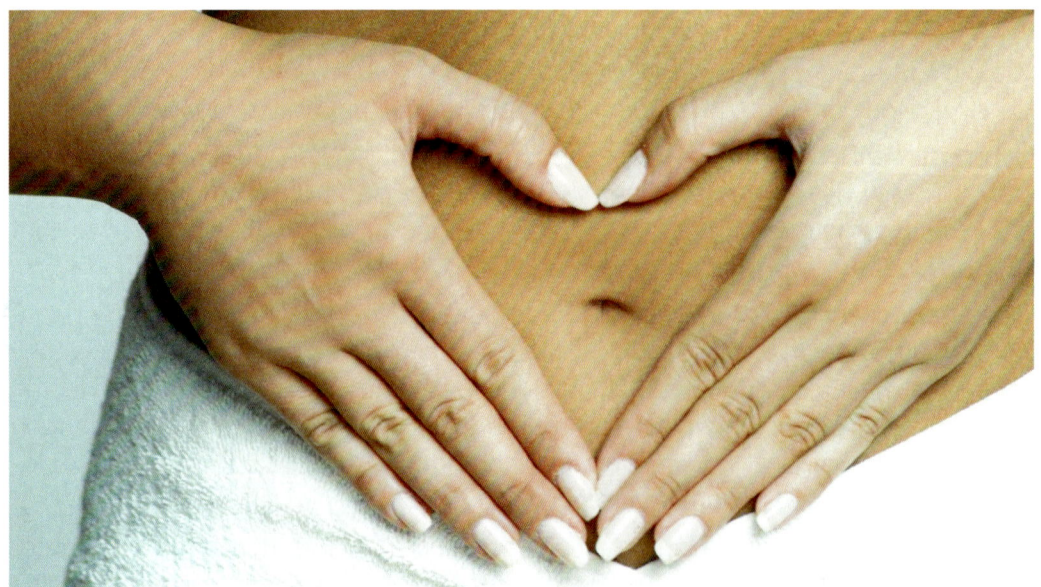

ERNÄHRUNG AUF HOHEM (LEISTUNGS-)NIVEAU

Je höher das angestrebte Leistungsniveau ist, desto ernsthafter müssen Training und Ernährung aufeinander abgestimmt sein. Trainierende im Sportstudio haben in der Regel drei Hauptziele:

1. Steigerung der Ausdauer und allgemeine Fitness/Gesunderhaltung
2. Figurtraining mit dem Ziel Gewichtsreduktion und Gewebestraffung
3. Aufbau von Muskelmasse und Muskelkraft.

Zur Erreichung Ihrer persönlichen Zielsetzungen im Training gehört die bewusste Ernährung unabdingbar dazu. Anstrengende Spinningstunden sind ohne ausreichende Kohlenhydrat- und Flüssigkeitszufuhr nicht möglich. Und Situps ohne Einschränkung der Kalorienzufuhr – speziell Fett und schnell verfügbare Kohlenhydrate – werden nicht zum gewünschten Erfolg führen, während im Krafttraining zum Masseaufbau wiederum die Kalorienzufuhr – insbesondere Kohlenhydrate und Protein – deutlich angehoben werden muss.

Wer sich auskennt, isst besser

Die Ernährung gehört zu den physiologischen Maßnahmen bei der Leistungssteigerung im Sport. Dabei geht es zunächst um die beiden Grundprinzipien des Stoffwechsels, die anabole und katabole Phase. Das aus dem Griechischen stammende Wort „anabol" bedeutet Aufbau und das Gegenteil davon, der Abbau, wird mit katabol bezeichnet.

Der katabole Stoffwechsel meint z. B. die „Verbrennung", den stufenweisen Abbau also, von Nahrungskohlenhydraten zu Energie. Wenn Sie trainieren benötigen Sie diese Energie. Im Training überwiegt also der katabole Stoffwechsel. Der anabole Stoffwechsel dagegen bezeichnet den Aufbau von Körpereiweiß, z. B. Muskeln, aus den zugeführten Nahrungseiweißen. Dieser Prozess überwiegt in Ruhe. In Ruhe baut der Muskel auf. Ein weiteres wichtiges Argument also für die Einhaltung ausreichend langer Erholungsphasen, wie sie im Kapitel „Das Prinzip der Superkompensation" erläutert wurden.

Geben Sie Ihrem Muskel die Chance zum Aufbau!

Der Katabolismus (Abbau) dient also hauptsächlich der Energiegewinnung, die unter anderem auch dafür benötigt wird, dass der anabole Stoffwechsel, das heißt der Aufbau von Körpersubstanz, überhaupt stattfinden kann. Um es mit anderen Worten zu sagen: Sie benötigen für den Aufbau von Körpereiweiß Energie, die der Organismus durch den Abbau von Kohlenhydraten zur Verfügung stellt. Insofern benötigen Sie auch Kohlenhydrate für den Muskelaufbau. An dieser Stelle wird erneut die Wichtigkeit der Kohlenhydrate ersichtlich.

Wir sagen: Der katabole Stoffwechsel ist energiefreisetzend, während der anabole Anteil Energie benötigt. Ohne Abbau also kein Aufbau!

Der katabolen Phase sind zunächst die „Brennstoffe" der Nahrung zugeordnet. Das sind in erster Linie die Kohlenhydrate (Stärke und Zucker), die Fette und soweit sie nicht zum Eiweißaufbau dienen auch die Nahrungseiweiße bzw. Proteine. Die letztgenannte Tatsache sollten Sie besonders beim Krafttraining berücksichtigen. Wie oft wird das Trainingsprogramm auf Kosten des Proteinkatabolismus (= Abbau!) bestritten, weil zuwenig Kohlenhydratenergie zur Verfügung steht. Das Training geht dann im wahrsten Sinne des Wortes an die Substanz. Sie können bekanntlich auch kein Haus bauen, wenn Ihnen das Fundament fehlt – in diesem Fall die Energiebereitstellung aus Kohlenhydraten. Wir sagen deshalb, dass Kohlenhydrate eine eiweißsparende Wirkung haben. Das für den anabolen Stoffwechsel so wichtige Baumaterial Protein bzw. die Aminosäuren wird dann geschont und nicht zur Energiegewinnung „verheizt". Außerdem sind Eiweiße von allen Brennstoffen die unökonomischste Energiequelle. Davon profitiert eher derjenige, der eine eiweißreiche Schlankheitsdiät einhält und einen Teil der Eiweißenergie in Form von gesteigerter Thermogenese verheizt. Dennoch wird es sich nicht vermeiden lassen, dass bei extremen (Kraft-) Ausdauerbelastungen ein Teil der benötigten Energie durch Aminosäurenoxidation (= „Verbrennung") abgedeckt wird. Eine ausreichende Energieversorgung in Form von Nahrungskohlenhydraten ist also längst nicht mehr nur Erfolgsnahrung für den Ausdauersportler, sondern auch Voraussetzung für den anabolen Erfolg beim Krafttraining, sprich: Muskelaufbau.

Stoffwechsel im Mangel und Überfluss

Da der Energiestoffwechsel über allem steht, quasi die Basis aller Lebensvorgänge ist, war die Fähigkeit zur Energiebevorratung – insbesondere zu Zeiten der Nahrungsknappheit – überlebensnotwendig. Der Körper hat dieses Vermögen jedoch auch im

Überfluss nicht verlernt, wie die leidvolle Erfahrung vieler Übergewichtiger zeigt. Im Gegenteil, heute reagiert unser Stoffwechsel auf eine starke Kalorieneinschränkung während einer Schlankheitsdiät wie auf eine Hungersnot. Mit der Kalorienverknappung geht eine Stoffwechselanpassung einher. Der Körper schaltet auf Sparflamme. Die Verbrennung wird schlechter, um länger mit der vorhandenen Energie haushalten zu können. Zwei Dinge kann unser Organismus jedoch nicht:

1. Kohlenhydrate bei knappem Energieangebot oder Hunger aus Fettsäuren ersetzen und

2. die sogenannten essentiellen Aminosäuren, die beim Aufbau von körpereigenen Proteinen eine unersetzbare Rolle spielen, aus anderen Nährstoffen bilden.

Sie als Sportler und Fitnessbewusste müssen diese Tatsachen wissen und in Ihrer Ernährung berücksichtigen.

Da der Körper zur Wahrung seiner Leistungsfähigkeit und eines ordnungsgemäßen Stoffwechselbetriebes auch bei Nahrungsverzicht bzw. stark eingeschränkter Kalorienzufuhr auf Kohlenhydrat-Energie zur Aufrechterhaltung der Blutzucker (= Glukose)-Konzentration angewiesen ist, muss er sich die benötigten Kohlenhydrate notfalls selber beschaffen. Die körpereigenen Kohlenhydratspeicher in der Leber und Muskulatur sind aber bekanntlich knapp. Sie reichen selbst beim gut versorgten und trainierten Sportler für maximal einen Tag aus. Folglich muss bei knapper Diät körpereigenes Eiweiß „eingeschmolzen" werden, denn im Stoffwechsel können aus bestimmten Eiweißbausteinen Zuckerstoffe gebildet werden. Wir nennen diese glukoplastische (= glukosebildende) Aminosäuren. Hier zeigt sich einmal mehr, dass für das Überleben der Energiestoffwechsel (katabol) vor dem Baustoffwechsel (anabol) Vorrang hat. Die wichtigste Aufgabe des Organismus ist nämlich keineswegs der Aufbau von Muskeln, sondern der reibungslose Ablauf der Stoffwechselvorgänge und vor allem der Gehirn- und Nerventätigkeit, und dieser Ablauf benötigt Energie. Daraus folgt die Anforderung einer bedarfsangepassten und vollwertigen Ernährung.

Ist Muskelaufbau das Trainingsziel, muss auf eine ausreichende Kohlenhydrat-Energierversorgung Wert gelegt werden. Erst dann kann der Körperbaustein „Protein" seine eigentliche Aufgabe ungehindert erfüllen.

Doch auch bei Figurtraining und Körperformung sind wertvolle Kohlenhydratträger wie Vollkornprodukte, Gemüse und Obst unverzichtbar. Sparen sollten Sie nur bei konzentrierten Energieträgern wie Zucker, Stärke, Fett und Alkohol. Fettarme Milchprodukte, Fisch, Fleisch und Ei ergänzen die Kost.

Der Aspekt der Vollwertigkeit bezieht sich auf die Qualität der Nährstoffversorgung. Die anabole Phase setzt ein lückenloses Angebot aller essentiellen Aminosäuren sowie der in die Funktionen des Energie- und Baustoffwechsels steuernd eingreifenden Vitamine voraus. Der lebensnotwendige Nährstoff Wasser darf ebenfalls nicht vergessen werden. Ohne Wasser und Vitamine können keine Stoffwechselreaktionen ablaufen. Wichtig für Leistungssportler: Die vermehrte Bildung und Ausscheidung harnpflichtiger Substanzen bei erhöhter Eiweißzufuhr erfordert eine hohe Flüssigkeitszufuhr (mindestens 2 bis 3 Liter pro Tag).

Auch wenn wir beim Stichwort „anabol" automatisch an die beteiligten – mengenmäßig dominierenden – Nahrungsproteine denken, so sind doch noch weitere essentielle Nährstoffe mit diesem Stoffwechselanteil verbunden. Aus den mehrfach ungesättigten Fettsäuren werden die für den Stoffaustausch zwischen Zelle und ihrem Versorgungssystem so wichtigen Zellmembranen aufgebaut. Auch dürfen wir nicht vergessen, dass das Baumaterial unserer Knochen und Zähne die Mineralstoffe Calcium und Phosphat sind. Auf diese sogenannten „Hartmacher" von Knochen und Zähnen haben wir bereits hingewiesen. Schließlich sind die Mikronährstoffe Eisen und Jod lebensnotwendige Spurenelemente, die am Aufbau des für den Sauerstofftransport zuständigen Blutfarbstoffes Hämoglobin und der stoffwechselsteuernden Schilddrüsenhormone beteiligt sind.

PROTEINSTOFFWECHSEL: WAS IST SPEKULATION? WAS IST GESICHERTES WISSEN?

Nachdem wir im letzten Kapitel verdeutlicht haben, welch hohen Stellenwert die Nahrungskohlenhydrate für die Ernährung von Kraftsportlern haben, wollen wir uns nun noch etwas genauer mit dem Eiweiß beschäftigen.

Wieviel Eiweiß braucht ein Sportler?

Kaum eine Frage innerhalb der Sportlerernährung wird mehr diskutiert. Während für die tägliche Ernährung des Erwachsenen mit leichter körperlicher Tätigkeit Zufuhrempfehlungen zwischen 0,8 bis 1,0 g Eiweiß je kg Körpergewicht angegeben werden, gelten für Leistungssportler höhere Werte. Bei Kraftsportlern ist der Eiweißbedarf in der Phase des Muskelaufbaus erhöht. Ähnliches gilt für Ausdauersportler, die mit hohem Umfang und hoher Intensität trainieren. Für beide Gruppen werden derzeit zirka 1,5-2,0 g Eiweiß/kg Körpergewicht/Tag empfohlen.

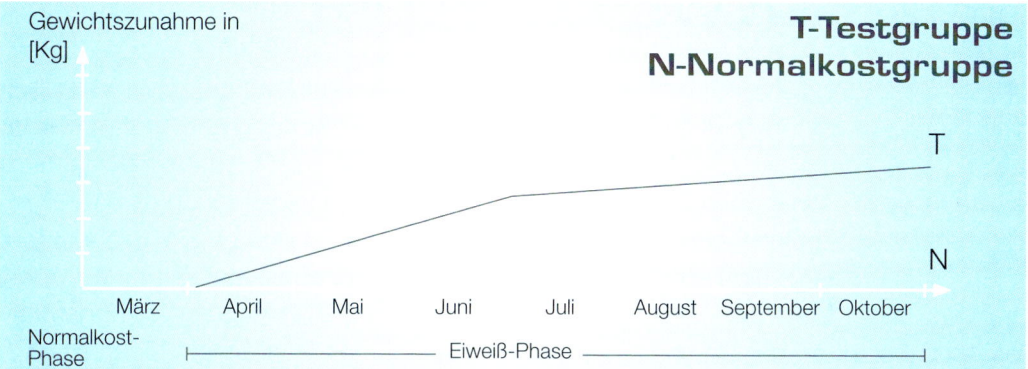

Abb. 31: Gewichtszunahme bei einer Eiweißdosierung von 1g/kg Körpergewicht (N) und über 2 g/kg Körpergwicht (T)

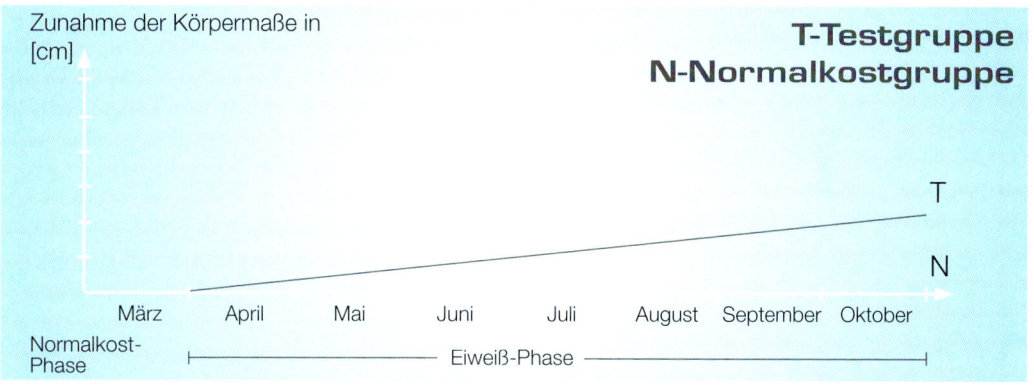

Abb. 32: Zunahme der Körpermaße

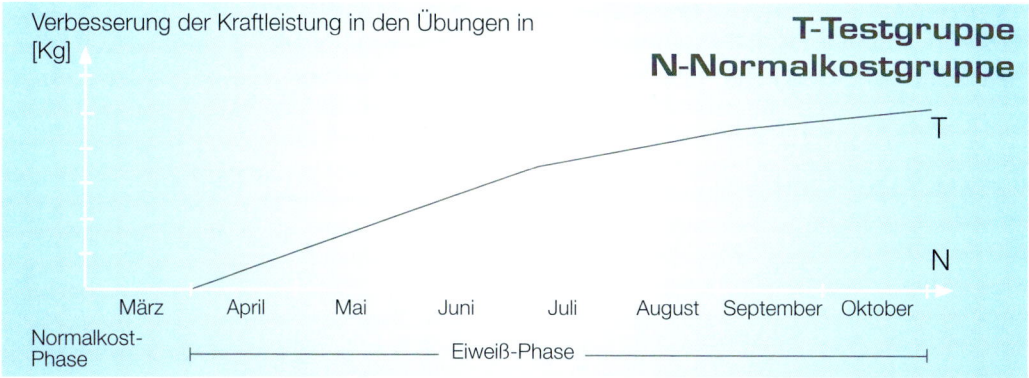

Abb. 33: Verbesserung der Kraftleistung
(Quelle: A. Bredenkamp, Doping im Bodybuilding, Bünde 1985)

DIE NAHRUNG SINNVOLL ERGÄNZEN

Neben dem natürlichen Eiweißangebot in Form von magerem Fleisch, Fisch, Milch und fettarmen Milchprodukten sowie Soja und Hafer stehen den Aktiven hochwertige Proteinkonzentrate, z. B. Molkeneiweiß (englische Bezeichnung Whey) oder Soja sowie Peptide „vorverdaute Proteine" mit guter Stoffwechselverfügbarkeit oder Peptid-Kohlenhydratgetränke zur schnelleren Regeneration ebenso wie Aminosäuren, z. B. BCAA = verzweigtkettige Aminosäuren als so genannte antikatabole Formel zur Verfügung. Über den zweckmäßigen Einsatz dieser Nahrungsergänzungsmittel lassen Sie sich am besten von einer Ernährungsfachkraft oder einem diesbezüglich geschulten Trainer im Sportstudio beraten (vgl. auch Scholz, A.; Hamm, M.: BODY-FOOD. Knaur, München 2005).

Ebenfalls den Aminosäureprodukten zuzuordnen sind die beiden bekanntesten Nahrungsergänzungsmittel im Sportstudio L-Carnitin und Kreatin. L-Carnitin, das aus tierischen Lebensmiteln (carne = Fleisch) stammt und im Körper selbst gebildet wird, hat als Transporter für die langkettigen Fettsäuren in die Mitochondrien (Ort der aeroben Energiegewinnung in den Zellen) die Bedeutung als Fatburner erlangt, wobei nicht die L-Carnitinzufuhr, sondern vielmehr Art und Umfang des Trainings das Ausmaß der Fettverbrennung bestimmt. Aktuell werden die extramuskulären L-Carnitineffekte in Form einer Gefäßerweiterung und verbesserten Durchblutung dafür verantwortlich gemacht, dass Trainierende besser Luft bekommen und trainieren können und auch eine gesteigerte Thermogenese verspüren.

Kreatin ist das Supplement für hochintensive Schnellkraftbelastungen. Es stammt ebenfalls aus tierischer Nahrung und wird im Körper selbst gebildet. Es dient in Form des Kreatinphosphats der schnelleren Resynthese von ADP zur „Muskel-Direktenergie" ATP. Es eignet sich jedoch zur Leistungssteigerung nur bei hochintensiven Kurzzeitbelastungen wie Krafttraining, Sprints, Weit-/Hochsprung, Gewichtheben etc.

TRAININGS- UND WETTKAMPFERNÄHRUNG

Die einzelnen Ernährungsabschnitte beim Bodybuilding werden unterteilt in
· Trainings- bzw. Aufbauphase
· Vorbereitungs- und Definitionsphase
· Wettkampfphase (einschließlich der unmittelbaren Vorbereitung)
· Essen und Trinken nach dem Wettkampf

Jeder dieser Abschnitte beinhaltet differenzierte Verhaltensweisen in bezug auf die Ernährungsgestaltung, die wiederum abhängig von den jeweiligen Zielsetzungen sind. So dient die Aufbauphase im Wettkampfbodybuilding dem Aufbau eines Maximums an Muskelmasse („Massephase"), während das Ziel der Vorbereitungsphase der möglichst weitgehende Erhalt der antrainierten Muskelmasse und das Erreichen einer optimalen Muskulosität bzw. Muskelteilung ist, die im Bodybuilding als „Definition" bezeichnet wird.

Das Ernährungsprinzip beruht auf extrem fettarmer Ernährung bei gleichzeitiger Einschränkung von Zucker, Alkohol und Kochsalz. Wasser und komplexe Kohlenhydrate sollten Sie unter Beachtung eines günstigen Kalium-Natriumquotienten nicht einschränken (vgl. Tabellen im Anhang). Es ist auf ein dem Erhaltungsbedarf entsprechendes Proteinangebot zu achten. In den letzten Tagen vor einem Wettkampf können Sie das aus dem Ausdauersport bekannte Prinzip der Glykogen-Superkompensation durch bevorzugte Kohlenhydratkost (zirka 70 Prozent der zugeführten Kalorien) nutzen. Mit der Glykogeneinlagerung in die Muskulatur erfolgt eine hohe intramuskuläre Wasserspeicherung, die für eine „volle Muskulatur" sorgt. Worauf kommt es nun im einzelnen an?

Aufbauphase

Zunächst möchten wir einige allgemeine Ernährungstipps für das durchgängige (ganzjährige) allgemeine Aufbautraining geben. In diesem Abschnitt profitieren Sie von einer bedarfsangepassten und vollwertigen Kostzusammenstellung, die bekanntlich

· kohlenhydratbetont und fettkontrolliert sowie

· eiweißhochwertig und vitamin- und mineralstoffreich sein soll und

· den individuellen Flüssigkeitsbedarf decken muss.

Dieser ergibt sich wiederum aus den Trainingsanforderungen und -bedingungen. Man kann pro Stunde Training im Fitnessstudio einen zusätzlichen Flüssigkeitsbedarf von zirka 1,0 bis 1,5 Litern (Basisbedarf eines Erwachsenen zirka 2 Liter pro Tag) zugrunde legen.

Bevorzugen Sie in der Aufbauphase folgende Lebensmittel: Vollkornprodukte wie Haferflocken und Brot, fettarmen Käse und Fisch, mageres Fleisch und als Getränk magnesiumreiches Mineralwasser gemischt mit kaliumreichen Fruchtsäften. Zur

Absolvierung des Trainingspensums sollten Sie in erster Linie an die Deckung Ihres Energiebedarfs denken (eiweißsparende Wirkung der Kohlenhydrate), dann erst kann die Aufbaukost (Proteine) zum gewünschten Trainingserfolg führen.

Wenn Sie sich jedoch an unsere Ernährungsempfehlungen halten, aber nicht ausreichend trainieren, werden Sie auch „aufbauen", allerdings keine Muskelmasse, sondern Fettsubstanz. Achten Sie deshalb auf eine dem Bedarf angepasste Ernährung.

Magenverweildauer

„Masseaufbau" bedingt zwangsläufig größere Nahrungsmengen. Damit aber die Ernährung an Trainingstagen (das gilt natürlich erst recht in der Wettkampfsituation) nicht wie ein „Stein im Magen" liegt, sollten Sie einige Spielregeln beachten. Kenntnisse über die unterschiedliche Verweildauer von Speisen im Magen sind für das richtige Timing Ihrer Mahlzeiten nützlich.

Grundsätzlich gilt:
· Je höher der Fettgehalt eines Lebensmittels oder einer Speise, desto länger ist die Verweildauer im Magen.
· Grobe Nahrung verweilt länger im Magen als bei der Zubereitung entsprechend zerkleinerte oder gut gekaute Lebensmittel.
· Flüssige Mahlzeiten (Suppen, Getränke etc.) verlassen den Magen schneller als feste Speisen.
· Bei Getränken verzögert die Konzentration der gelösten Stoffe – vor allem Zucker – die Magenentleerung, das heißt Cola oder Limonade verbleibt wesentlich länger im Magen als ein Mineralwasser.

Zur groben Orientierung kann man sich folgende Zeitleiste vorstellen.

Tab. 19: Magenverweildauer

Essen und Trinken . . .

4 und mehr Stunden: fettreiche Speisen

3-4 Stunden: normale gemischte Mahlzeiten
(Fleisch, Kartoffeln, Gemüse) Nudeln mit Fleischsoße

2-3 Stunden: leichte kohlenhydratbetonte Mahlzeit
(z. B. Reisgericht, Suppe mit Nudeleinlage, Nudeln mit Obst)

1-2 Stunden: Imbissmahlzeit, Fitnesssnacks und Proteingetränke

Minuten bis 1 Stunde: Kohlenhydrathaltige Getränke je nach Konzentration der Inhaltsstoffe, Eiweißhydrolysate und Aminosäuren in Kapselform oder flüssig

. . . vor dem Sport

Wann sollte ich das letzte Mal vor dem Training essen?

Aus der Tabelle ist abzulesen, dass diese Frage nur differenziert zu beantworten ist. Während Sie fettreiche Speisen sowie normale gemischte Mahlzeiten mit entsprechendem Abstand, also mindestens 2 bis 3 Stunden vor dem Training zu sich nehmen sollten, können kohlenhydrathaltige Speisen auch mit weniger als 2 Stunden Abstand zum Training gegessen werden. Nehmen Sie beispielsweise eine Portion Nudeln mit Backobst im Abstand von ungefähr 1 bis 1 $^1/_2$ Stunden vor dem Training zu sich, wird Ihnen die notwendige Energie für gute Leistungen zur Verfügung stehen. Würden Sie statt des Backobstes jedoch eine fetthaltige Bolognese-Sauce zu Ihren Nudeln wählen, müssten Sie mit Unverträglichkeit beim Training rechnen. Derartige Ernährungsfehler können somit zum vorzeitigen Trainingsabbruch führen. Vermeiden Sie deshalb fettreiche Zugaben zu Ihren Mahlzeiten. Sie gefährden damit Ihren Trainingserfolg!

Mahlzeitenrhythmus

Der persönliche Ess- und Trinkrhythmus ergibt sich aus den individuellen Arbeits- und Trainingsbedingungen. Generell ist eine Mahlzeitenhäufigkeit im 2 bis 3-Stunden-Takt heute wenigen üppigen und damit belastenden Mahlzeiten vorzuziehen. Machen Sie daraus jedoch kein allzu starres Schema. Es ist sinnvoll in etwa:
· 35 Prozent der täglichen Energie zum 1. und 2. Frühstück (Morgenmuffel essen zum 2. Frühstück mehr)
· 25 Prozent der Tageskalorien mittags und weitere
· 20 Prozent nachmittags vor dem Training sowie
· 20 Prozent abends (einschließlich einem Spätimbiss) aufzunehmen.

Gerade wenn Muskelzuwachs das Trainingsziel ist, hat es sich als zweckmäßig erwiesen, das Proteinangebot in gleichmäßig verteilter Form anzubieten. Der hochdosierten Einzelgabe sind die bereits bekannten kleineren nibbling-Portionen vorzuziehen. Je näher dem Trainingsreiz Eiweiß dem Körper zugeführt wird, desto höher ist der „Aufbaueffekt", wobei bei herkömmlicher Ernährung vor dem Training die schon angesprochene Verweildauer der Speisen im Magen und die persönliche Verträglichkeit berücksichtigt werden muss. Auch hier ergibt sich eine Rangreihe hinsichtlich der zeitlichen Verfügbarkeit, die die Tabelle auf der folgenden Seite zeigt. Essen Sie also Eiweiß nicht „auf Vorrat", zum Beispiel ein Pfund Magerquark zum Frühstück, wenn Sie erst am späten Nachmittag trainieren wollen. Ebensowenig sinnvoll ist das riesige Steak zum späten Abend, wenn man bei den anderen Mahlzeiten kaum auf

Tab. 20: Zeitliche Verfügbarkeit von Eiweiß

Essen

(Eiweißhaltige Mahlzeiten mit hohem Fettgehalt)

Proteinhaltige fettarme Mahlzeiten

Proteinkonzentrate in Getränken angerührt

Peptide und Aminosäuren

Trainieren

Trinkflüssigkeiten auch eiweißhaltig

Eiweißhaltige Mahlzeiten je nach Appetit

das Eiweiß geachtet hat. Besser sind an Trainingstagen also öfters kleine „Protein-happen" über den Tag verteilt, zum Beispiel kleine Portionen Quark oder Joghurt, Käsestücke (fettarm), Scheibe Brot mit Geflügelaufschnitt, kleines Glas Milch mit Proteinkonzentrat, Protein-Riegel (auch die Hälfte davon!), halbe Dose Thunfisch in Wasser eingelegt etc.

Das Mengenproblem

Die von uns empfohlene kohlenhydratreiche, fettreduzierte Ernährung wird sich ein-deutig positiv auf Ihr Training auswirken. Sie beinhaltet jedoch auch ein Problem, welches sich aus dem großen Volumen einer kohlenhydrat- und ballaststoffreichen Ernährung ergibt. So übersteigt das Nahrungsvolumen in einigen Fällen die Auf-nahmekapazität des Verdauungstraktes von Leistungsportlern. Es empfiehlt sich deshalb, die Speisen bedarfsangepasst zuzubereiten. Sie werden beispielsweise Schwierigkeiten haben, eine ausreichende Menge Haferflocken zu essen, wenn Sie diese in warme Milch einrühren. Wählen Sie jedoch eine Zubereitung im Mixer (Re-zept siehe Anhang), wird Ihnen die ausreichende Zufuhr von Kohlenhydraten weniger Probleme bereiten. Selbstverständlich können Sie das vorgeschlagene Gericht auch variieren. So kann die Menge Quark halbiert oder weggelassen werden, während Sie die angegebenen 10 Esslöffel Haferflocken nach Bedarf eventuell auch noch aufstocken können. Variieren Sie im Hinblick auf Ihre persönliche Ernährungsbilanz.

Wettkampfvorbereitungs- und Definitionsphase

In der Definitionsphase werden vom Sportler zwei Ziele angestrebt:
· ein möglichst weitgehender Erhalt der aufgebauten Muskelmasse sowie
· eine Reduzierung des Körperfettanteils und Erreichen eines plastischen Aussehens der Muskulatur.

Vom ernährungstechnischen Standpunkt ist es in dieser entscheidenden Trainingsphase notwendig, die überkalorische Energiebilanz der Muskelaufbauphase dem jetzigen Bedarf anzupassen, das heißt, entsprechend zu verringern. Wie Sie beispielsweise einen Ernährungsplan der Aufbauphase zu einer Wettkampfvorbereitungs-Mahlzeit abspecken können, zeigt die Gegenüberstellung von Mahlzeiten, die den Trainingsnotizen von Andreas Bredenkamp entnommen sind.

Tab. 21: Der geringe Unterschied zwischen den Mahlzeiten zum Muskelaufbau und zur Fettreduktion

Uhrzeit	Überkalorische Ernährung zum Muskelaufbau				Unterkalorische Ernährung zum Fettabbau			
	E	KH	F	Kcal	E	KH	F	Kcal
	1. Frühstück mit Ei				Frühstück ohne Ei			
7⁰⁰	39,5	58,3	12,5	506	32,5	58,3	6,5	424
	Andreas Standard Frühstück mit Quark				1/2 Andreas Standard Frühstück ohne Quark			
9⁰⁰	66	119,2	15,6	882	16,1	54,6	7,4	349,5
	Brötchen mit Salami				Brötchen mit Putensülze			
11⁰⁰	9,1	20,5	17,7	278	8,8	20,5	2,8	142
	Süß-scharfes Hähnchen-Curry				Chinesische Hähnchen-Pfanne			
13⁰⁰	40,6	60,3	23,2	611	47,2	42,3	7,4	435
	Westfälische Quarkspeise				Obstquark			
15⁰⁰	23,6	69,6	2,9	456	22,1	26,1	2,9	219
	Nudeln mit Backobst				Nudeln mit Backobst			
17⁰⁰	22,8	130	4,3	649	22,8	130	4,3	649
17⁰⁰ bis 18⁰⁰	Training							
	Muskelaufbau-Drink I				Diät-Drink			
20⁰⁰	37,6	21,5	6,4	297	10	18,5	2,3	137
	Energiezufuhr: 3679kcal				Energiezufuhr: 2355,5kcal			

Energiebilanz: 3000 kcal

Das richtige Timing der Wettkampfform

Unterteilen Sie Ihre Wettkampfvorbereitung in drei Phasen:
1. Ermittlung der persönlichen Energiebilanz (Dauer 10 Tage)
2. Gewichtsreduzierung (Die Dauer ist je nach Übergewicht unterschiedlich, rechnen Sie 1 Pfund pro Woche, dementsprechend 8 Wochen für 4 kg)
3. Vorbereitung auf den Wettkampf (1 Woche).

Die Ermittlung der persönlichen Energiebilanz sowie die Überwachung einer langsamen Gewichtsreduzierung wurde im Kapitel „Trainingsplanung und -protokollierung" ausführlich erläutert. Lassen Sie uns deshalb auf die letzte Woche vor dem Wettkampf etwas genauer eingehen.

Die letzte Woche vor dem Wettkampf

Das gesamte harte Trainig kann durch Unkenntnis und Fehlverhalten noch in der letzten Woche vor der Meisterschaft in Frage gestellt werden. Nicht nur unsinnig, sondern gesundheits- und leistungsgefährdend ist eine extrem flüssigkeitseingeschränkte Ernährung.

Unsinnige Ernährungspraktiken gefährden den Trainingserfolg: Elektrolytverluste durch „Gewichtmachen und Abkochen"

Das Definitionsziel einer geringen Wasserspeicherung unter der Haut versuchte man in der Vergangenheit häufig durch einen strikten Wasserentzug zu erreichen. Eine ausgeglichene Wasserbilanz ist jedoch für die Wärmeregulation, die Herz-Kreislauf- und Muskelfunktion, die Durchblutung und Transportleistung sowie nicht zuletzt für die lebenswichtige Nierenfunktion die unverzichtbare Voraussetzung. Aber nicht nur unter gesundheitlichen Gesichtspunkten, sondern auch aus Ihrer sportlichen Zielsetzung heraus, sollten Sie auf den Entzug von Körperflüssigkeit verzichten. Bedenken Sie, dass
· bereits ein Wasserentzug von 12 Prozent zum Tode führen kann,
· zirka 60 Prozent des menschlichen Körpers aus Wasser bestehen,
· sich davon jedoch lediglich 30 Prozent im Zwischengewebe befinden,
· der mit Abstand größte Teil jedoch innerhalb des Muskels.

Das heißt: Sie treffen mit einem Wasserentzug immer auch den Wasserbestand Ihrer Muskulatur. In diesem Zusammenhang muss man wissen, dass der Wassergehalt und -bedarf einer Zelle umso größer ist, je aktiver sie ist (Muskelzelle!). Das pralle Aussehen des Muskels und seine Leistungsfähigkeit wird durch eine starke

Flüssigkeitseinschränkung gleichermaßen beeinträchtigt. Eine volle Muskulatur mit geringer Wasserspeicherung unter der Haut gelingt also nicht durch Verzicht bzw. Entzug des lebens- und leistungswichtigen Wassers, sondern durch Beachtung der Regler des Wasserhaushaltes. Damit sind die beiden Mineralstoffe Natrium und Kalium gemeint, die Gegenspieler bei der Regulation des Wasserhaushaltes. Sie sind für die Verteilung der Flüssigkeit im Körper verantwortlich. Kalium dominiert in der Zelle, während Natrium hauptsächlich außerhalb vorkommt und für die Wasserspeicherung im Extrazellulärraum (= Zwischengewebe und Körperflüssigkeiten) verantwortlich ist. Wir essen zur Zeit weitaus mehr Natrium als Kalium. Früher war dieses Verhältnis umgekehrt. Akzeptabel ist ein annähernd ausgeglichenes Kalium-Natrium-Verhältnis, vielleicht sogar mit einem geringen Kaliumüberschuss. Anstelle der Einschränkung der Flüssigkeitszufuhr hat sich deshalb in der Definitionsphase die Schaffung eines natürlichen Kalium-Natrium-Gefälles besser bewährt. Ohne Einsatz von Diuretika (= wassertreibende Medikamente) sind damit die besten Erfolge zu erzielen. Notwendig ist dafür jedoch, dass ausschließlich Nahrungsmittel zugeführt werden, die sich durch einen Kaliumüberhang auszeichnen. Unter diesem Aspekt fällt beim Vergleich von verarbeiteten und nicht verarbeiteten Nahrungsmitteln auf, dass gerade die naturbelassenen Nahrungsmittel in der Regel mehr Kalium als Natrium enthalten, während die verarbeiteten dieses Verhältnis auf den Kopf stellen. **Daran sollten auch Personen denken, die Probleme mit Wasseransammlungen (Oedeme) haben.**

Unterstützt werden sollte die natriumarme Diät durch Zufuhr von reichlich kochsalzfreien Getränken, da bei der Ausscheidung weiteres überschüssiges Natrium ausgeschwämmt wird. Auf diese Weise wird der Körper noch salzärmer und damit auch wasserärmer. Wer an Wasseransammlungen in den Beinen leidet, der sollte dementsprechend genügend trinken und nicht etwa weniger (im Zweifelsfall den Arzt befragen). Die Konzentration von Magnesium ist im Schweiß mit 2,5 mMol/l deutlich höher als im Blut mit 0,7 mMol/l. Dem Körper droht daher vor allem ein Kalium- und Magnesium-Mangel. In diesem Zusammenhang muss das neben der generellen Flüssigkeitseinschränkung besonders gefährliche Gewichtmachen bzw. Abkochen durch gleichzeitige

· Einschränkung der Trinkflüssigkeit
· exzessive Saunaanwendungen und
· Einnahme von Entwässerungsmitteln (Diuretika)

angesprochen werden. Durch diese tiefgreifende Manipulation am Wasser- und Mineralstoffhaushalt werden insbesondere die Herz-Kreislauf- und Muskelfunktionen

gefährdet. Durch den Einsatz von wassertreibenden Medikamenten kann ein be-
drohlicher Abfall des Serum-Kaliums und -Magnesiums eintreten. Damit sind entsprechende Verluste auch in den Zellen, besonders in den Herzmuskelzellen, verbunden, was Extraschläge des Herzens und andere Rhythmusstörungen auslösen
kann. Ebenso erhöht sich die Störanfälligkeit des Muskels mit vermehrter Neigung zu
Verkrampfungen. Besonders problematisch ist auch die Kombination eines entwäs-
sernden mit einem abführenden Mittel.

Diese tiefgreifenden Störungen im Stoffwechsel kann man auch nicht innerhalb weniger Stunden vor dem Wettkampf wieder ausgleichen. Deshalb ist in jedem Fall
einer bewussten Ernährungsumstellung in der Vorbereitungsphase der Vorzug zu
geben. Vor allem sollte die Gewichtsabnahme langsam erfolgen. Genauso wichtig
wie der Trainingsplan ist deshalb ein rechtzeitig erstellter Ernährungsplan, der eine
Kalorieneinschränkung von zirka 500 Kalorien und keine extremen Crashkuren vor-
sieht. Gespart werden sollte an Fett, Zucker, Alkohol und Kochsalz. Nicht zu kurz
kommen dürfen dagegen komplexe Kohlenhydrate, Proteine, Kalium, Calcium, Magnesium, alle Vitamine und Spurenelemente sowie natürlich Wasser.

Essen und Trinken am Wettkampftag und danach

Am Wettkampftag sollten Sie kohlenhydratreich essen und, entgegen bisherigen Ansichten, genügend trinken. Wählen Sie natriumarme Flüssigkeiten. Hier geht es vor
allem um die Aufrechterhaltung der Energiebilanz und eine persönlich gut verträgli-
che Kost. Nach dem Wettkampf ist allerdings für den Leistungssportler genausoviel
Disziplin erforderlich wie in der Vorbereitungsphase. Man hat seinen Stoffwechsel
während der Definitionsphase ökonomisch eingestellt, so dass eine anschließende, unkontrollierte, reichliche Ernährung rasch zur Gewichtszunahme führen würde.
„Dick durch Diät" trifft dann leider auch in diesem Fall zu.

ANHANG

Andreas Standardfrühstück						
	g	E	KH	F	kJ	kcal
10 EL Haferflocken	100	13,8	61,2	7	1524,6	363
0,5 l fettarme Milch (1,5 % Fett)	500	17	24,5	7,5	987	235
1 Banane	125	1,4	23,5	0,3	424,2	101
1 Topf Magerquark	250	33,8	10	0,8	768,6	183
Alle Zutaten im Mixer miteinander mischen und in einem großen Glas servieren.						
Gesamt		66	119,2	15,6	3704,4	882

Abb.42: Andreas Standardfrühstück
(Quelle: A. Bredenkamp, Das Ernährungssystem für Freizeit- und Leistungsportler, Bünde 1988)

Tab. 22: Kaliumgehalt ausgewählter Lebensmittel

Lebensmittel	mg im eßbaren Anteil pro 100 g eingekaufter Rohware
Fleisch und Wurstwaren	
Schweinefleisch mittelfett	310
Rindfleisch mager	275
Bierschinken	260
Salami	285
Fische und Fischwaren	
Forelle	235
Seelachsfilet	375
Krabben in Dosen	290
Fette und Öle	
Maiskeimöl	1
Rindertalg	6
Margarine	7
Molkereibutter	15
Milch, Milcherzeugnisse und Eier	
Milch, Milcherzeugnisse und Eier	
Vollmilch	160
Vollmilch-Joghurt	
Hartkäse vollfett	190
Camembert (45% Fett i. Tr.)	95
Magerquark	110
Eier	130
Getreideerzeugnisse	
Reis poliert	105
Vollkornreis	150
Weizenmehl (Type 1050)	205
Eierteigwaren	155
Haferflocken	360
Weizenkeime	840
Weizenkleie	1400
Roggenvollkornbrot	290
Weizentoastbrot	130
Kartoffeln ohne Schale	445

Lebensmittel	mg im eßbaren Anteil pro 100 g eingekaufter Rohware
Linsen getrocknet	810
Gemüse	
Schnittbohnen	240
Erbsen grün	120
Erbsen (Dose)	135
Möhren	235
Tomaten	285
Obst	
Apfel	130
Aprikose	250
Banane	260
Kiwi	260
Apfelsaft	120
Trockenobst i. D.	860

Achtung: Kalium ist wasserlöslich und kann deshalb leicht aus Lebensmitteln ausgelaugt werden.

Bei primär natriumarmen und kaliumreichen Lebensmitteln wie Gemüse und Getreide kann durch Kochsalzzugabe beim Konservieren, Würzen und bei der Brotteigherstellung das günstige Kalium-Natriumverhältnis verändert werden.

(Quelle: Wirths, W.: Kleine Nährwert-Tabelle der Deutschen Gesellschaft für Ernährung, 31. Auflage, Frankfurt)

Tab. 23: Natriumgehalte ausgesuchter Lebensmittel

Natriumgehalt pro 100 g	mg	mmol
Fleisch und Wurstwaren		
Muskelfleisch	41-115	1,8-5
Geflügel	46-95	2-4
Innereien	77-239	3,3-10
Leberkäse	599	26
Münchner Weißwurst	620	27
Leberwurst	810	35
Wiener Würstchen	941	41
Kasseler	958	42
Schinken, gekocht	965	42
Mettwurst	1090	47
Salami, deutsch	1260	55
Frühstücksspeck	1770	77
Bündner Fleisch	2100	91
Schinken, roh	2530	110
Fische und Fischwaren		
Frischfisch	23-117	1-5,1
Krusten- und Schalentiere	121-146	5,3-6,4
Räucherfischwaren	261-785	11-34
Fischkonserven	361-540	16-24
Bismarckhering	1030	45
Seelachs in Öl	2900	126
Lachs (Salm) in Öl	4070	177
Salzhering	5930	258
Fette und Öle		
Öle	1	0,04
Deutsche Markenbutter	5	0,2
Margarine	76	3,3
Halbfettmargarine	100	4,4
Mayonnaise	481	21
Milch, Milcherzeugnisse und Eier		
Sahne 30% Fett	34	1,5
Speisequark 40% Fett i. Tr.	34	1,5
Speisequark, mager	40	1,7

Natriumgehalt pro 100 g	mg	mmol
Milch, Milcherzeugnisse und Eier		
Vollmilch	48	2,1
Joghurt 3,5% Fett i. Tr.	48	2,1
Buttermilch	57	2,5
Hühnerei	144	6,3
Doppelrahmfrischkäse	375	16
Hartkäse, Schnittkäse	450-1000	20-44
Weichkäse, Sauermilchkäse	900-1520	39-66
Schmelzkäse 45% Fett i. Tr.	1260	55
Edelpilzkäse	1810	79
Getreideerzeugnisse		
Reis	6	0,3
Eierteigwaren	17	0,7
Brot, Brötchen	269-553	12-24
Butterkekse	387	17
Cornflakes	915	40
Salzstangen	1790	78
Gemüse, Gemüseerzeugnisse und Obst		
Frischobst	0-20	0-0,9
Kartoffeln	3	0,1
Frischgemüse	0,3-132	0,01-5,7
Erbsen, grün (Dose)	236	10
Bohnen, grün (Dose)	275	12
Spargel (Dose)	355	15
Sauerkraut	355	15
Tomatenmark	590	26
Essiggurken	960	42
Tomatenketchup	1300	56
Karffeltrockenprodukte (Klöße, Kroketten, Reibekuchen)	1160-1380	50-60

Angaben wurden aus „Die Zusammensetzung der Lebensmittel, Nährwert-Tabellen 1981/82" von Souci/Fachmann/Kraut, Wissenschaftliche Verlagsgesellschaft mbH, Stuttgart 1981, entnommen.

(Quelle: KASPER 1985, S. 315/316)

Tab. 24: Beispiel einer Ernährungstagebuchseite

Mahlzeit (Uhrzeit)	Menge	Lebensmittel	Bewertung der persönlichen Lebensmittelauswahl	
			geeignet	weniger geeignet
Frühstück				
Zwischenmahlzeit				
Mittagessen				
Zwischenmahlzeit				
Abendessen				
Spätabends				
Die eigene Ernährung bewusst machen mit dem Ernährungsprotokoll bzw. -tagebuch			Summe	Summe

GLYX-Tabelle nach Lebensmittelgruppen

Brot und Backwaren	Gnocchi	Orangen
niedriger GLYX	Kartoffelchips	Pfirsiche
Sojabrot mit Leinsamen	**hoher GLYX**	Pflaumen
Vollkornbrot mit Leinsamen	Kartoffeln, gebacken	Trauben
Roggenvollkornbrot, grobkörnig	Kartoffeln, in der Mikrowelle gegart	**mittlerer GLYX**
Haferkleiebrot	Pommes frites	Ananas
Mehrkornvollkornbrot (Körner- und Saatenmischung)	Kartoffelpulver (Instantprodukt)	Aprikosen in Dosen
Pumpernickel	Weißer Reis, gekocht	Bananen
Vollkornbrot mit Kürbiskernen	**Hülsenfrüchte, Nüsse, Ölsaaten**	Mangos
Haferkleiekekse und ungezuckertes Hafergebäck	**niedriger GLYX**	Melonen
Knäckebrot, ballaststoffreich	Sojabohnen	Papayas
mittlerer GLYX	Linsen	Rosinen
Vollkornbrot, fein geschrotet	Kidneybohnen	**Getränke**
Vollkornknäckebrot	Weiße Bohnen	**ohne GLYX**
Pitabrot	Trockenerbsen	Mineralwasser
Bagels	Hülsenfrüchte	Tee und Kaffee ohne Zucker
Reiskräcker	Erdnüsse	**niedriger GLYX**
Pizzabrot	Mandeln	Apfelsaft
Pizza mit Käse und Tomaten	Walnüsse	Apfelsaftschorle
Gebäck, Kräcker, Biskuits,	Leinsamen	Buttermilch
Butterkekse	Sonnenblumenkerne	Grapefruitsaft
hoher GLYX	Kürbiskerne	Orangensaft
Weißbrot/Brötchen	Sesamsaat	Sojadrink
Französisches Baguette	**Gemüse**	Tomatensaft
Croissants	**niedriger GLYX**	Trinkmilch
Waffeln	Auberginen	**mittlerer GLYX**
Frühstückscerealien und Getreideflocken	Blattsalate	Fruchtsaftgetränke, Fruchtnektare
niedriger GLYX	Brokkoli	Sportgetränke, z.B. isotonische Drinks
Kleieflocken	Chicorée	Bier
Vollkornmüsli ohne Zucker	Grüne Bohnen	**hoher GLYX**
Vollkornhaferflocken	Gurken	Limonaden
Weizenkeime	Kohlgemüse aller Art	**Zucker und Süßes**
mittlerer GLYX	Möhren, roh	**niedriger GLYX**
Fertigmüslis mit Zuckerzusatz	Paprika	Fruktose (Fruchtzucker)
Instant-Haferflocken	Pilze	Laktose (Milchzucker)
Porridge, Haferbrei	Radieschen/Rettich	Bitterschokolade mehr als 70% Kakaoanteil
hoher GLYX	Sellerie	**mittlerer GLYX**
Cornflakes, Pops & Co.	Sojasprossen	Konfitüre, Marmelade
Getreide, Teigwaren, Kartoffeln	Spinat	Schokolade
niedriger GLYX	Tomaten	Müsliriegel
Getreidekörner, geschrotet	Zucchini	Eiscreme
Bulgur	Zwiebeln	Honig
Vollkornspaghetti	**mittlerer GLYX**	Haushaltszucker
Spaghetti und andere	Grüne Erbsen, frisch	**hoher GLYX**
Teigwaren aus Hartweizen	TK oder in Dosen	Traubenzucker
Glasnudeln aus Mungbohnen	Möhren, weich gekocht	Maltose (Malzzucker)
mittlerer GLYX	Kürbis	Maltodextrin (Kohlenhydratkonzentrat)
Neue Kartoffeln (Pellkartoffeln)	Rote Beete	**Milchprodukte**
Basmatireis	Zuckermais	**niedriger GLYX**
Vollkornreis	**Obst**	Milch
Wilder Reis	**niedriger GLYX**	Joghurt
Hirse	Äpfel	Quark
Couscous	Aprikosen, frisch oder getrocknet	Kefir
Mais (Gemüsemais)	Beeren	Käse
Popcorn	Birnen	**mittlerer GLYX**
Langkornreis, gekocht	Grapefruits	Milchprodukte mit viel Zuckerzusatz
Kartoffelbrei	Kirschen	
	Kiwis	

Quelle: Hamm, M.: Fit, gesund und schlank mit dem GLYX. Knaur 2003.

LITERATUR

Ehlenz, H. , Grosser, M., Zimmermann, E.:
Krafttraining,
München 2003

Geiß, K.-R.; Hamm, M.:
Handbuch Sportler-Ernährung,
Hamburg 2000

Grosser, M., Starischka , S., Zimmermann, E.:
Das neue Konditionstraining,
München 2008.

Hamm, M.:
Knaurs Handbuch Ernährung,
München 2003

Hamm, M.:
Die richtige Ernährung für Sportler,
München 2009

Hamm, M.:
Fit, gesund und schlank mit dem GLYX,
München 2004

Hamm, M.:
Die Slow-Carb-Diät,
München 2005

Hatfield, F. C.:
Bodybuilding – A scientific approach,
Chicago 1984

Henk, Malte:
Motoren des Lebens.
DIe neue Biologie des Muskles,
In: GEO-Magazin Nr. 07 (Juli/2009),

Hollmann, W.; Hettinger, Th.:
Sportmedizin – Arbeits- und
Trainingsgrundlagen,
Stuttgart-New York 2009

Kasper, H.:
Ernährungsmedizin und Diätetik,
München 2004

Scholz, A.; Hamm, M.:
BODYFOOD,
München 2005

Tarnopolsky, M. A. et al.:
Influence of protein intake and training status
on nitrogen balance and lean body mass.
J. Appl. Physiol. 64 (1): 187-193, 1988

Trunz-Carlisi, E., Schönegge, H., Becker, St.,
Neue Studie: Fett zu Muskeln.
Fit for Fun. 2005

Weineck, J.:
Optimales Training,
Erlangen 2009

Wirhed, R.:
Sport-Anatomie und Bewegungslehre,
Stuttgart-New York 1984

Zimmermann, E.:
Wie verbessert man die Kondition?
In: Bielefelder Sportpädagogen: Methoden im
Sportunterricht. Schorndorf 2003,103-118.

Zimmmermann, E.:
Trainingssteuerung aus sportmedizinischer
Sicht. In: Zimmermann, E., Jung, D., Halemeier,
M. Hrsg.): Medizin und Sport. Rödinghausen
1995, 117-128.

Zimmermann, E.:
Ausdauerleistungsfähigkeit aus sport-
medizinischer Sicht.
Sportpädagogik 5 (1990), 9-11.

Zimmermann, E.:
Funktionelle Anatomie.
Schorndorf 1989.

DIE AUTOREN

ANDREAS BREDENKAMP
(Jahrgang 1959)

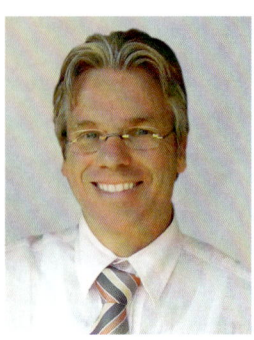

Sportstudium an der Universität Münster mit den Schwerpunkten Trainingslehre und Sportmedizin. Eigene Untersuchungen zu den Themen Fehleranalyse im Training sowie zur Wettkampfvorbereitung von Bodybuildern. Er ist tätig als Sportreferent, Buchautor und Verleger und schreibt Sportartikel auf freier Autorenbasis für mehrere Fachzeitschriften.

Andreas Bredenkamp entwickelte in Zusammenarbeit mit vielen Fitnessclubbetreibern ein Konzept für eine bessere Betreuung von Mitgliedern im Fitnessclub, auch bekannt als „Fitnessführerschein", nach dessen Ideen über 1.000 Fitnessanlagen in Deutschland arbeiten.

Sportliche Laufbahn: Er entwarf ein Trainings- und Ernährungsprogramm, das ihm 1984 zum Sieg beim Ostwestfalenpokal im Bodybuilding verhalf. Im gleichen Jahr wurde er Südwestdeutscher Meister, 1985 NRW-Landesmeister und Deutscher Vizemeister sowie Deutscher Meister 1986.

PROF. DR. MICHAEL HAMM
(Jahrgang 1951)

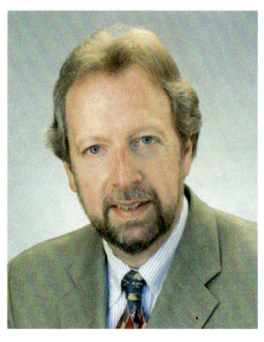

Prof. Dr. Michael Hamm ist Ernährungswissenschaftler und Dozent an der Hochschule für Angewandte Wissenschaften in Hamburg. Seine Arbeitsgebiete sind: Sportler- und Fitnessernährung, Diätetik und Prävention.

Er ist darüber hinaus als Referent und Buchautor tätig und Mitglied in zahlreichen ernährungswissenschaftlichen Arbeitskreisen und Gesellschaften. Sein besonderes Engagement zielt darauf ab, den Zusammenhang von Bewegung und Ernährung für die Gesunderhaltung und ein zufriedenstellendes Gewichtsmanagement aufzuzeigen und praktische Umsetzungshilfen zu geben: „Wer sich mehr bewegt, erhöht den Spielraum für Essen-dürfen und Genießen-können". Seine Ernährungsratgeber sind mittlerweile zu Bestsellern im Buchhandel geworden und in viele Sprachen übersetzt worden.